急诊知识图谱
与智能分析

主编 陈威 孙新

清华大学出版社

北京

图书在版编目（CIP）数据

急诊知识图谱与智能分析 / 陈威，孙新主编 . —北京：清华大学出版社，2022.10
ISBN 978-7-302-61105-9

Ⅰ．①急… Ⅱ．①陈… ②孙… Ⅲ．①急诊—基本知识—图集 Ⅳ．① R459.7

中国版本图书馆 CIP 数据核字（2022）第 101050 号

责任编辑：孙　宇
封面设计：吴　晋
责任校对：李建庄
责任印制：丛怀宇

出版发行：清华大学出版社
　　　　　网　　　址：http://www.tup.com.cn，http://www.wqbook.com
　　　　　地　　　址：北京清华大学学研大厦 A 座　　　邮　　编：100084
　　　　　社 总 机：010-83470000　　　　　　　　　邮　　购：010-62786544
　　　　　投稿与读者服务：010-62776969，c-service@tup.tsinghua.edu.cn
　　　　　质量反馈：010-62772015，zhiliang@tup.tsinghua.edu.cn
印 刷 者：小森印刷（北京）有限公司
经　　销：全国新华书店
开　　本：185mm×260mm　　　印　张：21.75　　字　数：432 千字
版　　次：2022 年 10 月第 1 版　　　　　　　　印　次：2022 年 10 月第 1 次印刷
定　　价：198.00 元

产品编号：098086-01

编委会名单

主　审　沈　洪

主　编　陈　威　孙　新

编　者　（以姓氏笔画为序）

　　　　王莉荔　冯丽洁　刘亚华　孙　新

　　　　张文涛　陈　威　侯绪良　贾立静

　　　　徐绍华　董　静　霍严君

序 言

人类进入智能时代就如同无法回避工业化、信息化时代的进程，它对社会方方面面的影响也不期而至，无论人们习惯与否，智能化行为方式都潜移默化地植入了人们日常的生活中。

医学，特别是临床医学，传统上被认为是一门经验性和实践性较强的学科，古往今来也都强调医生在诊疗疾病中的决定性作用。经验丰富、耐心仁慈、权威的医生往往会赢得患者及其家属的信任和爱戴，若想成为这样一位医生，需要加倍努力学习，年复一年、日复一日地积累实践经验。古人对医者的要求更胜，应"心近佛，术近仙"，这是传统文化环境中人们对大医家至上的期许。此外，随着时代更迭，虽然希波克拉底誓言的内容有所修订，但其人文精神和职业操守仍被视为亘古不变的医学圭臬。

细心思忖，如今一名符合等级医院要求的医生，或社区医院医生，所需掌握的理论知识和技术已远远超过几十年前诊疗技术产品尚未广泛应用时期的医生们。尽管医生们如今可以比较方便地获得各项检测报告以及专家共识或指南，但医院分科诊疗愈渐愈细，对于一名专科医生来说，把患者的临床症状、体征、生化检验、影像学检查、病理学检查、功能检测、分子生物学及基因检测等各类疾病筛查手段一一整合起来，可以说是强其所难。社会上有一种常见的说法，我们有设备齐全、人才济济的大医疗平台，完全可以做到无坚不摧、无往不胜。但无人来告知一个普通患病者所要负担最好的医疗服务成本是多少，是否能承受得起，由谁来全额买单？而今的患病者也不再是以往听之任之的被动承受者，而是诊疗活动的重要参与者，可以随时通过网络资讯把可能与自己疾病相关的信息联系起来，视作评估诊疗对错或效果好坏的依据，这确实对新型医患关系提出了新的挑战。改变目前的状况绝非指日可待，探讨通过人工智能方法来辅助解决人类个体诊疗能力不及的问题，这不失为一个有开拓前景的努力方向。

智能诊断是临床辅助医生诊疗的新概念，采用人工智能方法可以帮助医生诊断疾病和制订治疗方案。疾病智能诊断系统是通过结合医学知识和临床专家的诊疗经验，来分析和解决医疗的疑难或复杂问题。我们建立智能诊断系统的初衷是帮助年轻或基层医生形成较好的临床思维模式，通过人工智能方法选取患者最主要的发病症状，再选出其伴随症状，结合诱发原因、个人史、既往史、家族史等要素进行诊断逻辑推理，可获得患者可能表现为主症状疾病的发生概率，也利于对显示出的几种疾病进行鉴别诊断，在一定程度上可帮助医生规避因临床经验不足、采集疾病信息不充分而导致的漏诊、误诊的可能性。智能诊断系统将对患者体征及其实验室、影像及特殊检查等指标进行综合性的逻辑分析，而获得完备证据支持的临床判断。从方便患者角度，应用者可通过症状或其所处部位模糊查询，帮助患者初步了解就医的途径，以及可能罹患疾病的简单信息，有利于改善医患双方知识不对称的问题。不同地区的基层医疗机构（如社区医疗服务站、村卫生室）的试用结果显示，智能诊断系统可以帮助基层医生获取并记录更完整、规范的诊疗信息，有利于基层医生对常见病流行病学进行动态分析，以及对慢病的长期管理，使用智能系统也可促进医生疾病诊断水平的提升及知识更新。

相对于智能辅助诊疗，"知识图谱"让人感觉更陌生，对其应用概念的理解更显得晦涩。近些年，我在不同的学术场合试图探讨和讲解知识图谱在本学科领域的应用前景，反响每每如石落深渊，无声无息。在指导博士研究生论文研究中，也常会感到对知识图谱构建的相关方法和未来实际应用前景的困惑。智能诊断的构建规则是医生临床思维逻辑推理的呈现，医生多习惯使用决策树模式，并根据诊断要素所占权重进行可能性判断，符合医生被训练出来的思维习惯。知识图谱则不然，它看似是零零散散、层叠不穷的元素碎片，但又将这些碎片合理地联系起来，挖掘其内在隐含的真实价值，这恰是在数据信息无限积累、规则概念越发含糊的今天，针对无序庞杂的信息做出的及时正确的处理。目前临床医学决策岂不正当如此，如同怎样把轻度发热与PET-CT影像及基因检测联系起来，分析出其可能患疾病内在关联性。

知识图谱（knowledge graph）是一种知识表达方式，是表述真实世界中客观存在的实体、概念以及它们之间关联关系的语义网络。其基本组成单位为"实体—关系—实体"的三元组，实体间通过关系相互连接，构成网状的知识结构。知识图谱为计算机提供了一种更好地组织、管理和理解海量信息的能力，人们可以利用知识图谱更好地理解语义信息。知识图谱应用自然语言处理技术可以利用知识库的信息有针对性地快速检索到答案，并通过对问题进行深度语义解析，利用知识图谱提取答案；不仅支撑着用户对信息的交互，也满足用户获取精确高效信息的需求。知识图谱主要强调的是现象之间的联系，从而解决现实中的问题，也使之了解数据分析背后的深层原因。

这里分享一次急症诊疗过程，或可帮助大家理解以上概念的含义。有一例因突发头晕、胸闷来就诊的患者，曾有高血压病史，一直进行降血压、抗凝治疗。经过心、脑、血管相关检查，均未见明显异常，首诊医生有些困惑。我请他把所有检查异常的结果都写出来，大概还是临床经验少的缘故，他漏掉了轻度血红蛋白降低、尿素氮升高等指标。再次询问患者病史，得知患者发病前有饮酒史，晨起解大便时并未注意大便的形状，就诊后也未查验便常规。嘱患者即取大便进行检查，后粪便隐血试验结果为阳性，最终被确诊为急性消化道出血。经验不足的医生常会根据主要症状和相关病史推断临床诊断，当忽略看似无直接相关的信息，或遗漏有关病史等就容易发生漏诊、误诊。在临床诊疗中更繁杂无序的病例比比皆是，其中需要寻找病史、症状、体征以及繁多检查项目之间的关联性，分析判断真实病因，需要医生学习构建自己的知识图谱关联知识结构思维模式，更需要借助人工智能方法使用计算机处理越来越多数据信息的能力。

　　《急诊知识图谱与智能分析》一书通过 51 例临床急诊实例应用智能分析，以及试图构建涉及疾病相关知识图谱的构建，更为直观地探讨知识图谱在临床领域应用前景，旨在抛砖引玉，激发更多医务人员对智能诊疗的兴致，以及对融入智能化医疗的迫切感。

中国人民解放军总医院主任医师、教授　

中国人民解放军医学院、南开大学博士生导师

2022 年 6 月

目 录

第1章　人工智能概述 ··· 1

1.1　人工智能的起源和发展历史 ······················· 1

1.2　人工智能领域关键技术 ······························· 4

1.3　人工智能在医疗领域的应用 ······················· 6

1.4　基于模糊专家系统的疾病诊断 ··················· 9

1.5　小结 ·· 12

第2章　医疗领域知识图谱 ······································· 13

2.1　知识图谱概述 ·· 13

2.2　知识图谱主要应用领域 ······························· 15

2.3　知识图谱的构建方法 ···································· 16

2.4　医疗领域知识图谱 ·· 20

2.5　小结 ·· 23

第3章　出　血 ·· 24

3.1　出血概论 ·· 24

3.2　出血病例 ·· 25

第4章　发热与休克 ·· 52

4.1　发热概论 ·· 52

4.2　急性感染概论 ·· 52

4.3　休克概论 ·· 54

4.4　发热与休克病例 ·· 58

第5章　腹泻与呕吐 ·· 87

5.1　腹泻概论 ·· 87

5.2 呕吐概论 ⋯⋯⋯⋯⋯⋯⋯⋯⋯⋯⋯⋯⋯⋯⋯⋯⋯⋯⋯⋯ 87

5.3 腹泻与呕吐病例 ⋯⋯⋯⋯⋯⋯⋯⋯⋯⋯⋯⋯⋯⋯⋯⋯ 92

第6章 呼吸困难 ⋯⋯⋯⋯⋯⋯⋯⋯⋯⋯⋯⋯⋯⋯⋯⋯⋯⋯⋯ 102

6.1 呼吸困难概论 ⋯⋯⋯⋯⋯⋯⋯⋯⋯⋯⋯⋯⋯⋯⋯⋯⋯ 102

6.2 呼吸困难病例 ⋯⋯⋯⋯⋯⋯⋯⋯⋯⋯⋯⋯⋯⋯⋯⋯⋯ 104

第7章 少尿与无尿 ⋯⋯⋯⋯⋯⋯⋯⋯⋯⋯⋯⋯⋯⋯⋯⋯⋯ 129

7.1 少尿与无尿概论 ⋯⋯⋯⋯⋯⋯⋯⋯⋯⋯⋯⋯⋯⋯⋯ 129

7.2 少尿与无尿病例 ⋯⋯⋯⋯⋯⋯⋯⋯⋯⋯⋯⋯⋯⋯⋯ 129

第8章 疼 痛 ⋯⋯⋯⋯⋯⋯⋯⋯⋯⋯⋯⋯⋯⋯⋯⋯⋯⋯⋯⋯ 145

8.1 腰背及四肢疼痛概论 ⋯⋯⋯⋯⋯⋯⋯⋯⋯⋯⋯⋯ 145

8.2 四肢痛病例 ⋯⋯⋯⋯⋯⋯⋯⋯⋯⋯⋯⋯⋯⋯⋯⋯⋯ 145

8.3 胸痛概论 ⋯⋯⋯⋯⋯⋯⋯⋯⋯⋯⋯⋯⋯⋯⋯⋯⋯⋯ 151

8.4 胸痛病例 ⋯⋯⋯⋯⋯⋯⋯⋯⋯⋯⋯⋯⋯⋯⋯⋯⋯⋯ 154

8.5 腹痛概论 ⋯⋯⋯⋯⋯⋯⋯⋯⋯⋯⋯⋯⋯⋯⋯⋯⋯⋯ 171

8.6 腹痛病例 ⋯⋯⋯⋯⋯⋯⋯⋯⋯⋯⋯⋯⋯⋯⋯⋯⋯⋯ 171

8.7 急性头痛概论 ⋯⋯⋯⋯⋯⋯⋯⋯⋯⋯⋯⋯⋯⋯⋯⋯ 203

8.8 高血压危象 ⋯⋯⋯⋯⋯⋯⋯⋯⋯⋯⋯⋯⋯⋯⋯⋯⋯ 208

第9章 心律失常 ⋯⋯⋯⋯⋯⋯⋯⋯⋯⋯⋯⋯⋯⋯⋯⋯⋯⋯ 222

9.1 心律失常概论 ⋯⋯⋯⋯⋯⋯⋯⋯⋯⋯⋯⋯⋯⋯⋯⋯ 222

9.2 心律失常病例 ⋯⋯⋯⋯⋯⋯⋯⋯⋯⋯⋯⋯⋯⋯⋯⋯ 222

第10章 意识障碍 ⋯⋯⋯⋯⋯⋯⋯⋯⋯⋯⋯⋯⋯⋯⋯⋯⋯ 243

10.1 意识障碍概论 ⋯⋯⋯⋯⋯⋯⋯⋯⋯⋯⋯⋯⋯⋯⋯ 243

10.2 出血病例 ⋯⋯⋯⋯⋯⋯⋯⋯⋯⋯⋯⋯⋯⋯⋯⋯⋯ 243

第11章 中 毒 ⋯⋯⋯⋯⋯⋯⋯⋯⋯⋯⋯⋯⋯⋯⋯⋯⋯⋯⋯ 279

11.1 中毒概论 ⋯⋯⋯⋯⋯⋯⋯⋯⋯⋯⋯⋯⋯⋯⋯⋯⋯ 279

11.2 中毒病例 ⋯⋯⋯⋯⋯⋯⋯⋯⋯⋯⋯⋯⋯⋯⋯⋯⋯ 284

第 1 章

人工智能概述

随着互联网技术的高速发展，大数据已成为了影响生产力的重要因素和行业资源，大数据时代的到来使得人工智能技术变得越来越智能化。2012年，在ImageNet竞赛上，深度学习模型AlexNet在图像识别分类上取得突破发展，远超传统计算机视觉算法，成为深度学习时代到来的重要里程碑。2015年，ResNet模型的识别能力就已经超过了一般的人眼识别。2016年，谷歌围棋人工智能AlphaGo战胜韩国著名棋手李世石，人工智能及其背后的深度学习轰动全球，使人们见识到了人工智能的强大。

经过几十年的沉淀和发展，特别是近年来得益于数据、算力以及算法的重要突破，人工智能技术在学术界和工业界取得了广泛成功，并掀起新一轮的人工智能热潮。国内外越来越多的专家学者致力于将人工智能和深度学习模型引入各行各业中。从安防中的人脸识别到出行中的无人车，从国际会议中的实时翻译到智能家居中的语音识别，无不有人工智能技术的身影。人工智能也因此成为新时代产业数字化和科技革命的核心竞争力，成为全球经济环境变化中的新动力。

以机器学习和知识图谱为代表的人工智能技术火热兴起，使得从海量非结构化数据中提取、获得医学知识成为可能，医疗系统的数字化与信息化是国内外医学发展的必然趋势。我们欣喜地看到，随着移动互联网、大数据、云计算等多领域技术与医疗领域跨界融合，新兴技术与新服务模式快速渗透到医疗各个环节，并使人们的就医方式产生重大变化，也为智能医疗行业带来了新的发展机遇。

1.1 人工智能的起源和发展历史

简单地讲，人工智能（artificial intelligence，AI）是一门研究、开发用于模拟和扩展人的智能的理论、方法、技术及应用系统的学科。但是，如何定义"智能"呢？1950年，阿兰·图灵（Alan Turing）发表了一篇具有重要影响力的论文《计算机与智力》（*Computing Machinery and Intelligence*），提出了著名的图灵测试："在测试人与被测试者（机器）不接触的情况下，经过多次问答后，测试人无法根据这些问题判断对方是人还是计算机，那么就可以认为这台机器是具有智能的"。图灵测试引导了人工智能的多个研究方向。为了使计算机智能化，能够通过图灵测试，需要探寻如何用机器来模拟、延伸和扩展人类的智能，让机器会听、会看、会说、会思考、会行动、会决策，就像人类一样。因此，计算机必须具备理解语言、学习、记忆、推理、决策等能力。

一般认为，人工智能的概念诞生于 1956 年的达特茅斯（Dartmouth）会议，在这次会议上，多位著名的科学家从不同学科的角度探讨用机器模拟人类智能等问题，并首次提出了人工智能这个术语，也确定了人工智能的研究使命："人工智能就是要让机器的行为看起来就像是人所表现出的智能行为一样"。

1.1.1　人工智能的发展历史

人工智能的概念诞生于 20 世纪 50 年代，从最初的神经网络和模糊逻辑，到现在的深度学习，人工智能技术经历了一次又一次的繁荣与低谷。其发展历程大致分为三个发展阶段。

第一阶段（20 世纪 50—70 年代）。人工智能的早期发展阶段，基于抽象数学推理的可编程数字计算机已经出现，符号主义（symbolism）快速发展。研究者对人工智能的热情高涨，开发了一系列的智能系统。该阶段人工智能主要用于解决一些小型的数学和逻辑问题，代表性应用有机器定理证明、机器翻译、专家系统、模式识别等。但随着研究的深入，研究者意识到这些推理规则过于简单，建立的模型存在一定的局限性。人工智能的研究开始陷入低谷。

第二阶段（20 世纪 70—90 年代）。研究者意识到知识对于人工智能系统的重要性。这一时期，出现了各种各样的专家系统（expert system）：1972 年，用于传染性血液诊断和处方的知识工程系统 MYCIN 研发成功，该事件标志着人工智能进入"专家系统"时期。在这一阶段，专家系统得到快速发展，数学模型有重大突破，但由于专家系统在知识获取、推理能力等方面的不足，以及开发成本高等原因，人工智能的发展又一次进入低谷期。专家系统的发展并不顺利，使得人们开始思考，如何让计算机自发理解和归纳数据，掌握数据间的规律，即"机器学习"。

第三阶段（20 世纪 90 年代末至 2006 年）。20 世纪 90 年代末，IBM "深蓝"计算机击败国际象棋大师卡斯帕罗夫再次引发了全球对人工智能技术的关注。但是受限于当时的技术条件，人工智能尚无法支撑大规模的商业化应用。2000—2006 年，是信息爆炸式增长的时期，研究者开始将研究重点转向让计算机从数据中自己学习，即机器学习（machine learning，ML）。万维网的出现使得我们的知识从封闭走向开放，原来专家系统是系统内部定义的知识，现在可以实现知识源之间相互连接，可以通过关联来产生更多更丰富的知识。

第四阶段（2006 年至今）。2006 年，杰弗里·辛顿（Geoffreg Hinton）提出了深度学习算法，使神经网络的能力大大提高。随着深度神经网络在语音识别和图像分类等任务上的巨大成功，以神经网络为基础的深度学习迅速崛起，人工智能技术也因此迎来第三次高潮。

现在，卷积神经网络（CNN）已广泛应用于医疗健康行业，特别是医疗影像辅助诊断，用以实现病变检测和特定疾病的早期筛查。随着大数据的积累、理论算法的革新、计算能力的提升，人工智能在较多应用领域取得了突破性进展，迎来了又一个繁荣时期。

1.1.2　人工智能的主要技术流派

让机器实现人的智能，一直是人工智能学者不断追求的目标。在人工智能的整个发展过程中，不同学科背景的研究人员对人工智能有不同的理解，因此也产生了不同的学派。例如，传统的人工智能被称为符号主义学派，符号主义主要研究基于逻辑推理的智能模拟方法；而一些学者则认为可通过模拟大脑的神经网络结构来实现，即连接主义学派；此外还有学者认为可以从生物体与环境互动的模式中寻找答案，被称为行为行为主义学派。

主流的方法大体上可以归结为：符号主义、连接主义和行为主义。

（1）符号主义。符号主义又称为逻辑主义，是一种基于逻辑推理的智能模拟方法，在人工智能早期一直占据主导地位。该学派认为人工智能源于数学逻辑，其实质是模拟人的抽象逻辑思维，并通过某种符号来描述人类的认知过程，从而实现人工智能。符号主义主要集中在人类智能的高级行为，如推理、规划、知识表示等。

（2）连接主义。连接主义又称为仿生学派，是一种基于神经网络和网络间的连接机制与学习算法的智能模拟方法。与符号主义学派强调对人类逻辑推理的模拟不同，连接主义学派强调对人类大脑的直接模拟。连接主义认为人类的认知过程是由大量简单神经元构成的神经网络中的信息处理过程，神经网络、神经网络间的连接机制和学习算法能够产生智能。

（3）行为主义。行为主义又称为进化主义，主要从生物进化的角度考虑，它是一种基于"感知—行动"的行为智能模拟方法。生物智能是自然进化的产物，通过与环境及其他生物之间的相互作用产生复杂的行为，从而发展出越来越强的智能。因此，行为主义认为智能取决于感知和行为，主张从外界环境的互动中获取智能，智能是在与环境交互作用中表现出来的。

简单地说，符号主义靠人工赋予机器智能，连接主义是靠机器自行习的智能，而行为主义在与环境的作用和反馈中获得智能。在人工智能的发展过程中，符号主义、连接主义和行为主义等流派不仅先后在各自领域取得了成果，也逐渐走向了相互借鉴和融合发展的道路。符号主义方法的一个优点是可解释性，而这也正是连接主义方法的弊端，随着深度学习的发展，越来越多的研究者开始关注如何融合符号主义和连接主义，建立一种高效并且具有可解释性的方法。特别是在行为主义思想中引入连接主义的技术，便产生了深度强化学习技术。

1.2 人工智能领域关键技术

人工智能是计算机科学的一个分支，当下以深度学习为代表的人工智能技术已经在模式识别、计算机视觉、语音识别与生成、自然语言处理、机器翻译等方面取得了重要的进步。下面，我们简单介绍一下人工智能领域的关键技术。

1.2.1 机器学习

机器学习（machine learning）是一门涉及诸多领域的交叉学科，研究计算机如何模拟人类思维或实现人类的学习行为以获取新的知识或技能，并通过累积经验不断地自我完善。具体来讲，机器学习主要通过输入的数据进行自动学习建立模型，使机器具备一定的学习、分析、分类、识别等能力。机器学习是人工智能的一个分支，并逐渐成为推动人工智能发展的关键因素。根据模型学习方式的不同，可分为有监督学习、无监督学习、半监督学习和强化学习等。

在医疗领域，机器学习可以从大量医疗数据集的数据中学习，为医疗健康人工智能的辅助诊断和辅助治疗提供支持。机器学习是进行疾病诊断预测、预后评估、健康管理、精准医疗、图像诊断等智能化应用的关键基础技术。

1.2.2 深度学习

深度学习（deep learning）是近年来发展十分迅速的研究领域，在人工智能的很多子领域都取得了巨大的成功。深度学习的概念由 Hinton 等人于 2006 年提出，深度学习以神经网络为主要模型，通过组合低层特征形成更加抽象的高层表示属性类别或特征，以发现数据的分布式特征表示。深度学习是机器学习的一个分支，本质上仍然是通过算法总结出一般性的规律，并可以应用到新的未知数据上。目前，深度学习已经在计算机视觉、语音识别、自然语言理解等领域取得了突破性的进展。

海量的数据和高效的算力支撑是深度学习算法实现的基础。大数据时代的到来，图形处理器（graphics processing unit，GPU）等各种更加强大的计算设备的发展，使得深度学习可以充分利用海量数据，自动地学习到抽象的知识表达。基于其强大的能力,深度学习越来越多地被用来解决一些通用人工智能问题,比如推理、决策等。目前,深度学习技术在学术界和工业界取得了广泛的成功,受到高度重视,并掀起新一轮的人工智能热潮。

1.2.3 知识图谱

知识图谱(knowledge graph,KG)作为一种知识表示方式,是描述真实世界中客观存在的实体、概念以及它们之间关联关系的语义网络。其基本组成单位为"实体—关系—实体"的三元组,实体间通过关系相互连接,构成网状的知识结构。知识图谱概念是强调事物之间的关系以及如何去表现这种关系,提供了从"关系"的角度去分析问题的能力。

知识图谱为计算机提供了一种更好地组织、管理和理解海量信息的能力,在很多领域都发挥了重要的作用,包括自然语言理解领域、金融领域、互联网领域和医疗领域等。在自然语言理解领域,人们可以利用知识图谱更好地理解语义信息。在医疗领域,知识图谱可以提供可视化的知识表示,为医生和患者提供简单的医疗药物分析、疾病诊断问答和医疗知识咨询等。在智能推荐领域,知识图谱中的知识被作为一种辅助信息,将其集成到推荐系统后,便可提供更加准确的推荐内容。大规模知识图谱已经被广泛应用于信息检索、自动问答、决策分析等重要领域,是推动数据价值挖掘和支撑智能信息服务的重要基础技术。

1.2.4 自然语言处理

自然语言处理(natural language processing,NLP)是研究计算机处理人类语言的理论和方法。AI 研究的一个主要目标就是使机器能够胜任一些通常需要人类智能才能完成的工作,而使用和理解人类语言的能力是人类智能的一个基本特征。因此,自然语言处理可以理解为以计算机为工具对人类特有的书面形式和口头形式的自然语言的信息进行各种类型处理和加工的技术。

作为人工智能领域中的一个重要方向,自然语言处理的应用领域较多,主要包括机器翻译、机器阅读理解、问答系统、文本挖掘、信息抽取等方向。机器翻译技术是指利用计算机技术实现从一种自然语言到另外一种自然语言的翻译过程。机器阅读理解技术是指利用计算机技术实现对文本篇章的理解,并且回答与篇章相关问题的过程。问答系统技术是指让计算机像人类一样用自然语言与人交流的技术,人们可以向问答系统提交用自然语言表达的问题,系统会返回关联性较高的答案。作为 NLP 领域最重要的任务之一,智能问答系统为人们提供了一种更加方便、快速、准确的信息检索方式。文本挖掘是指从大量文本数据中抽取事先未知的、可理解的、最终可用的知识的过程，而信息抽取则是从自然语言文本中，抽取特定的事件或事实信息，帮助我们自动分类、提取和重构海量内容。

1.2.5　计算机视觉

计算机视觉（computer vision，CV）是使用计算机模仿人类视觉系统的科学，使计算机拥有类似人类提取、处理、理解和分析图像及图像序列的能力，自动分析、处理各种视觉信息。在人工智能的发展中，计算机视觉领域作为其中一个重要分支在智能监控、人脸识别、视频识别等领域都有广泛的应用。

计算机视觉始于 20 世纪 60 年代末，是一门涉及人工智能、神经生物学、心理物理学、计算机科学、图像处理、模式识别等诸多领域的交叉学科。最初，计算机视觉旨在模拟人类视觉系统作为机器人智能行为的基础。随着信息化时代的推进，越来越多的图像和视频作为信息传递的载体，庞大的数据量也极大地促进了计算机视觉领域的发展。一般来讲，计算机视觉主要分为图像分类、目标检测、目标跟踪和图像分割四大基本任务。

计算机视觉近年来发展迅速，从医疗保健、零售、银行、体育、教育到媒体娱乐以及游戏，计算机视觉几乎涵盖了人们日常生活中的所有领域，人们的生活方式和消费习惯发生了巨大的改变。

1.3　人工智能在医疗领域的应用

早期的医疗人工智能探索出现在 20 世纪 70 年代。1972 年，由利兹大学研发的临床决策支持系统 AAPHelp 可以根据患者的病症来计算疾病的原因，主要解决腹部剧痛的辅助诊断及手术问诊需求。1974 年，该系统诊断精度已经超过了资深医生。在随后的整个 70 年代，又产生了不少新的成果，包括由斯坦福大学研发的用于诊断和治疗细菌感染性疾病的医疗专家系统 MYCIN，该系统内部共有 500 条规则，只要按顺序依次回答其提问，系统就能自动判断出患者所感染细菌的类别，为其开出相应处方。当时专科医生的处方准确率是 80%，而 MYCIN 系统的处方准确率是 69%。

近年基于大数据和深度学习的迅猛发展，医疗人工智能取得了长足的发展和惊人的成绩。网络技术和物联网技术来实现患者与医务人员、医疗机构、医疗设备之间的互动，从而实现医疗系统的逐步信息化。深度学习、自然语言理解等技术在多个医疗业务场景中发挥了重要的作用，为面向医疗的人工智能辅助系统向业务场景丰富化、智能化方向发展提供了有力支撑。

依托信息技术开展数字化医疗服务，是提高基层医疗服务水平、解决基层群众看病难的有效途径。此外，医疗大数据具有巨大的潜在应用价值，尤其是在临床辅助诊断和健康管理等方面，通过使用人工智能技术对已有的医疗大数据进行分析，可以挖掘出与医疗质量和药物效果密切相关的重要信息，这对医疗服务质量的改善、疾病治疗方案的改进及对整个医学研究的发展都具有十分重要的指导意义。总之，人工智能在医疗领域的应用非常广泛，从应用方向来看主要包括医学影像识别、智能辅助诊断、药物研发、智能健康管理和疾病预测，以及医疗机器人等。

1.3.1　医学影像识别

医疗影像数据（medical imaging data）是医疗数据的重要组成部分，包括CT、X线、B超等，是现代医疗诊断最重要的依据之一。医学影像的解读需要长时间专业经验的积累，而人工智能在对图像的检测效率和精度两个方面，都可以做得比专业医生更高，还可以减少人为操作的误判率。

基于深度学习在图像辨识的成效显著，医学影像数据具有可获得、易标注、质量较好、数据标准化程度较高等特点，使得人工智能在医学影像应用中最为成熟，例如影像分类、靶点检测、图像分割、影像检索。医疗影像经计算机视觉分析处理后，能够帮助医生更快获取影像信息，进行定量分析，实现机器对医学影像的分析判断。

借助以计算机视觉、机器学习、深度学习等为代表的新一代人工智能技术，AI医学影像产品已经能够实现对病理、超声、CT和MRI等各类医学检查进行自主学习训练，为医生诊断病情提供科学的参考依据，提高诊断的准确性，有效地辅助医生实现重大疾病的早期筛查等任务。例如，在冠状动脉CTA后处理及诊断应用中，采取对图像分割技术、三维重建、血管中心线提取、斑块和狭窄识别判别等技术，为医生提供更精细化的图像处理，辅助医生提高效率。

1.3.2　智能辅助诊疗

辅助诊疗的概念广泛，通常来说是将人工智能应用到医学诊疗中，帮助医生进行疾病诊断和提出治疗方案，包括电子病历、导诊、虚拟助力等。专家系统是人工智能领域较为成熟的技术，也是应用于医疗领域的核心技术之一。医疗专家系统通过结合医学知识和权威专家的诊疗经验，来分析特定医疗领域的复杂问题，成为可以替代医学专家解决疑难杂症的诊疗系统，在智能问诊、导诊方向中的应用也较为广泛。随着深度学习和计算机视觉技术与专家系统的结合，医疗专家系统也在经历不断地升级与完善，成为当代医学实践中的重要辅助工具。

智能辅助诊疗技术通过深度模型在临床中提供诊断或辅助的病情分析，可以帮助医生提高诊疗效率，降低误诊风险。具有代表性的当属IBM公司的Watson系统。

Watson 系统学习了超过 330 种医学期刊、250 本肿瘤专著以及超过 2700 万篇的论文研究数据后，可以在肺癌、乳腺癌、胃癌和宫颈癌等疾病方面给医生提出辅助性的意见，并且准确率也保持在专业医生的水平上。

目前，使用计算机来进行辅助医疗是一个很热门的话题。特别是利用病理检查结果，图像和病例数据来推理出疾病。另外，辅助治疗决策以临床指南知识库为基础，结合海量真实的临床诊疗数据和离院随访数据，协助医生为患者提供更精准优质的诊疗方案。医生的培养需要经过长期的学习和临床实践，智能辅助诊断技术的应用将有助于高质量医疗服务的普及。随着神经网络理论的发展，深层神经网络可以很好地模拟人类思考的过程，使得利用深度学习技术来辅助医生进行数据分析，最后得出疾病的预测和决策推荐结论成为了可能。

1.3.3　智能药物研发

传统的药物研发周期长，投入成本巨大，而人工智能技术在新药研发中可以有效地解决这个问题。智能药物研发是指将人工智能中的深度学习技术应用于药物研究，通过大数据分析等技术手段快速、准确地挖掘和筛选出合适的化合物或生物，达到缩短新药研发周期、降低新药研发成本、提高新药研发成功率的目的。

在医药领域，最早利用计算机技术和人工智能并且进展较大的就是在药物挖掘方面，如研发新药、老药新用、药物筛选、预测药物副作用、药物跟踪研究等，均起到了积极作用。利用人工智能强大的数据分析和处理能力，可以持续不断地对药物组成成分进行筛选分析，提高了早期药物筛选的准确率，而且借助大数据技术，对海量的药物数据进行挖掘分析，缩短了研发的周期，提升了药物研发迭代效率。

1.3.4　智能健康管理

与疾病治疗不同的是，健康管理是主动的自我健康监控。目前主要应用领域是慢病管理、疾病预测、虚拟护士、精神健康、母婴管理、健康干预以及基于精准医学的健康管理。主要产品也包括智能可穿戴设备。与传统可穿戴设备相比，智能可穿戴设备能够长时间实时监测人体的一些基本特征，如饮食、身体健康指数、睡眠等，对身体素质进行评估，提供多维数据管理与分析，进一步给出个性的健康管理方案。

健康管理行业因其预防和个体化管理的特性，正在成为预防医学的主流。我国当前正加速进入老龄化社会，利用 AI 技术对健康管理进行智能升级的智能健康管理是目前适合我国国情的一种健康管理方式，未来健康管理的市场潜力巨大。

1.3.5　医疗机器人

医疗机器人作为近年来出现的先进医疗器械,包括手术机器人、服务机器人、护理机器人、康复机器人、医疗服务机器人和微型检测与治疗机器人等。医疗机器人可以服务于医疗机构的各项业务,从事医院服务、住院护理、患者康复训练等工作内容。例如,护理机器人可协助护士确认患者身份,测量体温等生命体征,并准确地进行配药,缓解护理人员烦琐的护理工作;手术机器人协助外科医生手术辅助医护人员进行手术操作、提高手术质量、减轻医生的工作强度。

医疗机器人可以有效降低医院的用人成本,并能实现医疗服务的标准化、自动化,有着广泛的应用前景。

1.4 基于模糊专家系统的疾病诊断

专家系统是一种模拟人类专家解决领域问题的计算机程序,它能运用领域专家多年积累的经验与专门知识,模拟人类专家的思维过程,求解需要专家才能解决的困难问题。专家系统是早期人工智能的一个重要分支,它实现了人工智能从理论研究走向实际应用、从一般推理策略探讨转向运用专门知识的重大突破。

专家系统通常由知识库(knowledge base)、推理机(inference engine)、知识获取模块(knowledge-acquisition module)、解释模块(explanation module)和人机接口等部分组成。其中,知识库是专家系统的一个重要组成部分,提供求解问题所需的知识的基础;推理机是专家系统的核心部分,它具有依据一定的策略进行推理的功能,能够模拟相关领域内的专家的思维过程。

1.4.1 医疗诊断知识库

医学知识库的构建是医学专家系统的关键。知识获取一方面采用与医学专家之间的密切合作,另一方面是知识的自动获取技术。

医学知识有两种类型:

(1)科学知识。这类知识来自医学文献、书籍或医学期刊论文,主要包括医学认知或推理,是临床医生必须掌握的生物学过程的原理,以及病理生理状态与疾病症状的关系等。

(2)经验性知识。例如记录完整的患者数据库和行之有效的指导原则等,这类知识与识别(recognition)或归纳(induction)有关,这是临床医生在实践中运用所掌握的科学知识对多个病例分析、判断、总结和积累起来的行之有效的、类似于临床直觉的、抽象的知识。

科学知识的主要来源是各领域的医学专家及相关的医学文献,而经验性的知识难以获得。例如，医生在给患者看病时虽然可以自如地处理各种疑难杂症，但由于缺少总结，不一定能有条理地说出处理疾病的道理和原则。为了获取有用的知识，知识工程师需要反复多次地与医学专家交谈，并且有目的地引导交谈的内容，然后通过分析、综合、去粗取精、去伪保真，归纳出可供建立知识库的经验性知识。

产生式规则是专家系统中使用最广泛的一种知识表示方法，其基本结构包括前提和结论两部分：前提（或 IF 部分）描述状态，结论（或 THEN 部分）描述在状态存在的条件下所做的某些动作。因此，一个典型的产生式规则表示为：前提条件 E→结论动作 H。产生式规则的语义为：如果前提 E 满足，则可得结论或者执行相应的动作 H。

1.4.2　基于产生式规则的推理

基于产生式规则的推理是根据输入的已知事实，推理计算得出结论，即依据当前已知的事实，利用知识库中的知识，按照一定的推理方法和控制策略进行推理，求得问题的答案或证明某个假设的正确性。

在医学中我们常常会遇到不精确的概念，例如患者向医生主诉"最近头有点晕"，在这一描述中"最近"的时间性和"晕"的程度都是非常模糊的概念。同时，在具体的专家系统中，产生式规则本身也有不确定性，因此，在应用这些不精确事实和知识时，不确定性推理必不可少。

根据不确定性测度算法的不同，不确定性推理主要有以下三种：

（1）基于概率的不确定推理：概率论是处理不确定性的经典理论，在不确定性推理中，将能使某个结论为真的证据组成一个集合，这样的一个集合也可称为一个事件，包含在一个事件集合中的元素都能使对应的结论为真，因此，就可以用事件发生的概率来描述和计算推理的不确定性测度，这就是基于概率的不确定性推理。

虽然基于概率的不确定推理具有概率论严密的理论依据，但是它要求给出知识的概率，即使富有经验的领域专家也难以直接给出，因此使其应用受到了限制。

（2）基于可信度的不确定推理：基于可信度的不确定推理是在确定性理论的基础上提出的一种不确定推理方法。在实际应用中，领域专家掌握的规则大多是经验性的、不精确的。同时，在推理过程中，前提的不确定性一定会引起结论的不确定性。因此，为了更好地表示领域专家的知识，需要将不确定性引入产生式规则的内部，即：

$$if \quad E \quad then \quad H \quad (CF, \lambda) \tag{1}$$

E 表示前提条件，既可以是单个的简单前提，也可以是多个的组合；H 是结论；CF 称为可信度，用于表示该条规则的可信程度，取值范围为 0 ~ 1 的实数。CF 的值由领域专家给出。λ 是规则的阈值，用于指出规则可被使用的限制，即只有 λ 满足阈值条件时该条规则才会被激活使用。

例如，规则"*if* 听诊为干鸣音　　*then*　　胃炎　（*0.4，λ*）"，表示根据患者的听诊为干鸣音而诊断该患者患有肺炎的可信度为40%。

（3）基于模糊理论的不确定推理：在实际生活中，当一个概念的边界不能清楚地划分时便出现了模糊现象，例如"年轻""高""好"等概念就是模糊概念。对于一个模糊概念，可以加上一个修饰词来对其进行修饰，如非常（extremely）、稍微（somewhat）等。这种模糊概念可以采用模糊集来描述。

在实际情况中，事实和规则都可能存在模糊语言如"年轻""快""慢"等，这些模糊概念由模糊集合来描述。在一个论域中可以定义多个模糊集合，如在"年龄"这一论域中，可以定义"年老""年轻"等多个模糊集合。

1.4.3　基于模糊加权规则的疾病推理

在疾病诊断领域，规则的前提不确定性往往更为复杂，主要有以下几种情况：

因证据不足或偶然情况导致的随机不确定性；

因信息的外延模糊而导致的模糊不确定性；

因使用者的主观因素导致的不确定性；

其他未知不确定性。

此外命题的每一个前提包含的信息量不尽相同，在不同的时期同一个前提也具有不同的重要程度，对结论的重要程度也不同，因此推理中所用的前提应该以不同的权重加以区别。也就是说 E 作为一个前提条件，也有一定的可信度和权重，其可信度因子和权重都是属于 0 ～ 1 的范围。

因此，可以使用基于加权规则的不确定推理方法，以更好地适应实际情况的需求，加权的规则表示如下：

$$if\ E_1\ (w_1,\ cf_1),\ E_2\ (w_2,\ cf_2)\cdots E_n\ (w_n,\ cf_n)\ then\qquad H\ (CF,\ λ)\qquad（2）$$

其中，E_1 表示前提条件，w_1 表示每个前提条件的权重，cf_1 是前提条件 E_1 的可信程度。定义所有前提的组合可信度为 CF。

例如，有规则如下：

> （腹泻，0.168 4，1）+（呕吐，0.236 7，0.8）+（发热，0.054 9，1）+（恶心，0.140 9，0.8）+（腹痛，0.168 4，1）+（不洁饮食，0.230 7，0.7）→急性肠胃炎（可信度为 0.75）

疾病推理是一个复杂的过程，根据上述疾病诊断规则示例，我们需要获得患者的症状信息。假设对于某位患者，符合其中"腹泻""呕吐""发热"和"不洁饮食"，接下来要利用这些数据和专家给出的产生式规则进行推理，以获取最终的疾病结果。推理时匹配到该条规则时，计算结论的可信度，计算患有急性胃肠炎的概率为43.06%，计算过程如下：

$$CF = (0.168\ 4 \times 1 + 0.236\ 7 \times 0.8 + 0.054\ 9 \times 1 + 0.230\ 7 \times 0.7) \times 0.75$$
$$= 0.574\ 15 \times 0.75 = 0.430\ 612\ 5$$

1.5　小结

历经半个多世纪的发展，人工智能技术已成为推动新一轮科技和产业革命的驱动力，深刻影响世界政治、经济、军事和社会发展，得到各国政府、学术界及产业界的高度关注。大数据和人工智能技术是信息产业蓬勃迸发的基础和推动力，极大地提高了生产力，推动了科学技术的进步。2017年7月，国务院制订了《新一代人工智能发展规划》，把发展人工智能上升到国家战略高度。人工智能作为新一轮产业变革的核心力量，从衣食住行到医疗教育，正在社会经济各领域深度融合和落地应用，是构建国家竞争新优势的关键突破口之一。

本章首先全面介绍了人工智能的起源和发展历史，以及人工智能领域的关键技术及应用。其次，阐述了人工智能在医疗领域的应用，以及专家系统的基本概念和原理，最后通过示例演示基于模糊专家系统的疾病诊断方法。

第 2 章

医疗领域知识图谱

近些年来，互联网技术快速发展，互联网上的数据也呈现出爆炸式增长的趋势，极大地方便了人们获取信息。但同时，由于互联网内容的大规模、异质多源、组织结构松散的特点，也对人们有效获取信息和知识提出了挑战。知识图谱技术的出现和发展，为人们带来了获取知识和信息的新方式。知识图谱以其强大的语义处理能力和开放组织能力，为互联网时代的知识化组织和智能应用奠定了基础。

作为人工智能的最高形态，认知智能旨在赋予机器类似人类智慧的数据理解、知识表达、逻辑推理和自主学习能力。当前，人工智能正处于从感知智能向认知智能发展的关键阶段，而知识图谱技术正是现阶段认知智能发展的基石。

2.1　知识图谱概述

知识图谱作为一种新型的知识表示方式，目的在于描述真实世界里面存在的各种实体，以及实体之间的联系。知识图谱的概念率先由谷歌（Google）公司提出，为海量的事实知识提供了更好的组织、表示与理解方法，提高了搜索引擎的服务质量。

知识图谱的特点是结构化，使用节点来描述概念与实体，使用节点之间的有向边来描述实体之间的对应关系。借助三元组（头实体，关系，尾实体）的形式表示不同元素间的复杂关系，从而形成一个复杂的结构化网络。

知识图谱的思想来源于 20 世纪的知识工程。早在 20 世纪 50—60 年代，人工智能领域就有了知识工程分支。发展到 60—70 年代，诞生了和现在知识图谱非常相似的语义网络（semantic network）。语义网络是由奎林（Quillian）于 20 世纪 60 年代提出的一种知识表达模式，在语义网络里，用相互连接的节点（用来表示对象、概念）和边（用来表示节点之间的关系）来表示知识。到了 20 世纪 80 年代，描述逻辑已经比较成熟，可以用计算机来做简单的自动推理。

语义网（semantic web）的概念是由万维网创始人蒂姆·伯纳斯·李（Tim Berners-Lee）在 1998 年提出的，其目的是让机器不但能够理解词语和概念，还能够理解它们之间的逻辑关系。语义网使用本体语言来形式化地描述事物以及事物之间的属性。资源描述框架（resource description framework，RDF）和本体语言（ontology language，OL）等概念就是在此基础上产生。之后引起了一场关于语义网研究的讨论，知识图谱正是在上述研究和讨论的基础上形成的。本质上，知识图谱是一种揭示实体之间关系的语义网，可以对现实世界的事物及其相互关系进行形式化地描述。

自从 2012 年谷歌提出知识图谱以来，知识图谱相关技术一直在快速发展。随着 Web 资源迅速增加，互联网中的非结构化、半结构化资源越来越丰富，学术界与工业界也在不断致力于提取互联网资源并构建更大型的结构化知识库。通用知识图谱大体可以分为百科知识图谱（encyclopedia knowledge graph）和常识知识图谱（common sense knowledge graph）。百科知识图谱是百科事实构成的，通常是确定性知识，例如 DBpedia、Wikidata、Freebase 等大型通用知识图谱。常识知识图谱，则集成了语言知识和概念常识，通常关心的是带有一定的概率的不确定事实，因此需要挖掘常识图谱的语言关联或发生概率。另外也有如 IMDB（电影行业）、MusicBrainz（音乐行业）等垂直领域下的知识库。

最早的知识图谱要提到词网（WordNet），准确地说，WordNet 被提出时还没有特别清晰的"知识图谱"的概念。WordNet 是一个基于认知语言学的英语词典，值得说明的是它将英文单词按照单词的意义组成了一个"单词的网络"。DBpedia 是一个多语言、大规模的百科性质知识图谱，也就是数据库版本的多语言维基百科。从维基百科词条提取结构化知识，以链接数据提供服务。目前拥有 127 种语言的超过 2 800 万个实体与 30 亿个 RDF 三元组。Wikidata 是最大的自由开放协作式的多语言服务知识库，是所有开源知识图谱的基础数据的重要来源。Yago 项目开始于 2007 年，其将维基百科与 WordNet 的知识相结合，利用 WordNet 的知识对维基百科中的实体知识进行补充，从而得到数量庞大、覆盖面广、质量高的知识库。目前 Yago 知识库拥有超过千万级实体，以及和这些实体相关的 2.2 亿三元组知识。Freebase 也是从 2007 年开始构建的，它类似于维基百科，但与维基百科不同的是，Freebase 所包含的都是结构化知识，强调机器可读。2016 年维基百科达到 1 000 万篇文章，其中英文版达到了 500 万篇，而 Freebase 则记载了 4 000 万个实体，并且 Freebase 也支持用户参与实体编辑和知识库构建。

中文类知识图谱对于中文自然语言的理解至关重要，中文开放知识图谱联盟（OpenKG）搭建了中文知识图谱建模、推理、学习的可解释接口规范，构建中文知识图谱核心数据结构，平台目前已经包含了常识、医疗、金融、城市、出行等多类开放中文知识图谱。CN-DBpedia 是目前规模最大的开放百科中文知识图谱之一，主要从中文百科类网站（如百度百科、互动百科、中文维基百科等）页面中提取信息，再经过进一步筛选和融合后，最终得到高质量的结构化数据。自 2015 年发布以来，

CN-DBpedia 已经在智能医疗、智能软件和智能问答等领域产生超过 3 亿次调用量。国内知识图谱创业公司则从智能客服、金融、法律、公安、航空、医疗等专业领域作为图谱构建切入点，构建垂直领域的专业知识图谱，例如生物、健康、金融等知识图谱。

随着自然语言理解和深度学习等人工智能技术的飞速发展，以 Freebase，DBpedia 等为代表的知识图谱以结构化的方式，为组织、管理和理解互联网海量信息提供了一种更好的方式，为智能体的深度理解和逻辑推理认知能力提供了重要的知识来源。

2.2　知识图谱主要应用领域

知识图谱是结构化的语义知识库，以符号语言描述现实世界中的实体概念及其之间的联系。其基本组成单位为"实体—关系—实体"的三元组，以及实体及其相关属性-值对。实体间通过关系相互连接，构成网状的知识结构。

知识图谱是一种概念网络，其节点表示现实世界当中的实体概念，边表示实体概念之间的联系。可以说，知识图谱是对现实世界的一种符号化表示。例如，文本知识"上海是中国的金融中心"，将被储存为（上海，金融中心，中国）形式的关系三元组，其中"上海"是头实体、"中国"为尾实体、"金融中心"被称为关系。通过众多三元组构成的链接，知识图谱形成一张巨大的网络。

随着数据时代的发展，从大数据中挖掘知识隐含的理论与方法，增强对互联网资源的内容研究与理解，将促进当代的信息技术从提供信息服务到知识服务的转变。知识图谱作为大数据时代的重要基础设施，因为其合理、高效的知识呈现与存储方式已经被广泛应用在信息检索、智能推荐、问答系统等领域。

2.2.1　改善搜索——知识图谱提出的初衷

传统搜索引擎技术能够根据用户查询快速排序网页，提高信息检索的效率。然而，这种网页检索效率并不意味着用户能够快速准确地获取信息和知识，对于搜索引擎反馈的大量结果，还需要进行人工排查和筛选。随着互联网信息总量的爆炸性增长，这种信息检索方式已经很难满足人们全面掌握信息资源的需求，知识图谱技术的出现为解决信息检索问题提供了新的思路。例如在百度搜索"新冠肺炎的症状"，知识图谱会对应至三元组（新型冠状病毒肺炎，症状，？），这里的"？"表示待检索的信息。通过检索知识图谱，就可以返回用户检索结果即"？"代表的内容，例如新型冠状病毒肺炎的概念、各种症状的结构化信息等。知识图谱使得搜索引擎从文本分析为核心转变成以知识发现为核心，让计算机真正理解用户的查询需求，给出准确答案而不是给出相关的链接序列。

2.2.2　智能问答方面的应用

智能问答是指用户以自然语言的形式提出一个问题，即用户想要查询的信息，系统会对问题进行分析，并从各种数据资源中自动找出准确的答案。智能问答依赖于一些关键的基础及技术，一般需要大量高质量的数据和知识库，即知识图谱。基于知识图谱的自动问答应用是当前自然语言处理领域十分热门的研究方向，它可以利用知识库的信息有针对性地回答问题，快速检索到相应的答案。自动问答通过对问题进行深度语义解析，利用知识图谱进行答案提取，是自然语言处理中常见的下游任务。自动问答不仅支撑着用户对信息的交互，也满足用户借此获取精确高效信息的需求。与搜索引擎相比，问答为用户提供了更具语义信息的语言形式，例如，用户提问"发烧了怎么办？"，经过语义语法分析该问题可能会变换成问题"发热的治疗方案"，通过检索知识图谱可以给出最终结果。

知识图谱作为知识问答的基础决定了一个问答系统的准确率：它可以辅助去做用户输入的解析，进行语义的扩展；它可以辅助理解用户的意图，也就是从实体概念级别理解用户意图。其次，进行知识的推理，知识推理之后不仅可以得到表面的知识，而且可以得到深度的知识。最后，知识图谱还可以辅助生成答案。

2.2.3　知识图谱辅助智能决策

可以说预测是大数据的核心价值，例如用大数据进行股市的预测、疾病的预测，以及消费行为的预测，这些都是大数据核心应用的价值。即从已经发生的过去慢慢转变到面向即将发生的未来。利用知识图谱的知识推理方式去寻找背后真实的原因，这就是一个智能决策系统。知识图谱主要强调的是现象之间的联系，从而解决现实中的问题；知识图谱可以告诉我们明确的原因，可以帮助我们了解数据分析背后的深层原因。

2.3　知识图谱的构建方法

知识图谱的构建是指采用人工或自动化的形式，从原始数据中抽取出实体和关系，并将抽取出的知识以知识图谱的形式进行存储的过程。知识图谱的构建方法主要受三方面因素的影响：一是原始数据的类型，包括结构化数据和非结构化数据，其中结构化数据即诸如百度百科、维基百科等百科类型数据，非结构化数据即自然语言文本等；二是学习什么知识，包括事实知识、概念层次等；三是采用何种方式来获取知识。

知识图谱构建主要有两种方式：自顶向下和自底向上。其中自顶向下方式主要是指从一些结构化的文本（比如百科类网站）中提取出知识，并且加入知识库中；自底向上方式是指从非结构的文本出发，使用自然语言处理算法从海量的非结构化的数据中抽取实体和关系，经过人工的审核，加入知识图谱的知识库中。

知识图谱的构建流程通常包括以下步骤：数据获取、信息抽取、知识融合和知识加工，如图 2-3-1 所示。

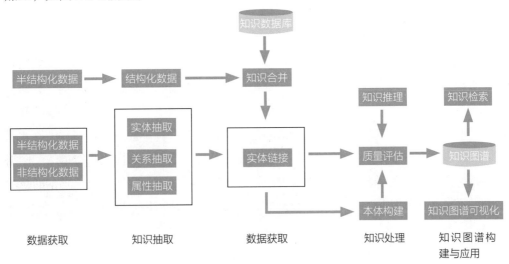

图 2-3-1 知识图谱构建流程

数据获取的方式主要有两种：一种是业务自身的数据，例如在行业内数据库以结构化方式存储的数据，这种数据一般是非公开或半公开的；另一种获取方式则是从网络上利用爬虫脚本抓取公开的数据，这种方法得到的一般是非结构化数据，无法直接使用，还需要对数据做进一步处理。数据获取得到的数据包括三种：结构化数据、半结构化数据和非结构化数据。

信息抽取是从源数据中得到结构化的数据，该阶段主要包括实体抽取、关系抽取和属性抽取。作为知识图谱构建的关键技术之一，实体抽取也叫作命名实体识别，是指从非结构化的文本数据中自动地识别抽取出实体。实体抽取的质量衡量标准包括准确率和召回率等，该阶段的抽取质量对之后阶段的知识获取质量和效率有非常大的影响，因此实体抽取是信息抽取中的关键且基础的部分。关系抽取则是在实体抽取阶段完成后，为了得到语义信息，需要从语料中提取出所挖掘的实体之间的关系，将不同的实体联系起来从而形成网状的知识图谱。

经过信息抽取之后得到的知识往往包含大量冗余和错误信息，缺乏逻辑性，知识融合就是将多个知识库中的知识进行整合，从而形成一个更加完整的知识库。这个过程包括的技术有实体链接、指代消解和实体消歧。

在经过信息抽取和知识融合后，还需要经过知识加工。知识加工主要包括知识推理和质量评估等。知识推理就是指在现有知识库中的实体关系数据的基础上，通过计算机进行推理，建立实体之间的新关系，丰富和扩展知识网络。质量评估则可以量化知识的可信度，通过丢弃置信度较低的知识，将合格的知识纳入知识库以保证其质量。

2.3.1　数据获取

数据获取既是整个构建过程的第一步，也是构建知识图谱的基础，为后续的构建工作提供数据源。数据源按类型可分为结构化数据、半结构化数据和非结构化数据。结构化数据指的是经过处理的存储在关系数据库中的领域数据，来源于该领域的开源资源，获取成本较高。半结构化数据指的是在诸如百度百科等各大百科网站中以"属性 - 值"形式存在的数据，往往以表格或列表的形式存在。非结构化数据指的是网络中占绝大部分的文本数据，获取成本较低但数据格式不规范，常使用爬虫脚本的技术获取，需要进一步使用自然语言处理技术进行处理得到结构化数据。

2.3.2　信息抽取

信息抽取是知识图谱构建技术的重要部分。通过信息抽取技术，我们获取结构化和半结构化数据中的知识，继而进行知识融合和知识加工工作。该步骤涉及较多自然领域处理技术，包括命名实体识别、关系抽取和属性抽取。命名实体识别负责从数据源中抽取出知识实体；关系抽取则在命名实体识别的基础上抽取出实体之间的关系，将不同的实体联系起来；而属性抽取则是负责对实体进行信息补充，比如针对人物需要抽取出年龄、性别、出生日期等属性。

（1）实体抽取：又可以称为命名实体识别（named entity recognition），旨在从文本中识别具有特定意义的实体，在信息抽取、问答系统、机器翻译等任务中起着重要的作用。实体抽取是自然语言处理领域中的基础任务，其准确率和召回率对后面的属性抽取和关系抽取具有很大的影响，是信息抽取中最重要的一步。

目前实体抽取技术已经趋于成熟，大致经历了基于规则的方法、基于机器学习的方法到深度学习方法的演变。早期的实体抽取中，基于规则和基于机器学习的方法都取得了较好的识别效果，但是它们都非常耗费人力且具有较高的局限性。深度学习的方法由于可以自动地捕获输入句子的特征，具有较强的泛化能力，受到学者们的广泛关注，主要方法包括基于双向长短期记忆网络（bidirectional long short-term memory，BiLSTM），基于条件随机场（conditional random field，CRF），以及采用基于 BiLSTM-SCrF 模型的命名实体识别等方法。

在医疗领域，由于医学生物术语种类繁多且构成规则复杂，领域标注数据不足依然是个突出的问题。如何利用深度学习的优势并提出一种面向医疗领域的实体抽取模型是一个非常有价值的研究课题。

（2）关系抽取：是指从数据中抽取出特定实体的关系。关系抽取是基于命名实体识别而进行的，旨在从非结构化的文本中抽取已经识别出的命名实体对之间的语义关系，以利于后续构建知识图谱的工作。关系的类型通常是预先定义的，给定一段文本和文本中标注的实体对，判断两个实体之间是否存这组关系中的某一关系，例如父子关系、雇佣关系、依赖关系等。

有监督关系抽取方法和远程监督关系抽取方法是实体关系抽取的常用方法。有监督的关系抽取旨在从大规模标注语料中获取表达实体间语义关系的有效特征，在已标注的数据基础上训练分类器，主要方法有基于规则的方法、基于特征工程的方法以及基于深度学习的方法。

在医疗领域，实体关系的类型主要包括疾病和疾病的关系、疾病和症状的关系、疾病和治疗的关系、疾病和检查的关系、症状和检查的关系以及症状和检查的关系。关系的参数指的是关系涉及的实体。例如"既往高血压病史 3 年，口服尼群地平治疗"中，疾病实体"高血压"和治疗实体"口服尼群地平"是疾病与治疗的关系。

2.3.3　知识融合

通过知识抽取从非结构化和半结构化数据中得到的是缺乏层次性和逻辑性的信息，其中包含大量的冗余和错误信息，实体间也存在大量歧义。知识融合是指对抽取得到的实体、关系和属性进行整合和清理，清除冗余信息和错误信息，从而提高知识的层次性和逻辑性。知识融合主要包含两部分的工作：实体链接和知识合并。

实体链接是指将非结构化文本中的实体与现有知识库中的实体进行链接，同时解决自然语言的歧义性和多样性问题。例如针对"苹果"这一实体需要判断该实体指的是水果还是科技公司，再和知识库中的对应实体进行链接。实体链接的实现方法一般是利用实体指称项，计算该指称项与知识库候选实体的相似度，从而将实体指称项链接到正确的实体。实体链接具体包含以下三个步骤：①从非结构化、半结构化和结构化的文本使用信息抽取技术抽取到命名实体；②使用共指消解和实体消歧等方法对命名实体进行处理；③在确认命名实体和知识库中实体的关系之后，将获取到的知识加入知识库之中。

知识合并是指将其他知识库的内容与现有知识库进行合并，进一步补充和完善知识库内容。知识合并的常用方法包括合并外部知识库以及合并关系数据库，基本步骤包括获取知识和实体匹配。

2.3.4 知识加工

经过信息抽取和知识融合，我们可以从原始的结构化、非结构化和半结构化数据中提取出实体、属性和关系的事实表达。但是事实表达不等同于知识，要想获取到合理的、结构化的知识，我们必须要对所获得的知识进行加工。

在知识图谱中，知识推理是指从知识库中已有的实体关系出发，推理产生实体之间的新关系，从而丰富和拓展现有知识图谱。知识推理是知识图谱构建和更新中的重要过程。通过该过程，可以从知识库中现有的关系推理出新的关系。例如由已知关系（海淀，属于，北京）和关系（北京，属于，中国），推理出关系（海淀，属于，中国）。

质量评估是指对提取知识的质量和可信度进行量化，舍弃质量或可信度较差的知识，保障知识库的质量。质量评估可以对知识库的知识进行量化，通过消除置信度比较低的知识，从而确保知识图谱中知识的准确度。

2.4 医疗领域知识图谱

围绕大规模知识图谱构建相关的表示和演化等共性服务需求，针对医学本体、电子病历、医学卫生信息标准、药品说明书等蕴含的大规模关系型医学数据，构建医学知识图谱。利用命名实体识别和关系抽取等自然语言理解技术从多源异构数据中抽取知识信息，使用实体对齐等方式融合相似知识，经过知识补全和质量评估等手段对知识进行加工，实现知识图谱的自演化与知识推理，为智能诊断与推理奠定基础。

首先，根据知识抽取、知识融合与知识更新等过程，结合医疗领域知识的特点，对大量的医学文献数据进行结构化处理；其次，通过指代消解、实体消歧、知识融合等对实体的描述进行整合，获得实体的完整描述；最后，由医学知识专家对医学图谱实行进一步的校验，以确保图谱构建的准确性和权威性。按照上述步骤，以医疗领域专业数据为基础数据，融合百度医学百科等医疗知识医疗领域知名站点资源作为辅助，构建中文医疗领域知识图谱（chinese medical knowledge graph，CMKG）。中文医疗领域知识图谱涵盖约五万个医疗知识实体、三十万条实体关系，图2-4-1展示了中文医疗领域知识图谱CMKG的可视化效果。

具体信息如下所示：

（1）实体类型（表 2-4-1）

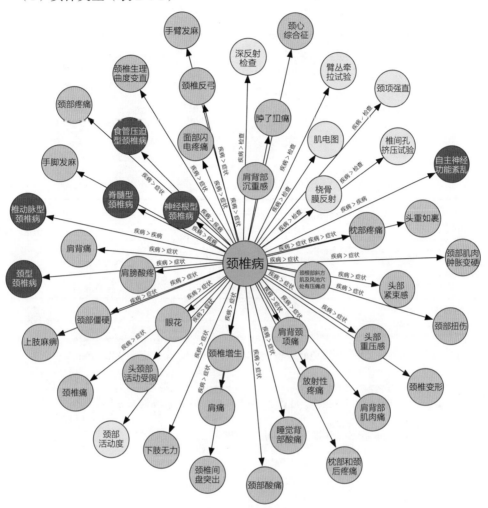

图 2-4-1　中文医疗领域知识图谱 CMKG 的可视化

表 2-4-1　实体类型

序号	实体类型
1	诊断检查项目
2	医疗科目
3	疾病
4	药品
5	食物
6	在售药品
7	疾病症状

（2）关系类型（表2-4-2）

表2-4-2　关系类型

实体类型	关系类型	实体类型
疾病	并发疾病	疾病
疾病	相关症状	症状
疾病	相关检查	检查
疾病	相关药品	药品
症状	并发症状	症状
症状	相关检查	检查
症状	相关药品	药品

（3）属性类型：疾病实体的属性包括疾病简介、疾病别名、发病部位等，具体如表2-4-3所示。

表2-4-3　属性类型

属性名称	示例
疾病名称	颈椎病
疾病简介	颈椎病又称颈椎综合征，是一种以退行性病理改变为基础的疾患，主要由于颈椎长期劳损、骨质增生，或椎间盘脱出、韧带增厚，致使颈椎脊髓、神经根或椎动脉受压，出现一系列功能障碍的临床综合征。颈椎病主要表现是颈肩痛、上肢或下肢麻木无力、行走困难，以及头晕。可发生于任何年龄，但以40岁以上的人群为多。它的起病比较隐匿，病程长，治疗不及时会遗留神经症状。颈椎病可分为：颈型颈椎病、神经根型颈椎病、脊髓型颈椎病、椎动脉型颈椎病、交感神经型颈椎病、食管压迫型颈椎病
疾病别名	颈椎退行性变，颈椎骨质增生
发病部位	脊柱
是否有传染性	无传染性
症状	上肢麻痹，肩背痛，颈椎痛，头颈部活动受限，颈部僵硬
并发症	1.吞咽障碍：吞咽时有梗阻感、食管内有异物感，少数人有恶心、呕吐、声音嘶哑、干咳、胸闷等症状。这是由于颈椎前缘直接压迫食管后壁而引起食管狭窄，也可能是因骨刺形成过速使食道周围软组织发生刺激反应所引起。2.视力障碍：表现为视力下降、眼胀痛、怕光、流泪、瞳孔大小不等，甚至出现视野缩小和视力锐减，个别患者还会失明。这与颈椎病造成自主神经紊乱及椎-基底动脉供血不足而引发的大脑枕叶视觉中枢缺血性病损有关。3.颈心综合征：表现为心前区疼痛、胸闷、心律失常及心电图ST段改变，易被误诊为冠心病。这是颈背神经根受颈椎骨刺的刺激和压迫所致。4.高血压颈椎病：可引起血压升高或降低，以血压升高为多，称为"颈性高血压"。由于颈椎病和高血压皆为中老年人的常见病，故二者常常并存。5.胸部疼痛：表现为起病缓慢的顽固性
并发症	的单侧胸大肌和乳房疼痛，检查时有胸大肌压痛。这与颈6和颈7神经根受颈椎骨刺压迫有关。6.下肢瘫痪：早期表现为下肢麻木、疼痛、跛行，有的患者在走路时有如踏棉花的感觉，个别患者还可伴有排便、排尿障碍，如尿频、尿急、排尿不畅或大小便失禁等。这是因为椎体侧束受到颈骨刺的刺激或压迫，导致下肢运动和感觉障碍

属性名称	示例
检查	颈部活动度，椎间孔挤压试验，颈项强直，臂丛牵拉试验
疾病易感人群	40 岁以上人群

2.5　小结

知识图谱作为一种新型的知识表示方式，目的在于描述真实世界里面存在的各种概念、实体之间的联系。在医疗领域中大量的医学数据中存在着大量不同种类的实体，如疾病、症状等。使用知识图谱对这些实体进行表示、存储和利用，具有很强的实用性和研究价值。

本章首先概述了知识图谱和智能医疗系统，然后分析了构建知识图谱的方法，最后介绍了使用在互联网上获取的结构化、半结构化和非结构的数据，以及构建CMKB 的方法。

第3章

出 血

3.1 出血概论

本章知识图谱

3.1.1 出血概论图谱说明

咯血和呕血是临床最常见的出血症状。

咯血是指喉腔、气管、支气管和肺组织出血，血液由咳嗽动作经口腔排出。根据咯血量分为少量、小量、中量和大量咯血。大量咯血可引起肺泡淹溺或气道阻塞，患者常因窒息、低氧血症而死亡。咯血病因包括呼吸系统疾病，心血管系统疾病，流行性出血热、肺鼠疫等传染性疾病，胸部外伤，结缔组织病和凝血功能异常等疾病。临床表现有胸闷、胸痛、咳嗽、痰中带血、咯鲜红色血等。患者既往可有肺部结核、支气管扩张、肺占位和风湿性心脏病等病史。完善血常规、胸部影像学检查和纤维支气管镜检查后可明确诊断。咯血的急诊诊治包括：快速有效止血，保持呼吸道通畅、防治窒息，进一步明确病因，对症治疗以及控制病因。

呕血主要是十二指肠悬韧带以上的消化道或全身性疾病导致的上消化道出血，血液经口腔呕出。病因包括消化道溃疡，食管、胃底静脉曲张，消化道肿瘤及血液系统疾病等。临床表现为上腹部不适、恶心、呕吐咖啡色或暗红色胃内容物，伴随呕血量增多还可以出现头晕、心悸、全身冷汗、四肢厥冷等全身症状。患者既往可有消化道溃疡、消化道肿瘤、肝硬化、门静脉高压和凝血功能障碍等病史。查体可发现蜘蛛痣、腹部静脉曲张、局部压痛、肝脾大等体征。可以完善血常规、便常规等基本检查，以及腹部 B 超、CT、胃镜等影像学检查进行诊断，必要时可行血管造影检查，明确出血部位。呕血的急诊诊治包括：判断出血病因及部位，检测出血征象、生命体征，评估出血量、是否有活动性出血、病情程度和预后，积极补充血容量，及时止血，针对病因治疗，防止再次出血。

3.1.2 出血概论知识图谱（图 3-1-1）

3.2 出血病例

3.2.1 肺癌伴出血

1. 肺癌伴出血知识图谱说明

肺癌是起源于肺部支气管黏膜或腺体的恶性肿瘤。肿瘤的发生可能与大气污染、感染持续刺激、遗传因素、基因改变及职业等因素有关。按解剖分型，肺癌分为中央型肺癌和周围型肺癌；按组织病理学分型，肺癌分为小细胞肺癌和非小细胞肺癌，非小细胞肺癌又分为鳞状细胞癌（鳞癌）、腺癌、大细胞未分化癌等。临床表现有肺内肿瘤引起的咳嗽、咯血、气短、体重减轻以及肺内外转移引起的胸痛、声音嘶哑、吞咽困难、胸腔积液、上腔静脉阻塞综合征等。完善胸部影像学检查、纤维支气管镜检查、核医学检查有助于诊断，病理学活体组织检查可以确诊。临床诊断依据病史、胸部影像学检查和病理学检查确定。需要鉴别肺结核、支气管扩张、纵隔淋巴瘤、肺良性肿瘤、先天性肺囊肿等疾病。小细胞肺癌治疗包括化疗、放疗及综合治疗；非小细胞肺癌局限性病灶首选手术治疗，播散性病变可以行化疗、放疗及靶向药物治疗。

2. 肺癌伴出血知识图谱（图 3-2-1）

3. 肺癌伴出血病例

【病例简介】

患者男性，65 岁，主因"咳嗽、咯血 1 天"急诊来诊。患者于凌晨 1：00 左右无明显诱因出现咳嗽、咯血，量约 20 mL，为暗褐色液体，伴少量凝血块，无头晕、心悸、恶心、呕吐等症状，未行特殊诊治。6：00 左右再次咯血，鲜红色，量约 30 mL，伴胸闷、呼吸困难，活动后喘憋明显。自行口服云南白药，为进一步诊治来诊。

既往史：2020 年 6 月 9 日于某医院行 PET-CT 提示肺癌伴淋巴结、脑多发转移。2020 年 6 月 11 日行病理学组织穿刺活检，确诊为肺低分化腺癌。

查体：体温（T）37.1℃，心率（P）118 次 / 分，呼吸（R）25 次 / 分，血压（BP）145/78 mmHg。神志清楚，端坐位。呼吸规整，两肺呼吸音粗，可闻及湿啰音。心脏听诊律齐、无杂音。腹软，无压痛，肝脾未触及。双下肢无水肿。

辅助检查：

血常规：白细胞计数（WBC）5.2×10^9/L，中性粒细胞百分比（NE%）69.4%，血红蛋白（Hb）132 g/L，血小板计数（PLT）158×10^9/L；

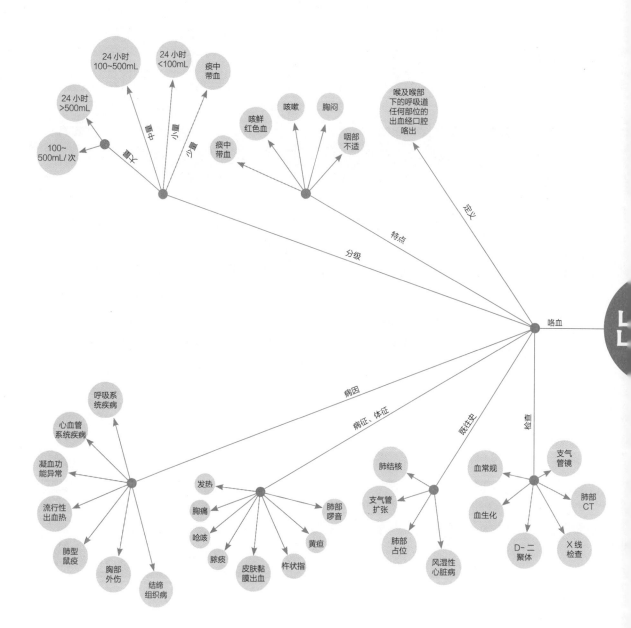

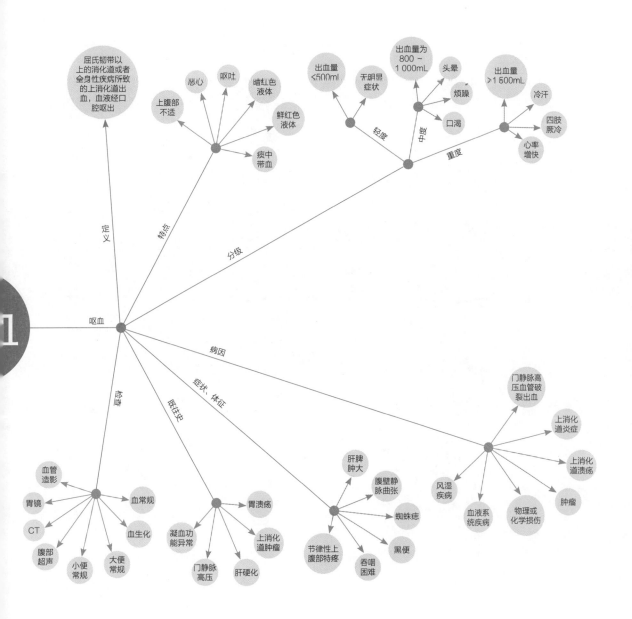

图 3-1-1　出血概论知识图谱

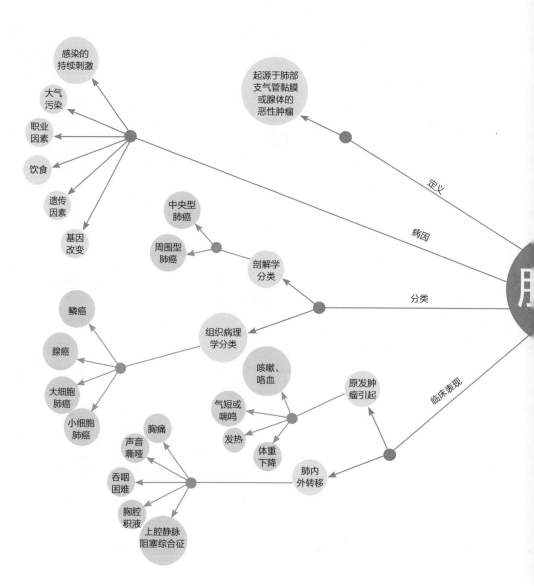

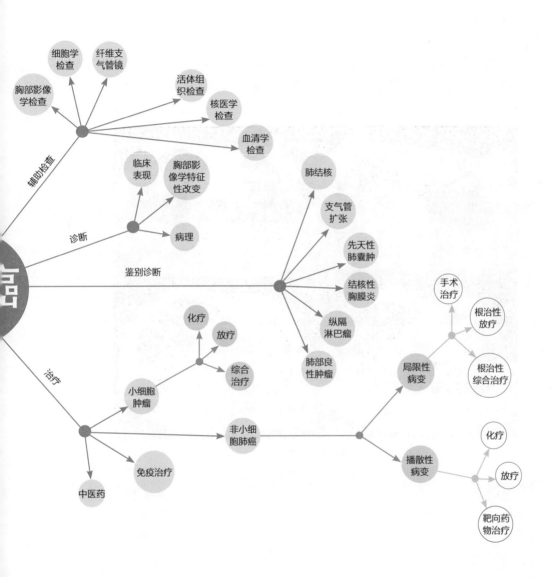

图 3-2-1　肺癌伴出血知识图谱

血生化：谷丙转氨酶（GPT）54.1 U/L，谷草转氨酶（GOT）35.5 U/L，白蛋白（ALB）36 g/L，间接胆红素（TB）14.7 μmol/L，直接胆红素（DB）5.1 μmol/L，碱性磷酸酶（AKP）32.2 U/L，γ-谷氨酰转移酶（GGT）54.6 U/L，血清尿素氮（BUN）7.2 mmol/L，血肌酐（Cr）87.9 μmol/L，乳酸脱氢酶（LDH）97 U/L；

动脉血气分析：酸碱度（pH）7.45，氧分压（PaO_2）49 mmHg，二氧化碳分压（$PaCO_2$）31 mmHg，血氧饱和度（SaO_2）82%；

胸部CT（图3-2-2）：双肺多发结节、肿块，考虑恶性，肺癌并两肺内转移可能，左侧胸腔积液，双肺磨玻璃密度影，考虑肺出血。

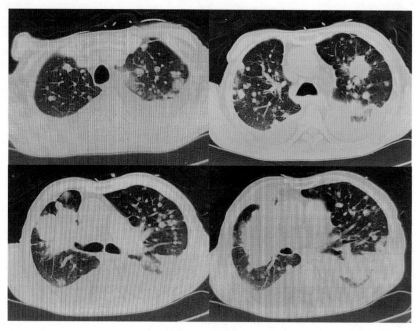

图 3-2-2　胸部 CT

【治疗经过】

静脉输注止血药物、雾化垂体后叶素对症止血治疗，靶向药物治疗肺部肿瘤。

【临床诊断】

①肺低分化腺癌并咯血；②Ⅰ型呼吸衰竭。

【智能诊断】

疾病智能诊断系统根据知识图谱急症与相关实体关系，智能辅助判断最可能发生疾病的诊断流程和结果，智能诊断流程图示如下：

第1步：选择主诉症状-咯血（图3-2-3）。

第2步：选择诱因、频率、曾患疾病（图3-2-4）。

第3步：选择伴随症状（图3-2-5）。

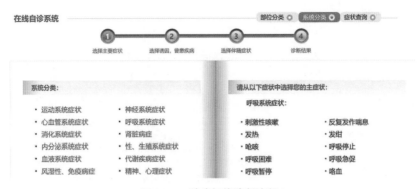

图 3-2-3　肺癌智能诊断流程 1

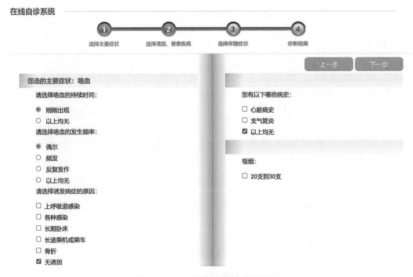

图 3-2-4　肺癌智能诊断流程 2

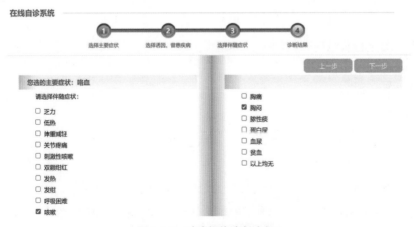

图 3-2-5　肺癌智能诊断流程 3

第4步：诊断结果（图 3-2-6）。

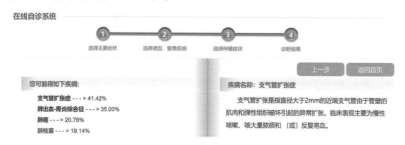

图 3-2-6　肺癌智能诊断流程 4

【小结】

肺部肿瘤是咯血原因之一，典型临床表现是肺内肿瘤引起的咳嗽、咯血、气短、体重减轻；有肺内外转移引起的胸痛、声音嘶哑、吞咽困难、胸腔积液、上腔静脉阻塞综合征等。主要处理是药物止血、防治窒息，必要时进行介入性治疗。根据肿瘤类型及分期采取合适的抗肿瘤治疗。

3.2.2　肺结核

1. 肺结核图谱说明

肺结核是结核分枝杆菌引起的呼吸系统慢性传染病。临床表现分为两个症候群：①午后低热、盗汗、食欲减退、体重减轻等全身中毒症状；②咳嗽、咳痰、咯血、胸痛、呼吸困难等呼吸系统症状。既往史方面，需注意有无与结核患者接触史。体格检查发现胸部塌陷、胸廓活动受限、气管移位、湿啰音等。胸部 X 线、CT、纤维支气管镜检查有助于诊断，结核菌素试验阴性有助于排除结核感染，痰培养 / 涂片查到结核分枝杆菌可确诊。肺结核临床分为三型，即原发型肺结核、血行播散型肺结核、继发型结核。鉴别诊断需要考虑肺炎、肺癌、肺脓肿、慢性阻塞性肺疾病、支气管扩张。治疗方面主要是行抗结核药物治疗，强调用药早期、规律、全程、适量、联合。

2. 肺结核知识图谱（图 3-2-7）

3. 肺结核病例

【病例简介】

患者男性，24 岁。主因"发热 5 天，咯血 1 天"入院。患者 5 天前无诱因反复出现发热，体温最高 38.1℃，多在 37.3℃ 左右波动，极少超过 38℃，用药后可缓解。伴有咳嗽、咳黄痰，痰量较多。无畏寒、寒战，无胸痛、呼吸困难，无面部潮红及夜间盗汗。1 天前出现咯血，为血痰，现为痰中带血丝。为进一步诊治来诊。近 1 个月食欲差，明显消瘦。

既往史：2015 年、2016 年各出现咯血一次，当地医院诊断为支气管扩张。否认

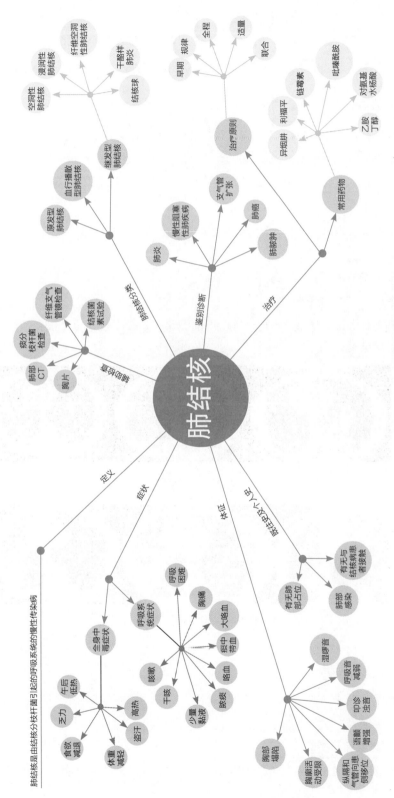

图 3-2-7 肺结核知识图谱

结核病家族史，否认结核患者接触史。

查体：T 37.7℃，P 115 次/分，R 20 次/分，BP 132/71 mmHg，神清，营养状态差。左肺呼吸音粗，可闻及散在啰音，心率 115 次/分，律齐，腹软，无压痛、反跳痛。双下肢无水肿。

辅助检查：

血常规：WBC 9.26×10^9/L，NE% 85.9%，Hb 124 g/L，PLT 150×10^9/L，C- 反应蛋白（CRP）51.95 mg/L；

甲、乙型流感病毒抗原检测及新型冠状病毒肺炎（以下简称新冠肺炎）核酸检测：阴性；

降钙素原（PCT）：0.001 ng/mL；

血生化、病毒检测：未见异常；

结核菌素试验（PPD 试验）：阳性；

痰涂片：抗酸杆菌阳性；

胸部 CT 检查（图 3-2-8）：与 1 年前胸部 CT 结果比较（图 3-2-9），左肺下叶可见空洞性结节。

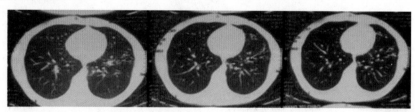

图 3-2-8　胸部 CT

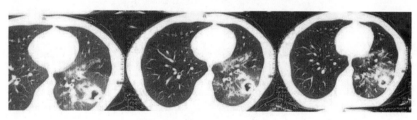

图 3-2-9　胸部 CT（1 年后）

【治疗经过】

给予抗结核治疗。

【临床诊断】

肺结核伴咯血。

【智能诊断】

疾病智能诊断系统根据知识图谱急症与相关实体关系，智能辅助判断最可能发生疾病的诊断流程和结果，智能诊断流程图示如下：

第 1 步：选择主诉症状 - 发热（图 3-2-10）。

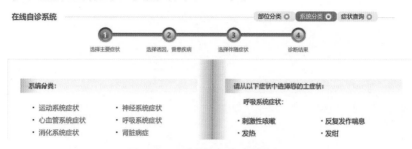

图 3-2-10 肺结核智能诊断流程 1

第 2 步：选择诱因、频率、曾患疾病（图 3-2-11）。

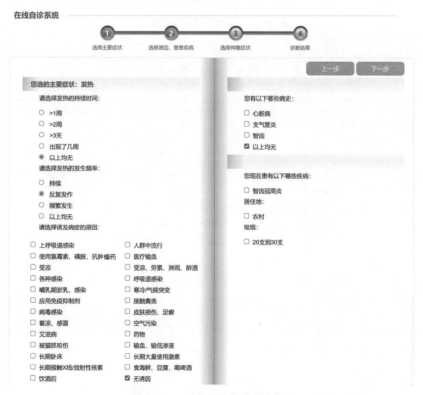

图 3-2-11 肺结核智能诊断流程 2

第 3 步：选择伴随症状（图 3-2-12）。

第 4 步：诊断结果（图 3-2-13）。

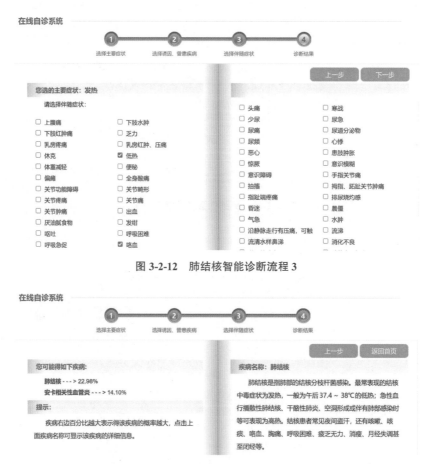

图 3-2-12　肺结核智能诊断流程 3

图 3-2-13　肺结核智能诊断流程 4

【小结】

肺结核是结核分枝杆菌引起的呼吸系统慢性传染性疾病。临床表现主要是呼吸道症状，咳嗽多以干咳为主，出现空洞或伴有感染时痰液增多，痰中带血或大咯血，可出现午后低热，也可出现高热，可伴有盗汗、乏力等。确诊有赖于痰中发现结核分枝杆菌。肺结核伴咯血首要处理止血、防止窒息，必要时进行介入性治疗。

3.2.3　支气管扩张症

1. 支气管扩张症图谱说明

支气管扩张症指支气管壁肌肉和弹性组织破坏导致中等大小支气管不正常扩张。常由持续感染刺激、气道阻塞、支气管引流功能障碍、支气管防御功能缺损导致。临床表现多有慢性咳嗽、反复肺部感染、大量脓痰、反复咯血，体格检查可发现语颤增强、胸背部固定持久局限性粗湿啰音、出现肺气肿、肺癌等并发症时有相关体征。病理发现支气管呈柱状、囊状及不规则扩张。既往多有肺部感染、毒物吸入及免疫缺陷病病史。需要进一步完善支气管造影、胸部影像学及纤维支气管镜等检查。临床根据反复咳脓痰、咯血症状及胸部影像学特征性表现可以明确诊断。需要注意与慢性喘息性支气管炎、先天性肺囊肿等疾病鉴别。临床治疗以内科治疗为主，主要有积极治疗原发病、加强抗感染、清除气道分泌物、改善气道梗阻。

2. 支气管扩张症知识图谱（图 3-2-14）

3. 支气管扩张并咯血病例

【病例简介】

患者男性，63 岁，主因"咯血 2 天，加重 1 天"急诊来诊。患者 2 天前无明显诱因出现咯血，鲜红色，量约 20 mL，伴咳嗽及大量脓痰，无胸闷、胸痛，无发热、呼吸困难，无腹痛、腹泻，口服云南白药等治疗，症状无明显缓解。1 天前咯血症状加重，量约 100 mL，伴呼吸困难、头晕，未做处理，急诊来诊。

既往史：慢性支气管炎 30 余年，未规律用药，平日咳大量脓臭痰。否认结核等传染病病史，否认高血压、糖尿病病史。

查体：T 36.2℃，P 85 次 / 分，R 17 次 / 分，BP 130/82 mmHg。发育正常，神志清楚，查体合作。全身皮肤无黄染，呼吸运动正常，两肺呼吸音粗，可闻及痰鸣音，心脏听音律齐，无杂音。腹软，无压痛，肠鸣音每分钟 4 次。双下肢无水肿。

辅助检查：

血常规：WBC 6.48×10^9/L，NE% 65%，Hb 144 g/L，PLT 110×10^9/L，CRP 0.762 mg/L；

甲、乙型流感病毒抗原检测及新冠肺炎核酸检测：阴性；

PCT：0.001 ng/mL；

血生化检测未见异常；

动脉血气分析（吸氧）：pH 7.32，PaO_2 68mmHg，SaO_2 92%，$PaCO_2$ 73mmHg，碱剩余（BE）8.6 mmol/L；

胸部 CT 检查（图 3-2-15）：双肺支气管扩张，散在磨玻璃影。

【治疗经过】

给予酚磺乙胺注射液 + 氨甲苯酸注射液静脉滴注，以及垂体后叶素雾化进行止血治疗，给了注射用头孢哌酮钠舒巴坦钠进行抗感染治疗。

【临床诊断】

①支气管扩张伴咯血；②Ⅱ型呼吸衰竭。

【智能诊断】

疾病智能诊断系统根据知识图谱急症与相关实体关系，智能辅助判断最可能发生疾病的诊断流程和结果，智能诊断流程图示如下：

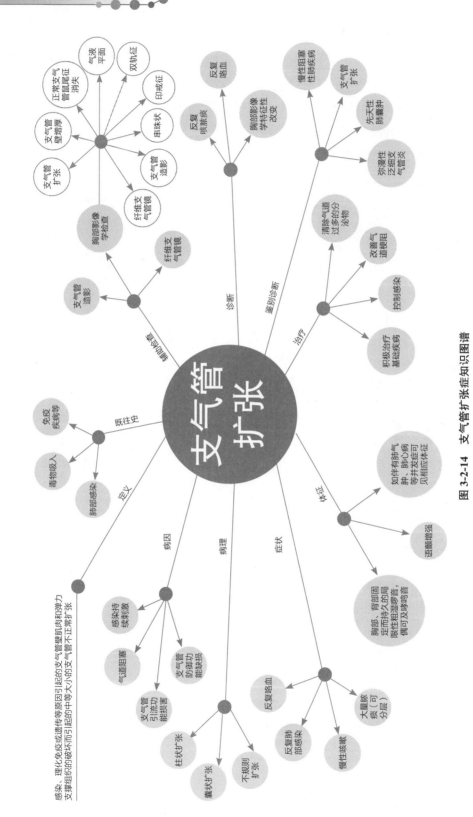

图 3-2-14 支气管扩张症知识图谱

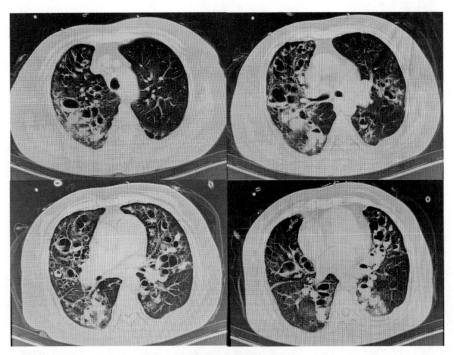

图 3-2-15　胸部 CT

第 1 步：选择主诉症状 - 咯血（图 3-2-16）。

第 2 步：选择诱因、频率、曾患疾病（图 3-2-17）。

第 3 步：选择伴随症状（图 3-2-18）。

第 4 步：诊断结果（图 3-2-19）。

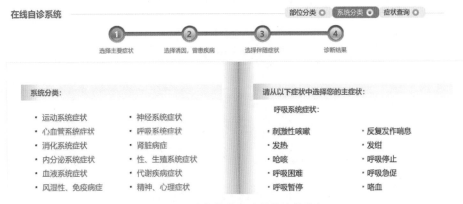

图 3-2-16　支气管扩张症智能诊断流程 1

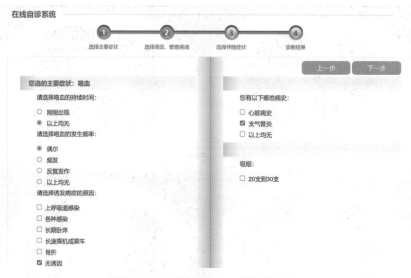

图 3-2-17　支气管扩张症智能诊断流程 2

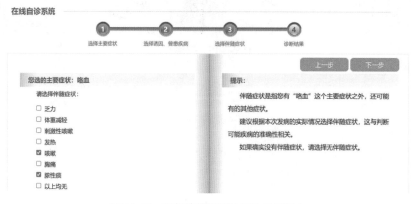

图 3-2-18　支气管扩张症智能诊断流程 3

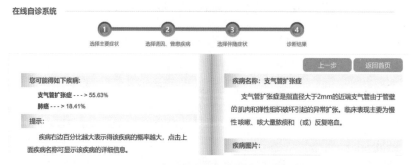

图 3-2-19　支气管扩张症智能诊断流程 4

【小结】

支气管扩张症是指反复的气道感染与炎症所导致的支气管与细支气管的不可逆

扩张，典型临床表现是慢性咳嗽伴大量脓痰和反复咯血。晨起、傍晚和就寝时咳痰量最多，每天可达 100 ~ 400 mL。痰液多呈黄绿色脓样，合并厌氧菌感染时可有臭味，痰液静止后分层。主要处理是药物止血、控制感染，保持引流通畅，防治窒息。药物治疗效果不佳时可以考虑介入治疗。

3.2.4 消化性溃疡

1. 消化性溃疡图谱说明

消化性溃疡主要指胃和十二指肠黏膜被胃酸/胃蛋白酶等自身消化而发生的溃疡，其深度可达到或穿透黏膜肌层。常由幽门螺杆菌（Hp）感染、非甾体抗炎药使用、胃黏膜自身防御功能下降及吸烟、应激等原因导致。临床表现为规律性腹痛，诊断需完善 X 线钡餐检查及胃镜检查，病理表现为急性炎性渗出物、中性粒细胞为主的非特异性细胞浸润、肉芽组织形成。临床诊断依据病史、胃镜或钡餐检查结果确定。需要与胃癌、慢性胆囊炎、胆石症等消化道疾病鉴别。常见并发症有上消化道出血、幽门梗阻、癌变和消化道穿孔。注意特殊类型溃疡发生，无症状性溃疡、老年人消化性溃疡、幽门管溃疡、球后溃疡、复合溃疡、巨大溃疡、食管溃疡、杜氏（Dieulafoy）溃疡等临床症状和并发症都较普通溃疡病严重。内科治疗效果较好，主要为去除病因，给予抑酸及保护胃黏膜药物治疗。如果药物治疗效果不佳或出现严重并发症需要手术治疗。

2. 消化性溃疡知识图谱（图 3-2-20）

3. 消化性溃疡病例

【病例简介】

患者男性，37 岁，主因"黑便 4 天，加重伴乏力 1 天"急诊来诊。患者 4 天前中午喝茶后呕吐，呕吐物为胃内容物，无腹痛。当日下午排不成形黑便 4 次，每次量 20 ~ 30 mL，无腹胀、腹痛，未予重视。以后两天各排黑便 1 次，成形。今日再次排成形黑便 2 次，伴乏力、头晕。无腹痛、腹胀，无胸闷、胸痛。为进一步治疗急诊来诊。

既往史：体健，无特殊药物服用史。

查体：T 36.9℃，P 108 次/分，R 22 次/分，BP 140/75 mmHg。神志清楚，贫血貌，呼吸运动正常，两肺呼吸音清，未闻及干湿啰音。心脏听诊律齐、无杂音。腹正常，无腹壁静脉曲张，腹软，无压痛，肝脾未触及，移动性浊音阴性。肠鸣音活跃，每分钟 7 次。双下肢无水肿。

辅助检查：

血常规：WBC 7.2×10^9/L，NE% 73.6%，Hb 72g/L，PLT 169×10^9/L；

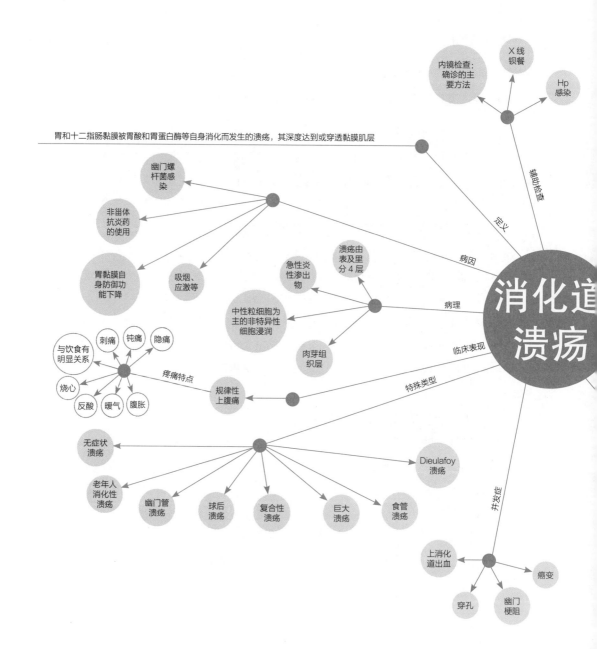

胃和十二指肠黏膜被胃酸和胃蛋白酶等自身消化而发生的溃疡，其深度达到或穿透黏膜肌层

内镜检查：确诊的主要方法

X线钡餐

Hp感染

辅助检查

定义

幽门螺杆菌感染

非甾体抗炎药的使用

病因

胃黏膜自身防御功能下降

吸烟、应激等

溃疡由表及里分4层

急性炎性渗出物

中性粒细胞为主的非特异性细胞浸润

肉芽组织层

病理

刺痛

钝痛

隐痛

与饮食有明显关系

烧心

反酸

暖气

腹胀

疼痛特点

规律性上腹痛

临床表现

特殊类型

无症状溃疡

老年人消化性溃疡

幽门管溃疡

球后溃疡

复合性溃疡

巨大溃疡

食管溃疡

Dieulafoy溃疡

消化道溃疡

上消化道出血

癌变

穿孔

幽门梗阻

并发症

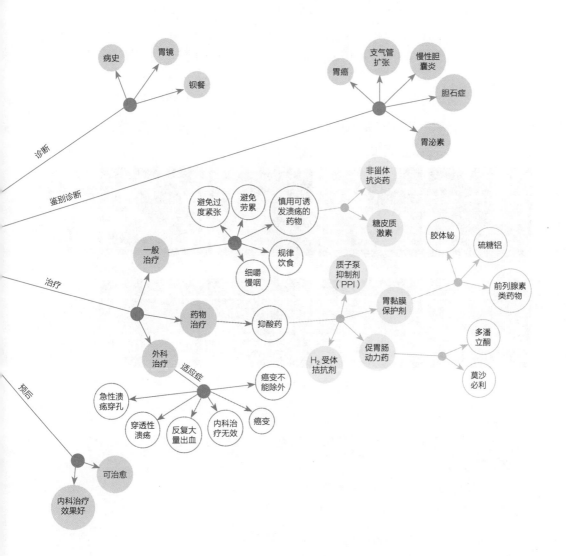

图 3-2-20　消化性溃疡知识图谱

粪便常规：粪便隐血试验阳性；

凝血功能：血浆凝血酶原时间（PT）15.4 s，活化部分凝血活酶时间（APTT）24.7 s，凝血酶原活动度（PTA）85%，D- 二聚体（D-dimer）0.12 μg/mL；

血生化：GPT 34.3 U/L，GOT 25.6 U/L，ALB 38 g/L，TB 15.5 μmol/L，DB 6.2 μmol/L，AKP 42.5 U/L，GGT 34.5 U/L，BUN 10.32 mmol/L，Cr 57.3 μmol/L，LDH 75 U/L；

血气分析：pH 7.38，$PaCO_2$ 36mHg，PaO_2 95mmHg，BE-1.2 mol/L，血乳酸浓度（Lac）1.1 mmol/L；

血清学检查：乙型肝炎、丙型肝炎抗体均为阴性；

腹部超声：肝、胆、胰、脾未见明显异常，无腹腔积液；

胃镜检查（图 3-2-21）：十二指肠球部溃疡并出血。

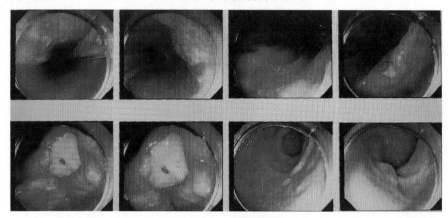

图 3-2-21 胃镜检查

【治疗经过】

给予抑酸、止血对症治疗，行胃镜检查及镜下止血治疗。

【临床诊断】

①上消化道出血；②十二指肠球部溃疡。

【智能诊断】

疾病智能诊断系统根据知识图谱急症与相关实体关系，智能辅助判断最可能发生疾病的诊断流程和结果，智能诊断流程图示如下：

第 1 步：选择主诉症状 - 黑便（图 3-2-22）。

第 2 步：选择诱因、频率、曾患疾病（图 3-2-23）。

第 3 步：选择伴随症状（图 3-2-24）。

第 4 步：诊断结果（图 3-2-25）。

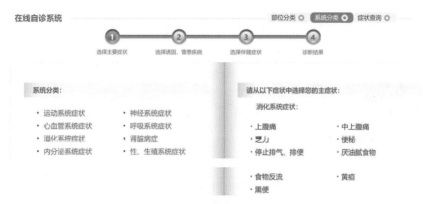

图 3-2-22 消化性溃疡智能诊断流程 1

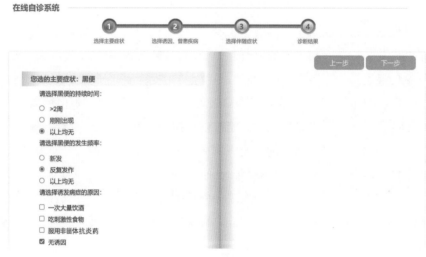

图 3-2-23 消化性溃疡智能诊断流程 2

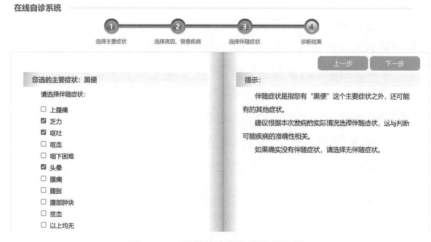

图 3-2-24 消化性溃疡智能诊断流程 3

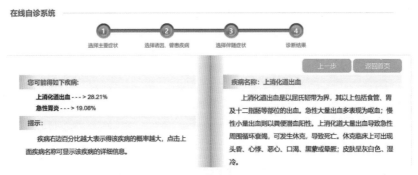

图 3-2-25　消化性溃疡智能诊断流程 4

【小结】

消化性溃疡主要指胃、十二指肠黏膜被胃酸 / 胃蛋白酶等自身消化而发生的溃疡，其深度可达到或穿透黏膜肌层。其发生机制与保护因素下降、损害因素增强有关。饮酒、刺激性食物、浓茶等均可导致胃肠黏膜受损，增加出血风险。患者如伴呕吐，需要注意与贲门撕裂综合征鉴别，明确呕吐与呕血的关系。贲门撕裂一般是先呕吐再呕血，胃镜检查可以明确诊断。上消化道出血表现为呕血和 / 或便血，呕血可以是鲜红色、暗红色或咖啡色，便血可以是鲜血便、暗红色或黑便，其表现方式与出血多少和急缓有关。急性大出血可导致循环容量迅速减少而导致周围循环衰竭，表现为血压下降，休克状态；也可以表现为头晕、黑蒙（脑缺血），胸闷、胸痛（冠脉缺血）、少尿（肾灌注差）等。处理原则主要是监测出血征象和生命体征，评估出血量，是否活动性出血，积极补充血容量，及时止血，预防并发症。胃镜检查对于上消化道出血鉴别诊断具有重要意义，及时镜下止血治疗可以降低急性出血死亡率。

3.2.5　食管胃底静脉曲张破裂

1. 食管胃底静脉曲张破裂图谱说明

食管胃底静脉曲张破裂出血是临床常见危重症，起病急，出血量大，病情变化快，可导致死亡。最常见病因是肝硬化门静脉高压。临床表现为呕血、黑便，头晕、心悸、乏力等急性失血症状，少尿、昏迷等休克症状。完善胸部 CT、磁共振、食管 X 线钡餐检查可以明确诊断食管静脉曲张诊断，胃镜检查是最主要诊断依据。根据胃镜下表现曲张静脉可以分级为轻度（G1、G2）和重度（G3）。治疗包括补充血容量的一般性治疗，给予降低门静脉压力和抑酸的药物治疗、急诊胃镜下止血治疗及外科手术介入治疗。

2.食管胃底静脉曲张破裂知识图谱（图 3-2-26）

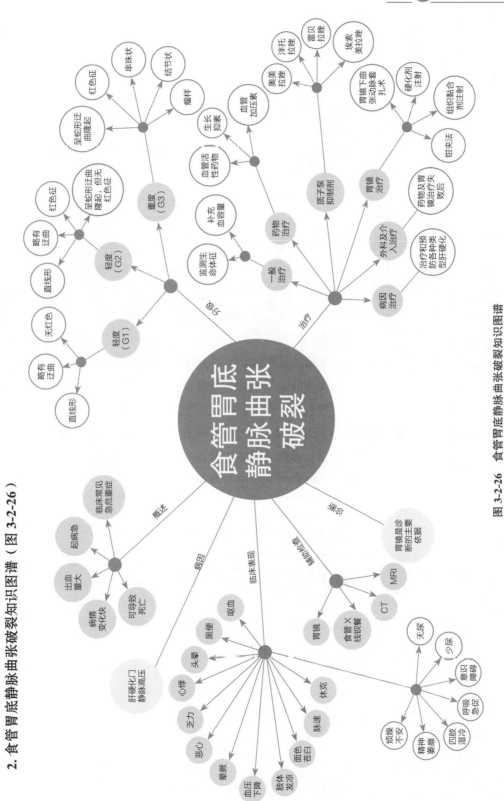

图 3-2-26 食管胃底静脉曲张破裂知识图谱

3.食管静脉曲张破裂出血病例

【病例简介】

患者女，51岁，主因"呕血黑便1天"急诊来诊。1天前无诱因出现恶心、呕吐，呕吐物为鲜红色血液，量约100 mL，排黑便2次，量约400 mL，伴头晕、大汗、心悸、腹胀，无腹痛、胸痛、呼吸困难，无发热、皮疹，为进一步诊治急诊来诊。

既往史：慢性乙型肝炎病史18年，口服恩替卡韦分散片治疗，每日1次，每次0.5 mg。否认高血压病史，有输血史。

查体：T 36.3℃，P 63次/分，R 21次/分，BP 136/86 mmHg。患者神志清楚，肝性面容，查体合作。巩膜轻度黄染，肝掌，胸前及肩背部可见数枚蜘蛛痣，余皮肤黏膜未见异常，心肺查体无异常，腹部稍膨隆，无腹壁静脉曲张，腹部柔软，无压痛、反跳痛及肌紧张，肝脏未触及，脾脏可触及伴明显大，肋下约6.5 cm，墨菲（Murphy）征阴性，肾脏无叩击痛，无移动性浊音，肠鸣音正常，每分钟4次，双下肢无静脉曲张及凹陷性水肿，双侧膝、跟腱反射正常，病理反射未引出。

辅助检查：

血常规：WBC 0.92×10^9/L，NE% 53.8%，Hb 82 g/L，PLT 59×10^9/L；

粪便常规：粪便隐血试验阳性；

凝血功能：PT 17.2 s，APTT 56.7 s，PTA 61%，国际标准化比值（INR）1.38，纤维蛋白原（Fib）1.53 g/L，D-dimer 2.37 μg/mL；

血　　生　　化：GPT 23.4 U/L，GOT 27.1 U/L，ALB 30 g/L，TB 22.5 μmol/L，DB 15.4 μmol/L，AKP 73.5 U/L，GGT 91.1 U/L，BUN 12.28 mmol/L，Cr 67.7μmol/L，LDH 150 U/L；

血气分析：pH 7.42，$PaCO_2$ 38mHg，PaO_2 121mmHg，BE 2.2 mol/L，Lac 2.0 mmol/L；

血清学检查：乙型肝炎表面抗原、E抗体、核心抗体阳性；丙型肝炎抗体阴性；

腹部CT（图3-2-27）：肝硬化、脾大、门静脉高压并食管下段、胃底及脾静脉曲张；

急诊内镜检查及治疗（图3-2-28）：食管腔内干净，未见血性液体。急诊行食管静脉曲张组织胶＋硬化治疗。

【治疗经过】

静脉给予PPI抑酸、降低门静脉压力、保护胃黏膜、保肝、输血补液及营养支持等对症治疗。

【临床诊断】

①食管静脉曲张破裂出血，食管静脉曲张硬化治疗后；②慢性乙型肝炎；③乙型肝炎肝硬化，失代偿期，门静脉高压，脾大，脾功能亢进。

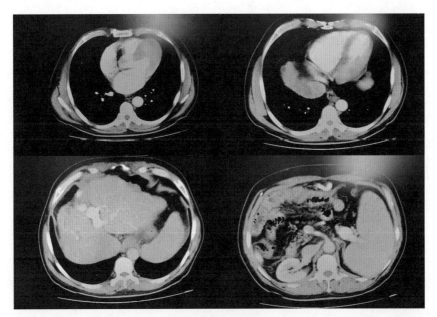

图 3-2-27 腹部 CT

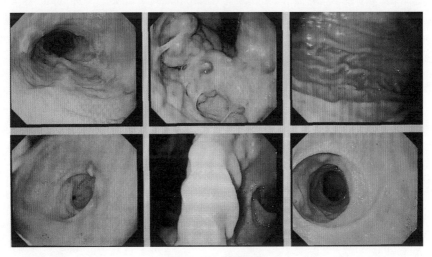

图 3-2-28 胃镜检查

【智能诊断】

疾病智能诊断系统根据知识图谱急症与相关实体关系，智能辅助判断最可能发生疾病的诊断流程和结果，智能诊断流程图示如下：

第 1 步：选择主诉症状 - 黑便（图 3-2-29）。

第 2 步：选择诱因、频率、曾患疾病（图 3-2-30）。

第 3 步：选择伴随症状（图 3-2-31）。

第 4 步：诊断结果（图 3-2-32）。

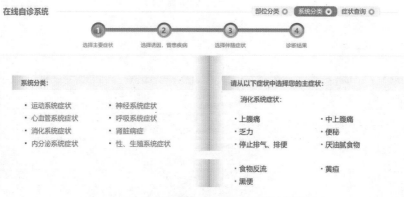

图 3-2-29　食管胃底静脉曲张出血智能诊断流程 1

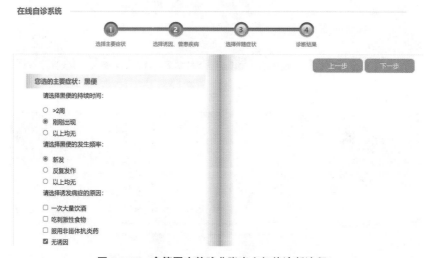

图 3-2-30　食管胃底静脉曲张出血智能诊断流程 2

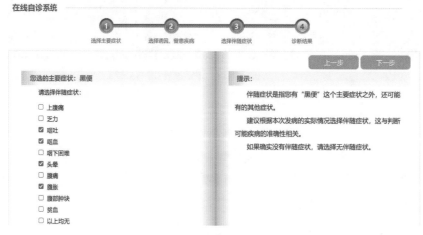

图 3-2-31　食管胃底静脉曲张出血智能诊断流程 3

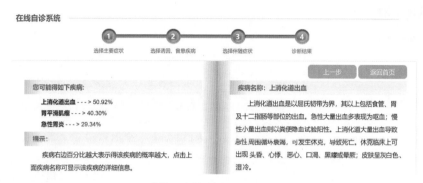

图 3-2-32 食管胃底静脉曲张出血智能诊断流程 4

【小结】

食管胃底静脉曲张是在门静脉高压条件下，引起食管胃底静脉迂曲扩张增粗，易发血管破裂导致大出血，是危险性急性上消化道出血的常见病因，也是致死率较高的原因。胃镜检查有助于鉴别上消化道出血的具体原因。乙型肝炎肝硬化和酒精性肝硬化是导致门静脉高压的常见病因。肝硬化常有消化吸收不良、黄疸、出血和贫血、蜘蛛痣、肝掌、肝性病容等肝功能减退症状；实验室检查可发现肝细胞受损、胆红素代谢障碍、肝脏合成功能降低。门静脉高压常表现为脾大、腹水、腹壁静脉曲张及食管静脉曲张；腹部增强 CT 可全面显示门静腔侧支循环开放状态、门静脉血栓等。发生食管胃静脉曲张及破裂出血时应及时行内镜下治疗，联合 PPI 抑酸、降低门静脉压力，行保护胃黏膜及保肝药物等对症治疗。

发热与休克

4.1 发热概论

4.1.1 发热概论图谱说明

发热是指在致热源作用下，或其他原因导致的机体体温调节中枢功能紊乱，使体温超出正常范围。发热可以分为感染性发热、非感染性发热。感染性发热包括各种病原体引起的感染，如病毒、细菌、支原体、立克次体、螺旋体、真菌、寄生虫等；非感染性发热常见于无菌性坏死物质的吸收、抗原 - 抗体反应、内分泌与代谢障碍、皮肤散热障碍，以及体温调节中枢或自主神经功能的紊乱。根据不同的热型，可以大致区分不同的发热原因。经治疗病程超过 2 周的发热，可以诊断为不明原因发热，诊断困难。不明原因发热要更多关注伴随的临床症状和体征，以判断感染性质。临床上常见的症状主要有寒战、肝脾大、单纯疱疹、结膜出血、皮疹、淋巴结肿大、昏迷等。发热的急诊治疗包括：明确发热原因，首先必须明确发热是否具有传染性，随后才是判断病原学、诊断感染部位，评估病情严重程度，拟定初步治疗方案。

4.1.2 发热知识图谱（图 4-1-1）

4.2 急性感染概论

4.2.1 急性感染概论图谱说明

急性感染是指短时间内（＜ 72 小时）致病微生物导致机体组织、器官炎性病变，临床表现却不同的一类疾病。按微生物分类包括细菌、病毒、支原体、真菌感染。按感染部位大致分为全身感染、上呼吸道感染、下呼吸道感染、胃肠道感染、腹腔器官感染、泌尿系感染、神经系统感染，各器官脏器急性感染表现出不同的症状和体征。

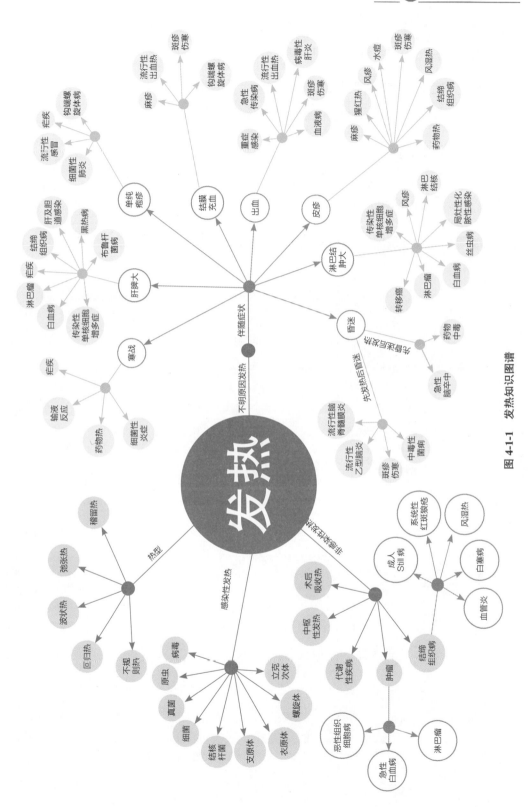

图 4-1-1　发热知识图谱

临床诊断注意和非感染性疾病相鉴别，如血液病和恶性肿瘤、结缔组织病、变态反应疾病，也可表现出一些相似的症状和体征，但治疗原则明显不同。

4.2.2 急性感染概论图谱（图 4-2-1）

4.3 休克概论

4.3.1 休克概论图谱说明

休克是由各种致病因素作用引起的有效循环血量急剧减少，导致组织器官微循环灌注不足，致使组组缺氧、细胞代谢紊乱、导致器官功能受损甚至结构破坏的临床综

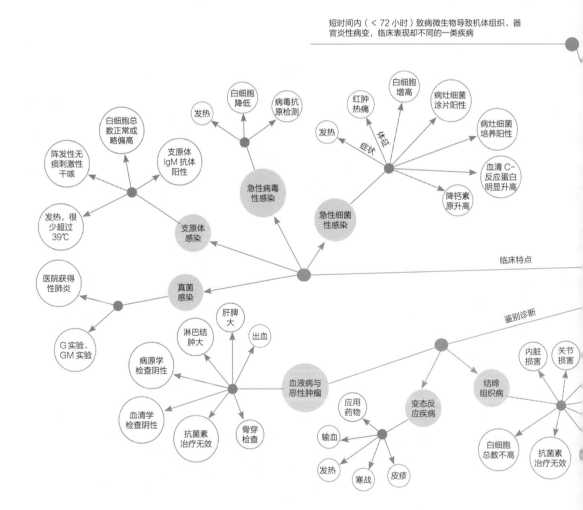

合征。按病因可以分为低血容量性休克、感染性休克、心源性休克、神经源性休克、过敏性休克五类，尽管原因各异，但病理生理改变一致，均会导致微循环变化、体液代谢变化、再灌注损伤、器官继发性损害。临床分为轻度、中度、重度、极重度四级，分为休克代偿期和休克抑制期两期。休克代偿期多有面色苍白、四肢湿冷、心悸、尿量减少、烦躁等脏器早期缺血表现；休克抑制期多表现为进行性呼吸困难、无尿、神志不清等脏器功能障碍，可以并发急性呼吸窘迫综合征（ARDS）及弥漫性血管内凝血（DIC），ARDS 和 DIC 又促进了休克的进展，形成恶性循环。休克需要完善血常规、凝血功能等常规检查，还需完善影像学、微循环检查和血流动力学监测，诊断根据病因、血压降低（脉压减少）和组织器官低灌注的证据。鉴别诊断需要注意不同病因休克之间的区别，注意和低血压生理状态的鉴别。治疗主要是针对病因治疗、应用血管活性药物，保证组织器官灌注。

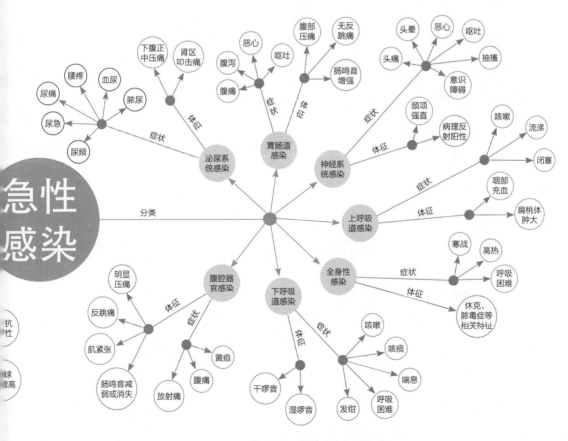

图 4-2-1　急性感染知识图谱

4.3.2　休克概论知识图谱（图 4-3-1）

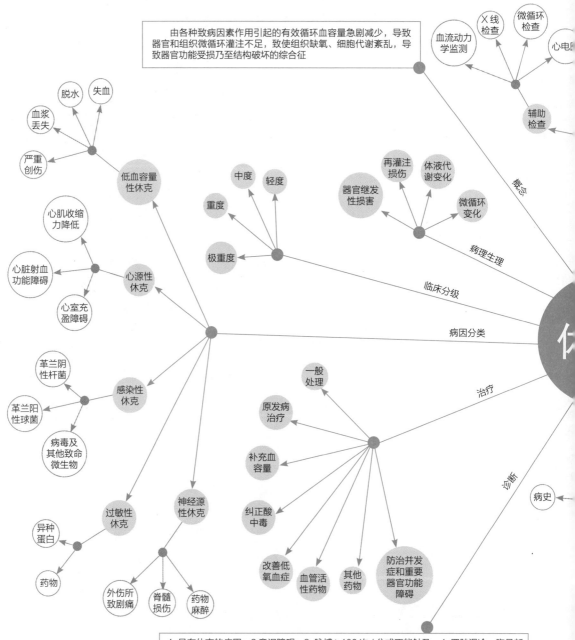

由各种致病因素作用引起的有效循环血容量急剧减少，导致器官和组织微循环灌注不足，致使组织缺氧、细胞代谢紊乱，导致器官功能受损乃至结构破坏的综合征

1. 具有休克的病因；2 意识障碍；3. 脉搏 >100 次 / 分或不能触及；4. 四肢湿冷、胸骨部位皮肤指压征阳性（再充盈时间 >2 s），皮肤花斑、黏膜苍白或发绀，尿量 <0.5mL/(kg·h) 或无尿；5. 收缩压 <90 mmHg；6. 脉压 30 mmHg；7. 原有高血压者收缩压较基础水平下降 30% 以上，凡符合 1、2、3、4 中的两项和 5、6、7 中的一项者，即可确诊

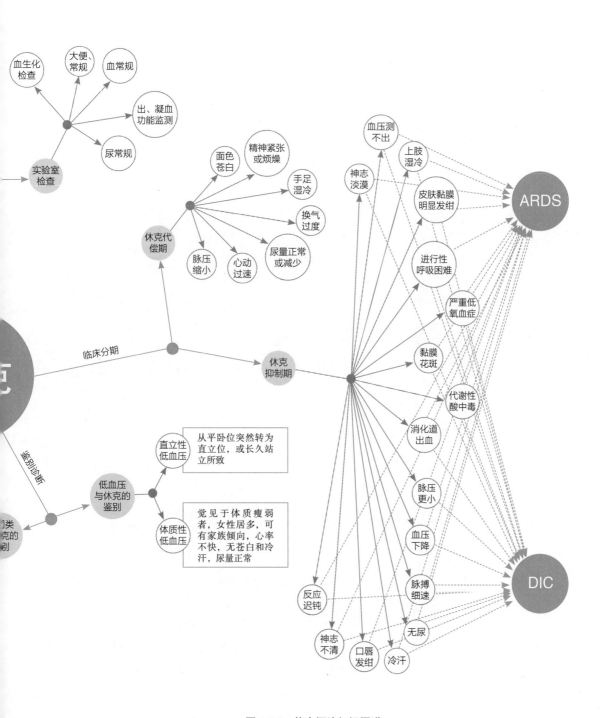

图 4-3-1 休克概论知识图谱

4.4 发热与休克病例

4.4.1 肝脓肿

1. 肝脓肿知识图谱说明

肝脓肿是致病菌随开放性伤口、门静脉系统、肝动脉系统或胆道系统在肝内播种繁殖的疾病。常见致病菌有肺炎克雷伯菌和大肠埃希菌。临床表现为高热、寒战及肝

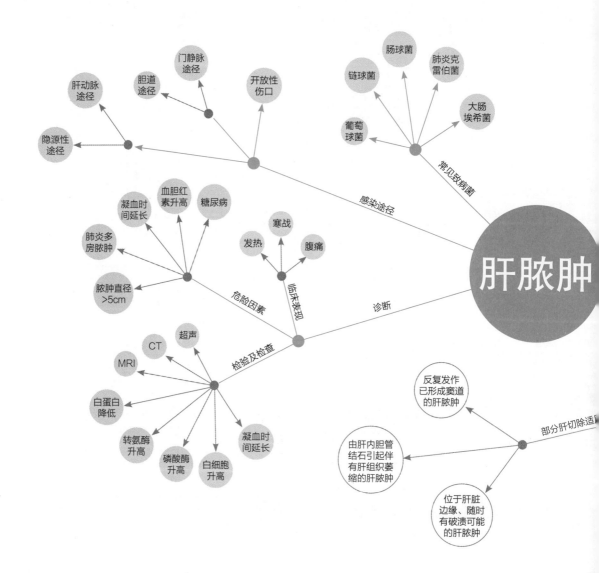

功能损害表现，完善血常规、血肝功能、凝血功能检验可以发现感染及肝功能改变，腹部超声、CT 及肝胆磁共振检查可以发现肝脏病灶。治疗包括外科治疗、内科治疗和介入治疗，随着超声和 CT 介入技术的发展，目前肝脓肿的治疗主要依靠超声 /CT 引导下的介入治疗和药物治疗。对于介入治疗效果不好、造成严重胆道梗阻、脓肿破溃及不除外癌变的肝脓肿患者，可考虑手术治疗。

2. 肝脓肿知识图谱（图 4-4-1）

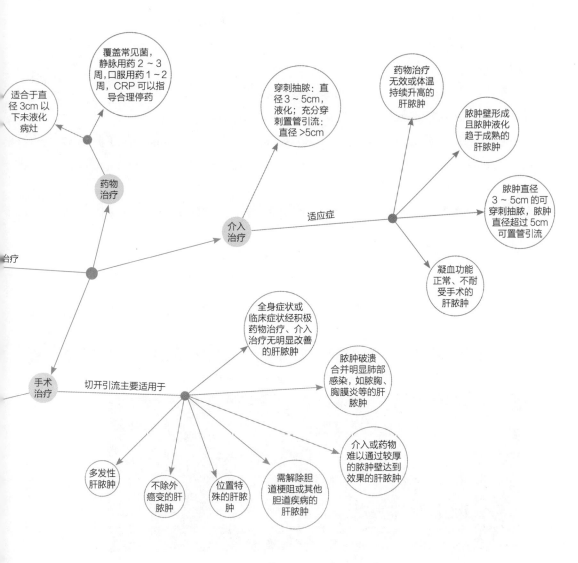

图 4-4-1 肝脓肿知识图谱

3. 肝脓肿病例

【病例简介】

患者男性，51岁，主因"发热伴寒战7天"急诊来诊。1周前无明显诱因出现发热，体温最高39.5℃，伴寒战、纳差，右上腹疼痛，偶有干咳，无胸闷、气喘，无恶心、呕吐，自服退热药体温可恢复正常，后又上升，当地医院腹部超声示肝占位性病变（海绵状血管瘤？），因反复高热、寒战来我院急诊就诊。

既往史：糖尿病病史5年，无传染病、其他慢性病史。饮酒史20年，平均250 g/d。吸烟史20年，平均20支/天。

查体：T 36.5℃，P 92次/分，R 16次/分，BP 120/75 mmHg。发育正常，查体合作。双肺呼吸音清，未闻及干、湿啰音，心律齐。腹软，无压痛反跳痛，肝脾未触及，Murphy征阳性，肝区叩痛，肾脏无叩击痛，移动性浊音阴性。肠鸣音4次/分。

辅助检查：

血常规：WBC 17.1×10^9/L，NE% 81.7%，HB 140 g/L，PLT 120×10^9/L，CRP 54.28 mg/L，PCT 0.297 ng/mL；

血生化：GPT 298U/L，GOT 317U/L，TB 23.1 μmol/L，DB 8.0 μmol/L，ALB 36.7 g/L，ALP 250.2 U/L，LDH 225.8 U/L，血糖（GLU）8.2 mmol/L，BUN 6.26 mmol/L，Cr 110.5 μmol/L；

动脉血气：pH 7.40，PaO_2 90mmHg，$PaCO_2$ 36mmHg，BE -2.5 mmol/L，Lac 1.6 mmol/L；

凝血功能：PT 14.4 s，PA 75%，APTT 35.6s，D-dimer 1.2 μg/mL，Fig 4.26 g/L；

腹部CT（图4-4-2）：肝右叶病变，考虑肝脓肿可能性大。

复查腹部CT（图4-4-3）："肝脓肿穿刺引流术后"改变。

【治疗经过】

给予患者注射用亚胺培南-西司他丁钠抗感染治疗，并行超声引导下经皮经肝穿刺置管引流术，术后患者体温正常，炎症指标及肝功能明显好转。

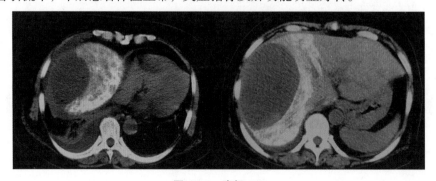

图 4-4-2　腹部 CT

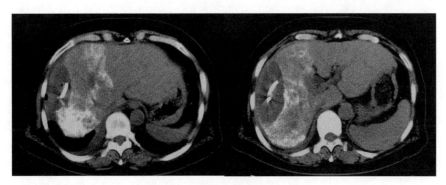

图 4-4-3　介入治疗后腹部 CT 复查

【临床诊断】

①肝脓肿；②2 型糖尿病。

【智能诊断】

疾病智能诊断系统根据知识图谱急症与相关实体关系，智能辅助判断最可能发生疾病的诊断流程和结果，智能诊断流程图示如下：

第 1 步：选择主诉症状 - 高热（图 4-4-4）。

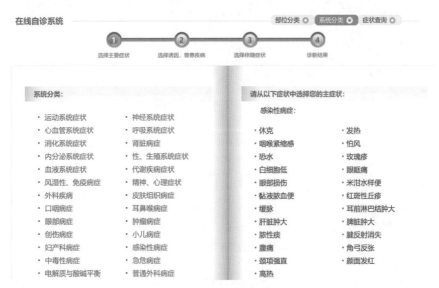

图 4-4-4　肝脓肿智能诊断流程 1

第 2 步：选择诱因、频率、曾患疾病（图 4-4-5）。

第 3 步：选择伴随症状（图 4-4-6）。

第 4 步：诊断结果（图 4-4-7）。

【小结】

细菌性肝脓肿是最为常见的肝脓肿类型。细菌性肝脓肿的致病菌多为大肠埃希

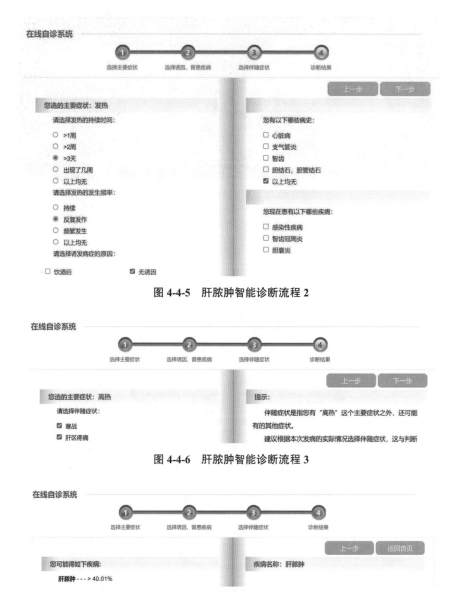

图 4-4-5　肝脓肿智能诊断流程 2

图 4-4-6　肝脓肿智能诊断流程 3

图 4-4-7　肝脓肿智能诊断流程 4

菌、金黄色葡萄球菌、厌氧性链球菌、类杆菌属等。临床表现起病较急，主要症状是寒战、高热、肝区疼痛和肝大。对于细菌性肝脓肿必须进行早期诊断，积极治疗，治疗方案包括全身支持治疗、抗生素治疗、经皮肝穿刺脓肿置管引流术、切开引流术等。

4.4.2　感染性心内膜炎

1. 感染性心内膜炎知识图谱说明

感染性心内膜炎是细菌、病毒等病原体侵袭心脏瓣膜、心壁内膜、腱索和间隔缺损部位造成的感染性疾病。根据病程可以分为急性和亚急性，按受累瓣膜材质分为自体瓣膜心内膜炎和人工瓣膜心内膜炎。自体瓣膜心内膜炎由不同的病原体导致急性和亚急性发作，临床主要表现为寒战、发热、远端肢体及皮下出血点、末端小动脉栓塞导致的相关组织缺血及坏死、脾大、贫血，心脏听诊可闻及心脏杂音。感染蔓延或菌栓脱落，可以导致心脏炎症、动脉栓塞及肾脏、肝脏、颅内脓肿形成。超声心动图、心脏磁共振检查可以发现心脏瓣膜赘生物，血培养可以明确感染病原体。治疗分为外科手术治疗和内科抗感染治疗，强调针对特异致病菌行早期足量足疗程用药。预后与感染控制及严重并发症相关。预防主要注意口腔卫生、有创无菌操作及预防性应用抗生素。

2. 感染性心内膜炎知识图谱（图 4-4-8、图 4-4-9）

3. 感染性心内膜炎病例

【病例简介】

患者男性，35 岁，因"反复发热 3 个月，左下肢痛伴发热 1 周"急诊来诊。3 个月前患者在街头"打耳洞"，随后耳洞处出现红肿、疼痛，间断出现发热、乏力，后自行好转。以后间断有发热，自服抗生素治疗可缓解。1 周前，患者突然出现左下肢疼痛及间歇性跛行，休息时有缓解，伴左下肢皮温低，并有左下肢趾端疼痛，运动时加重。伴发热、寒战，体温最高 39.3℃，偶发心慌、胸闷，无咳嗽、咳痰，无恶心、呕吐，无尿频、尿痛，无皮疹、关节痛、腹泻、黑便、脱发及口腔溃疡，为进一步诊治急诊来诊。

既往史：否认有高血压、糖尿病史；否认结核、传染病史。否认药物过敏史。

查体：T 38.3℃，P 109 次 / 分，R 16 次 / 分，BP 124/68 mmHg，巩膜无黄染，全身皮肤无皮疹、瘀点、瘀斑，未见奥斯勒结节，未触及浅表淋巴结。双肺呼吸音清，心律齐，主动脉瓣听诊区可闻及粗糙、响亮的杂音。腹平坦，无压痛及反跳痛，移动性浊音（–），左下肢皮肤苍白，皮温低，左股动脉、足背动脉搏动减弱。

辅助检查：

血常规：WBC 26.2×10^9/L，NE% 92%，HB 118 g/L，PLT 210×10^9/L；

血生化：GPT 33 U/L，GOT 32U/L，血清总蛋白（TP）59 g/L，ALB 39 g/L，TB 20μmol/L，DB 7.7μmol/L，GLU 6.3 mmol/L，BUN 10 mmo/L，Cr 110 μmol/L，血清淀粉酶（Amy）120 U/L，血清脂肪酶（Lip）150U/L；

凝血功能：APTT 30s，D-dimer 6.18 μg/mL；

PCT：38 mmol/L；

血培养：金黄色葡萄球菌阳性；

腹部超声：肝、胆、胰、脾未见异常，未见泌尿系结石；

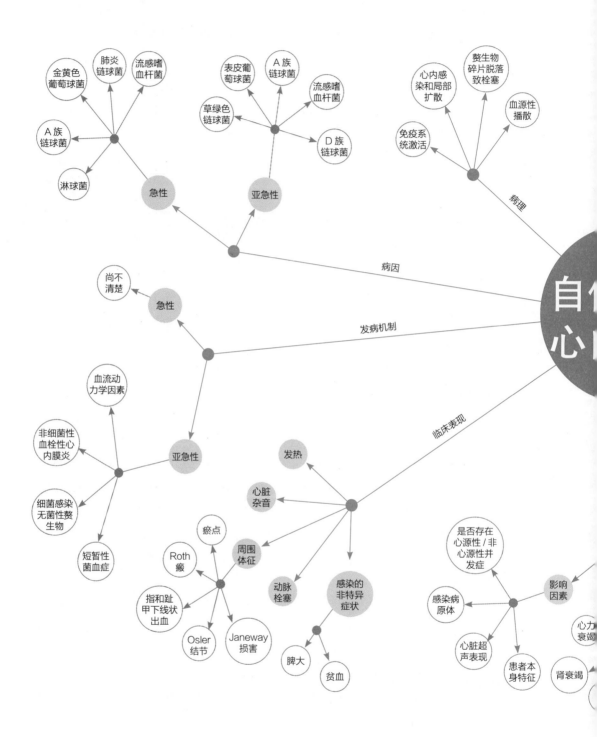

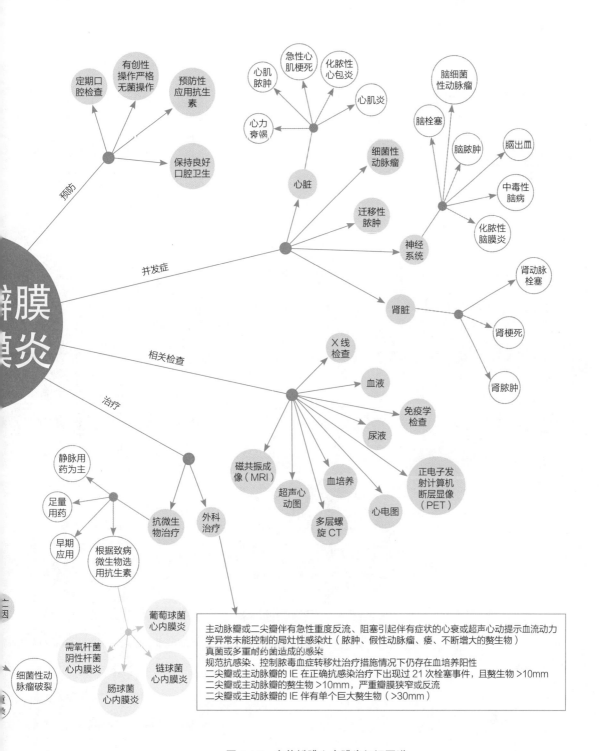

图 4-4-8　自体瓣膜心内膜炎知识图谱

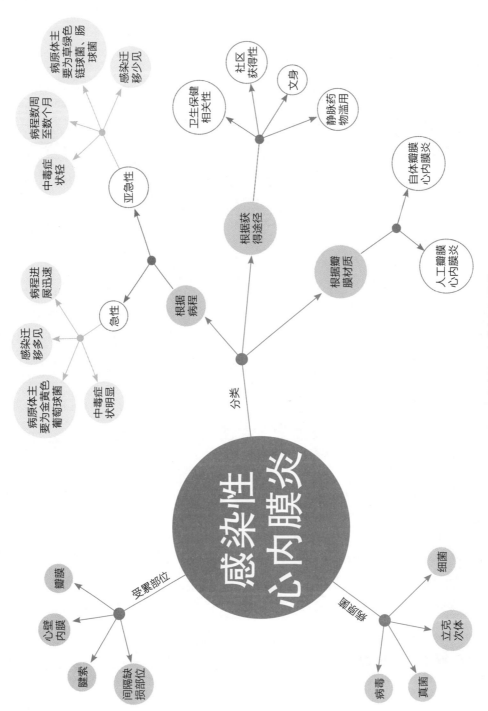

图 4-4-9　感染性心内膜炎知识图谱

超声心动图（图 4-4-10）：主动脉瓣二叶畸形伴赘生物生成；主动脉瓣中度关闭不全；

腹部增强 CT（图 4-4-11）：左侧髂动脉栓塞。

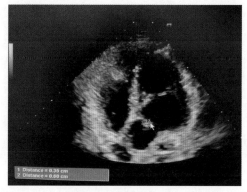 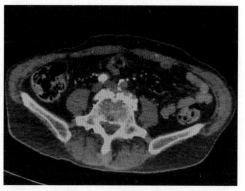

图 4-4-10　超声心动图　　　　　　图 4-4-11　腹部增强 CT

【治疗经过】

根据患者病史、临床症状、体征及辅助检查结果，急诊判断为亚急性感染性心内膜炎，左髂动脉栓塞，诊断明确后，予抗感染、抗凝及对症支持治疗，体温恢复正常。

【临床诊断】

①亚急性感染性心内膜炎，主动脉瓣赘生物；②左髂动脉栓塞。

【智能诊断】

疾病智能诊断系统根据知识图谱急症与相关实体关系，智能辅助判断最可能发生疾病的诊断流程和结果，智能诊断流程图如下：

（1）发热智能诊断：

第 1 步：选择主诉症状 - 发热（图 4-4-12）。

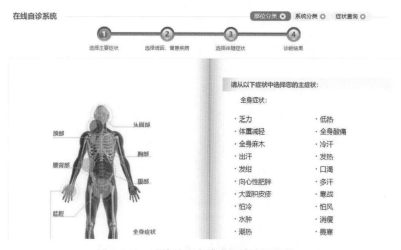

图 4-4-12　感染性心内膜炎智能诊断流程 1

第2步：选择诱因、频率、曾患疾病（图4-4-13）。

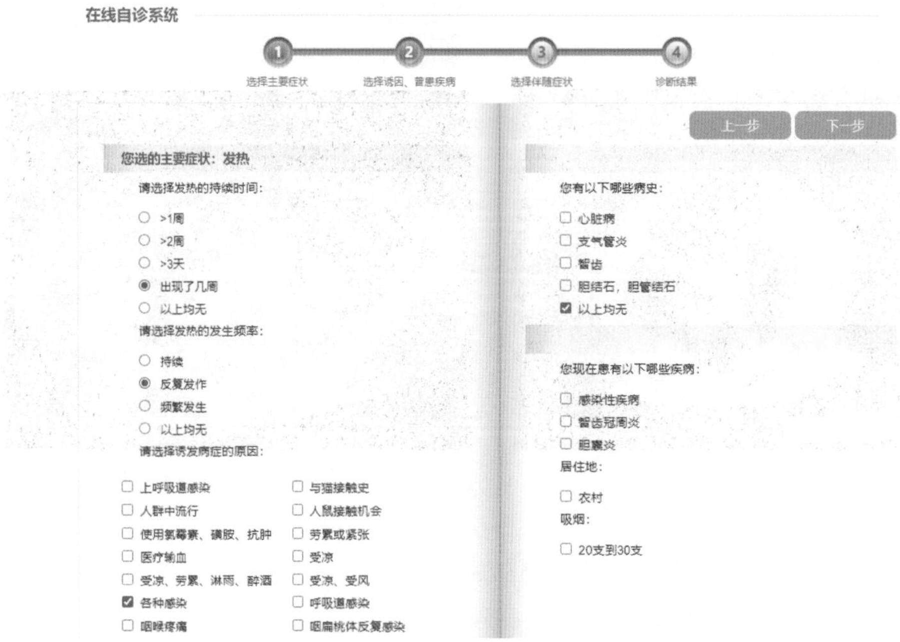

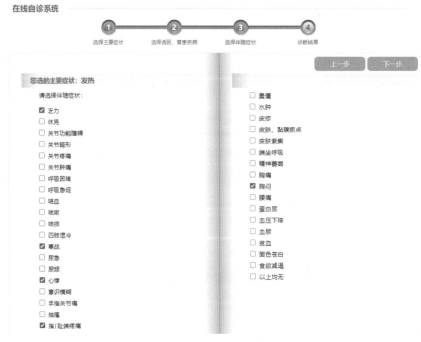

图4-4-13 感染性心内膜炎智能诊断流程2

第3步：选择伴随症状（图4-4-14）。

图4-4-14 感染性心内膜炎智能诊断流程3

第4步：诊断结果（图4-4-15）。

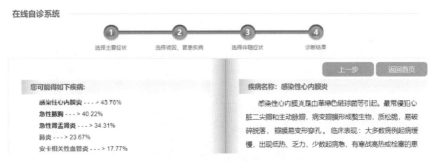

图 4-4-15 感染性心内膜炎智能诊断流程 4

（2）下肢疼痛智能诊断：

第1步：选择主诉症状 - 下肢疼痛（图4-4-16）。

第2步：选择诱因、频率、曾患疾病（图4-4-17）。

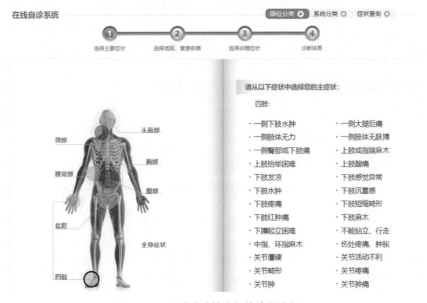

图 4-4-16 下肢动脉栓塞智能诊断流程 1

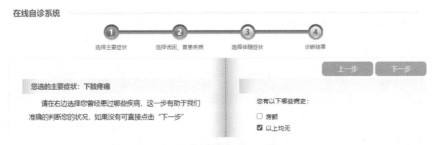

图 4-4-17 下肢动脉栓塞智能诊断流程 2

第3步：选择伴随症状（图4-4-18）。

第4步：诊断结果（图4-4-19）。

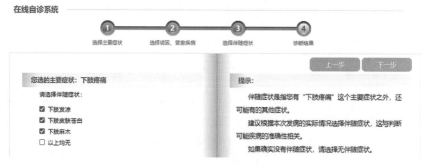

图 4-4-18　下肢动脉栓塞智能诊断流程 3

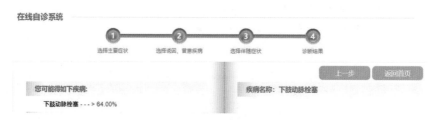

图 4-4-19　下肢动脉栓塞智能诊断流程 4

【小结】

感染性心内膜炎是由病原微生物循血行途径引起心内膜、心瓣膜或邻近大动脉的感染，伴赘生物的形成。根据病情和病程分为急性和亚急性感染性心内膜炎急性。急性感染性心内膜炎多由金黄色葡萄球菌引起，中毒症状明显；亚急性感染性心内膜炎多由草绿色链球菌引起，中毒症状轻。典型症状包括发热、乏力、肌肉酸痛、贫血、皮肤黏膜出血以及各脏器动脉栓塞引起的症状。根据临床表现、血培养、影像学表现可以确诊。本病需要与急性风湿热、系统性红斑狼疮、心房黏液瘤等鉴别诊断。本病治疗以药物抗感染治疗为主，如引起严重血流动力学改变，需要进行手术治疗。

4.4.3　社区获得性肺炎

1. 社区获得性肺炎图谱说明

社区获得性肺炎是在医院外获得感染性肺实质炎症。致病微生物可以是细菌、病毒、真菌、非典型病原体及混合性感染。患者多有上呼吸道感染、受凉、劳累病史，临床可表现急性病面容、口周 / 鼻周单纯疱疹、胸痛、咳嗽、咳黄脓痰、咳铁锈色痰等症状。查体可以发现肺实变体征。需完善血常规、痰液检验及胸部影像学检查。临床诊断根据社区发病病史、发热、肺实变体征、血常规变化、胸部影像学检查可以确诊，病因学诊断依赖于血培养、痰培养及胸腔积液培养结果。注意与流行性感冒、肺结核、肺部肿瘤、吸入性肺炎、肺脓肿等疾病鉴别。治疗上要给予对症支持治疗，要根据致病微生物选择抗生素品种；经验性治疗要注意青壮年无基础疾病者和老年人有基础疾病常见致病微生物的不同，且二者器官功能状态不同，后者更容易出现并发症。

2. 社区获得性肺炎知识图谱（图 4-4-20）

3. 社区获得性肺炎病例

【病例简介】

患者男性，21 岁，主因"发热 5 天，伴咳嗽 2 天"来诊。患者 5 天前受凉后出现畏寒、发热，体温 37.1℃，自服中成药及布洛芬等药物治疗（具体用药不详）效果不佳，仍反复间断发热，体温最高升至 38.0℃，伴头痛、四肢肌肉酸痛，无鼻塞、流涕、咽痛、无咯血、盗汗，无胸闷、胸痛、心慌，无恶心、呕吐，无腹痛、腹泻，无尿频、尿急、尿痛，无皮疹及四肢关节痛等症状。2 天前出现咳嗽、咳少量黄色黏痰，1 天前体温最高升至 38.4℃，后为求进一步诊治来诊。

既往史：体健，抽烟史 1 年，1 ~ 2 支 / 天。

查体：T 36.5℃，P 80 次 / 分，R 20 次 / 分，BP 120/68 mmHg。咽部黏膜充血，双扁桃体 I 度肿大，双肺呼吸音低，左上肺可以闻及湿啰音。腹软，无压痛。双下肢无水肿。

辅助检查：

血常规：WBC 10.26×10^9/L，NE% 45.9%，淋巴细胞百分比（LY%）40.7%；CRP 31.95 mg/L；

呼吸道病原体五联检测：肺炎衣原体 IgM 抗体阳性；

甲 / 乙型流感病毒、新冠病毒核酸检测：阴性；

PCT：0.001 ng/mL；

血生化检测：未见异常；

腹部超声：肝、胆、胰、脾声像图未见明显异常；

胸部 CT（图 4-4-21）：左上肺炎性病变；

7 天后复查胸部 CT（图 4-4-22）：左上肺炎性病变，较前明显吸收。

【治疗经过】

患者入科后给予喹诺酮类药物联合抗感染治疗，覆盖社区获得性肺炎常见致病菌，经治疗后，体温降至正常，咳嗽、咳痰症状缓解。复查胸部 CT，左下肺炎症较前明显吸收。

【临床诊断】

①社区获得性肺炎；②肺炎衣原体肺炎。

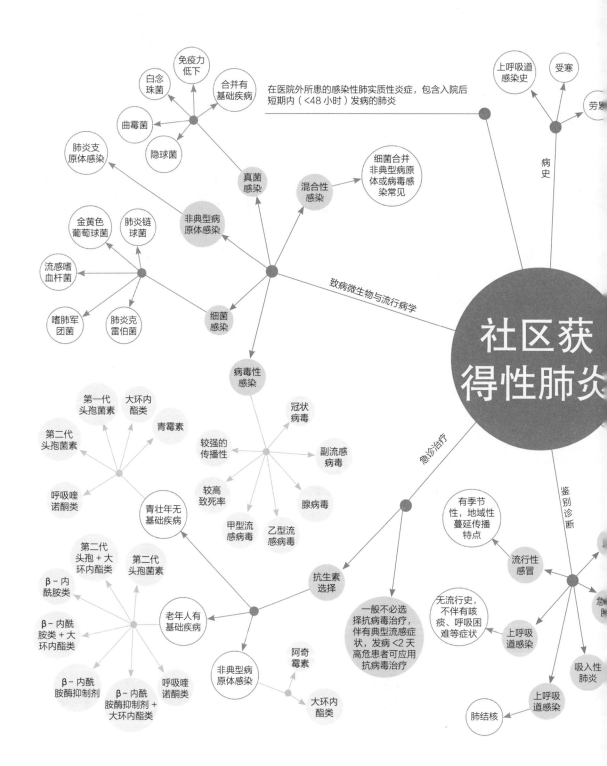

在医院外所患的感染性肺实质性炎症，包含入院后短期内（<48 小时）发病的肺炎

免疫力低下

白念珠菌

合并有基础疾病

曲霉菌

隐球菌

肺炎支原体感染

真菌感染

混合性感染

细菌合并非典型病原体或病毒感染常见

非典型病原体感染

金黄色葡萄球菌

肺炎链球菌

流感嗜血杆菌

嗜肺军团菌

肺炎克雷伯菌

细菌感染

致病微生物与流行病学

社区获得性肺炎

上呼吸道感染史

受寒

劳累

病史

病毒性感染

冠状病毒

较强的传播性

副流感病毒

较高致死率

腺病毒

甲型流感病毒

乙型流感病毒

第一代头孢菌素

大环内酯类

青霉素

第二代头孢菌素

呼吸喹诺酮类

青壮年无基础疾病

第二代头孢＋大环内酯类

第二代头孢菌素

β－内酰胺类

β－内酰胺类＋大环内酯类

老年人有基础疾病

β－内酰胺酶抑制剂

β－内酰胺酶抑制剂＋大环内酯类

呼吸喹诺酮类

非典型病原体感染

阿奇霉素

大环内酯类

急诊治疗

抗生素选择

一般不必选择抗病毒治疗，伴有典型流感症状，发病<2 天高危患者可应用抗病毒治疗

有季节性，地域性蔓延传播特点

流行性感冒

无流行史，不伴有咳痰、呼吸困难等症状

上呼吸道感染

鉴别诊断

吸入性肺炎

上呼吸道感染

肺结核

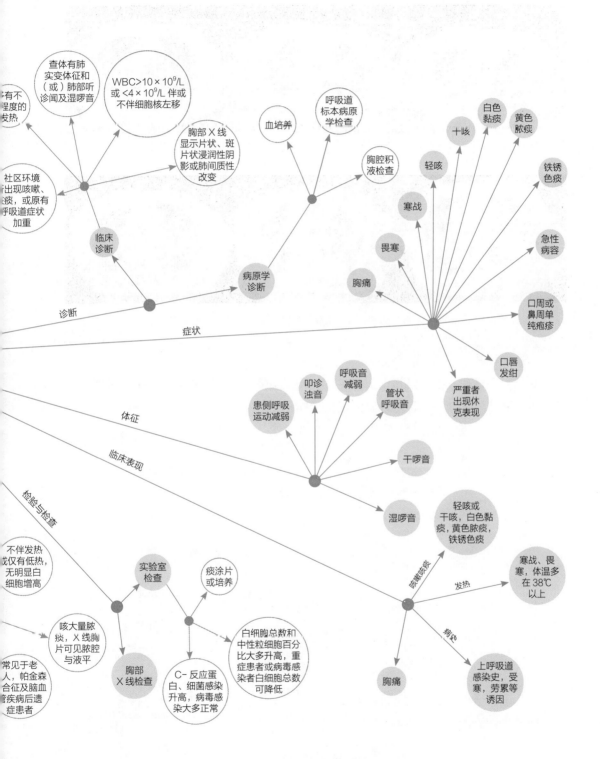

图 4-4-20 社区获得性肺炎知识图谱

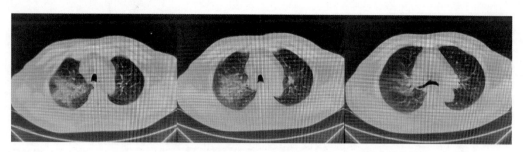

图 4-4-21　胸部 CT

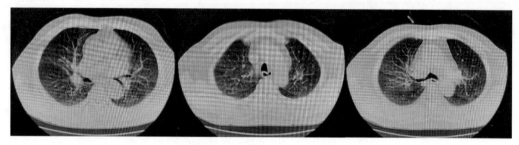

图 4-4-22　胸部 CT（7 天后）

【智能诊断】

疾病智能诊断系统根据知识图谱急症与相关实体关系，智能辅助判断最可能发生疾病的诊断流程和结果，智能诊断流程图示如下：

第 1 步：选择主诉症状 - 发热（图 4-4-23）。

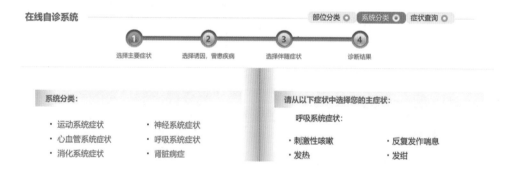

图 4-4-23　社区获得性肺炎智能诊断流程 1

第 2 步：选择诱因、频率、曾患疾病（图 4-4-24）。

第 3 步：选择伴随症状（图 4-4-25）。

第 4 步：诊断结果（图 4-4-26）。

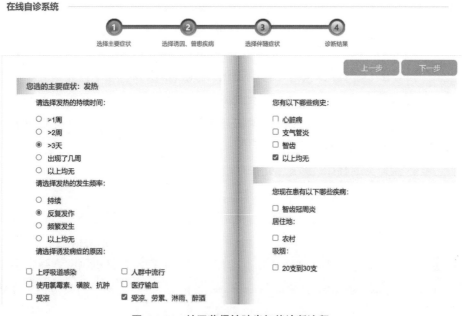

图 4-4-24 社区获得性肺炎智能诊断流程 2

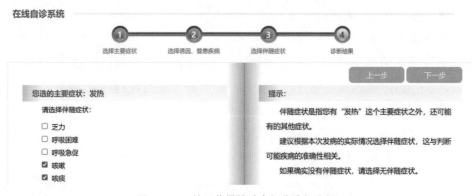

图 4-4-25 社区获得性肺炎智能诊断流程 3

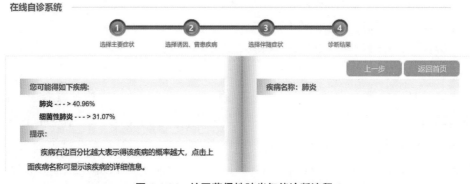

图 4-4-26 社区获得性肺炎智能诊断流程 4

【小结】

社区获得性肺炎是指在院外由细菌、病毒、衣原体和支原体等多种微生物所引起的肺炎。较为常见的社区获得性肺炎病原体是细菌类，包括肺炎链球菌、结核分枝杆菌、流感嗜血杆菌、金黄色葡萄球菌、军团菌、克雷伯菌和卡他摩拉克菌等。病毒病原有甲、乙型流感病毒，1、2、3型类流感病毒，呼吸道合胞病毒和腺病毒等。其他微生物病原有肺炎支原体、肺炎衣原体和鹦鹉热衣原体等。80%的致病原为单一致病菌，20%存在两种或两种以上致病菌。

社区获得性肺炎的临床表现包括前驱症状、全身症状，以及呼吸系统症状，可表现为咳嗽、咳痰、咯血、胸痛、呼吸困难五大症状。并非每一个患者或每一种病原体所致的肺炎都会同时出现以上五大症状。临床上所见的社区获得性肺炎患者在呼吸道症状表现上以轻型或不典型者为多。对社区获得性肺炎采取综合预防措施是很重要的。有慢性疾病的患者应适当注意加强营养支持疗法，改善宿主防御机制，增强宿主免疫功能，如每年注射流感疫苗或肺炎球菌疫苗，此疫苗对85%~90%的细菌感染有效。

4.4.4　脓毒症休克

1. 脓毒症休克知识图谱说明

脓毒症休克是指脓毒症同时存在组织器官低灌注及代谢障碍。脓毒症是由感染导致的危及生命的多器官功能障碍，感染源最常见的是胆道感染和泌尿系感染。组织低灌注及代谢障碍表现在充分容量复苏后仍需要血管活性药物以维持平均动脉压（MAP）≥ 65 mmHg，Lac > 2 mmol/L。脓毒症休克死亡率高、预后差，其最主要的治疗包括抗感染、液体复苏、血管活性药物应用及脏器功能保护。抗感染要求去除感染源、早期联合使用抗生素；液体复苏强调早期、足量、快速，目标是恢复MAP ≥ 65 mmHg和Lac正常，同时要考虑心血管系统的液体反应性及液体种类；血管活性药物使用以去甲肾上腺素为主，必要时可以给予低剂量氢化可的松帮助稳定血流动力学。同时要关注血糖变化、肾功能和呼吸功能的维护。

2. 脓毒症休克知识图谱（图 4-4-27）

3. 脓毒症休克病例——急性化脓性胆管炎

【病例简介】

患者男性，67岁。主因"腹痛伴发热1周加重1天"急诊来诊。患者于1周前无明显诱因出现腹痛，以右上腹胀痛为主，伴发热，体温最高38.5℃，伴恶心、呕吐，呕吐物为胃内容物，有排气、排便，无畏寒，无尿频、尿急，自行口服头孢类药物7天，效果欠佳，腹痛渐重。昨晚患者感右上腹痛加重，持续无缓解，体温高达40℃，伴寒战、呕吐、少尿。

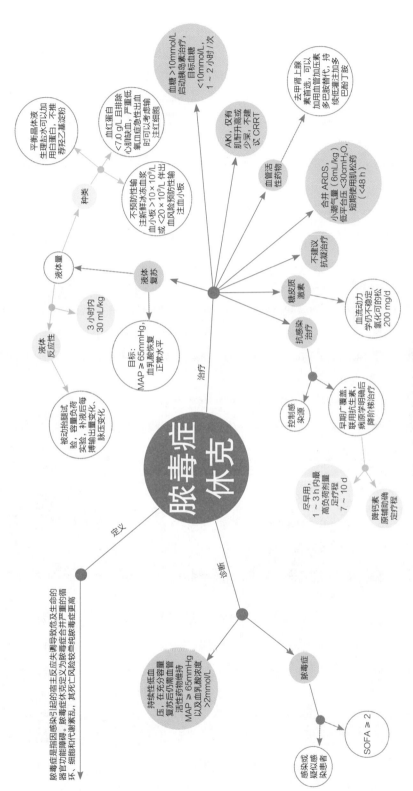

图 4-4-27 脓毒症休克知识图谱

既往史：胆囊炎病史 10 年。

查体：T 39.1℃，P 112 次 / 分，R 23 次 / 分，BP 70/45 mmHg。发育正常，嗜睡，面色苍白，全身皮肤黏膜无黄染，皮肤湿冷。两肺呼吸音清，未闻及干、湿啰音，心率 112 次 / 分，律齐，腹部柔软，右上腹压痛，无反跳痛，腹部无包块。肝脾未触及，Murphy 征阳性，肾脏无叩击痛，移动性浊音阴性。肠鸣音 4 次 / 分。

辅助检查：

血常规：WBC 20.12×10^9/L，NE% 94.1%，HB 140 g/L，PLT 120×10^9/L，CRP 6.108 mg/dL，白细胞介素 -6（IL-6）＞ 5 000 pg/mL；

血生化 GPT 425.8 U/L，GOT 556 U/L，TB 93.1 μmol/L，DB 70.0 μmol/L，ALB 32.7 g/L，ALP 252.6 U/L，GGT 366.5 U/L，LDH 467.8 U/L，BUN 6.26 mmol/L，Cr 156.5 μmol/L；

PCT：91.31 ng/mL；

动脉血气：pH 7.43，PaO_2 89mmHg，$PaCO_2$ 24mmHg，BE 6.5 mmol/L，Lac 5.6 mmol/L；

凝血功能：PT 14.9 s，PA 65%，APTT 37.8s，D-dimer 9.72 μg/mL，Fig 4.26 g/L；

心电图（图 4-4-28）：未见异常；

腹部超声：胆总管结石，肝内胆管扩张，多囊肾；

腹部 CT（图 4-4-29）：胆总管扩张，胆总管结石，多囊肾。

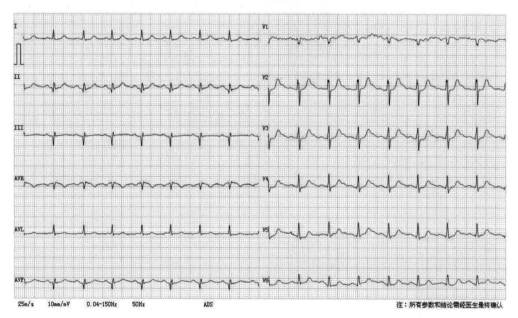

图 4-4-28　心电图

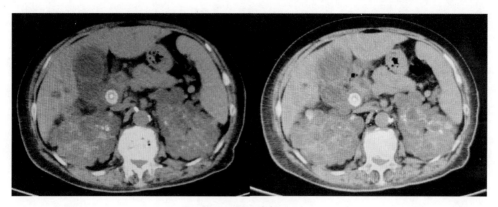

图 4-4-29　腹部 CT

【治疗经过】

结合患者病史、入院查体、血生化检查结果，诊断：①急性化脓性胆管炎可能，脓毒性休克；②肝损伤。对患者进行扩容补液、血管活性药物及抗感染治疗。行经内镜逆行性肝胆管造影术（ERCP）治疗，顺利插镜至十二指肠降段，顺利插管至胆总管，造影显示胆总管轻度扩张，胆管内可见椭圆形充盈缺损，位于胆总管下段，沿导丝放置支架，可见白色脓性液排出。

【临床诊断】

①脓毒症休克，急性化脓性胆管炎；②肝损伤；③多囊肾

【智能诊断】

疾病智能诊断系统根据知识图谱急症与相关实体关系，智能辅助判断最可能发生疾病的诊断流程和结果，智能诊断流程图示如下：

第 1 步：选择主诉症状 - 腹痛（图 4-4-30）。

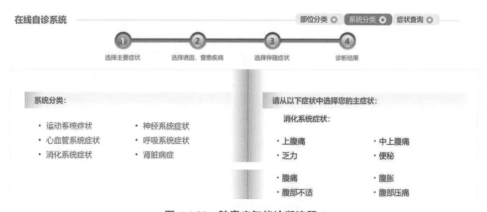

图 4-4-30　脓毒症智能诊断流程 1

第 2 步：选择诱因、频率、曾患疾病（图 4-4-31）。

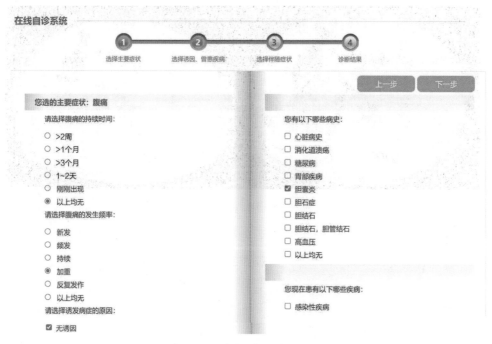

图 4-4-31　脓毒症智能诊断流程 2

第 3 步：选择伴随症状（图 4-4-32）。

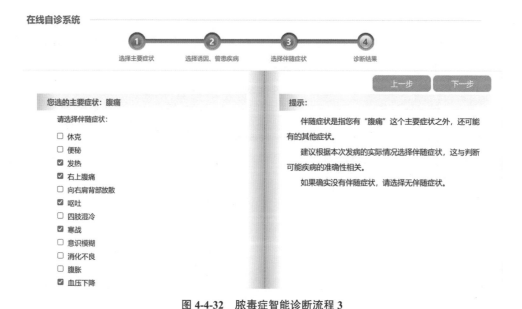

图 4-4-32　脓毒症智能诊断流程 3

第 4 步：诊断结果（图 4-4-33）。

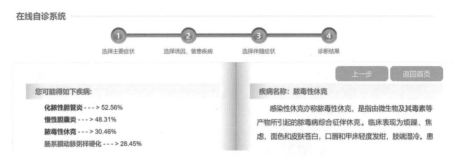

图 4-4-33 脓毒症智能诊断流程 4

【小结】

急性化脓性胆管炎是由于胆管梗阻和细菌感染，胆管内压力升高，肝脏胆血屏障受损，大量细菌和毒素进入血循环，造成以肝胆系统病损为主，合并多脏器损害的全身感染性疾病，二者也是同一疾病的不同发展阶段。本病发病急骤，病情进展快，除具有一般胆道感染的查科（Charcot）三联征（腹痛、寒战高热、黄疸），还可出现休克、中枢神经系统受抑制表现，即雷诺尔德（Reynolds）五联征。血液检查可见血白细胞计数明显升高，血胆红素升高，肝功能异常。尿液检查可见尿三胆异常。B 超、CT 检查可见胆囊大、胆管是否有扩张及结石。ERCP、经皮肝穿刺胆管造影（PTC）检查可更清楚地显示肝内外胆管的病变。治疗原则是紧急手术解除胆道梗阻并引流，及早有效地降低胆管内压力，主要有：①非手术治疗：联合使用足量有效的广谱抗生素；纠正水和电解质紊乱；恢复血容量，纠正休克；对症治疗（降温、解痉、止痛、抗凝等）；完善术前准备。②手术治疗：主要是 ERCP 引流术或胆管切开探查和引流术。如病情需要，还可切除有炎症的胆囊，待患者度过危险期后，再彻底解决胆管内的病变。

4.4.5 热射病

热射病是重症中暑，是伴有多器官多系统损害的极其严重的综合征。横纹肌溶解是其突出的临床表现之一，因此本部分重点讲解横纹肌溶解相关知识。

1. 热射病图谱说明

横纹肌溶解由遗传和一些临床常见病因引起。临床常见病因包括过量运动、感染、极端体温、药物毒物、缺血、肌肉挤压伤等。临床出现肌肉无力、肌痛、尿液颜色改变及急性肾功能不全等症状。典型病史和血肌酸激酶明显增高要考虑临床诊断，血、尿肌红蛋白增高是确诊依据。需要和结缔组织病导致的肌病、麻痹性肌无力、吉兰 - 巴雷综合征相鉴别。治疗主要是容量复苏、碱化尿液，甚至血液净化等措施以促进肌红蛋白排出，避免出现急性肾衰竭。

2. 横纹肌溶解图谱（图4-4-34）

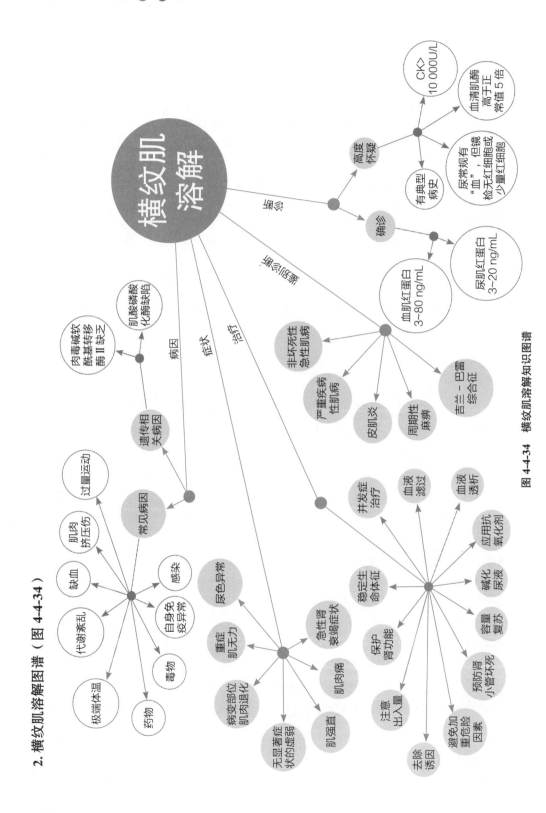

图4-4-34　横纹肌溶解知识图谱

3. 热射病病例

【病例简介】

患者男性，22 岁，主因"发热 1 周，运动后意识障碍 2 h"急诊来诊。患者于 1 周前无诱因出现发热，最高体温 37.8℃，伴肌肉、关节酸痛，自服复方氨酚烷胺片等药物，症状稍缓解，症状反复发作。2 小时前 5 km 越野时突发意识障碍，伴抽搐 3 次，每次 2 ~ 3 分钟。呕吐 2 次，非喷射状，呕吐物为暗红色黏液样物。大便失禁，棕黄色稀水样便 5 次，腥臭味。当时环境温度 35℃，测耳温 40℃，无尿，给予紧急物理降温，急诊来院。

既往史：体健。

查体：T 39.3℃（腋温），P 130 次 / 分，R 30 次 / 分，BP 150/92 mmHg。身高 180 cm，体重 75 kg，身体质量指数（BMI）23.15 kg/m²。患者神志不清，躁动明显，查体不配合。急性病面容，皮肤潮红无汗，未见出血点。巩膜无黄染，双侧瞳孔等大等圆，直径约为 4 mm，对光反射灵敏。呼吸急促，双肺呼吸音清，未闻及干湿啰音。心率 130 次 / 分，心律齐，无杂音。腹软，肝脾肋下未触及。双下肢无水肿，四肢肌张力高，四肢腱反射正常，双侧巴宾斯基（Babinski）征阳性。

辅助检查：

血常规：WBC 8.29 × 10⁹/L，NE% 58.3%，hB 146 g/L，PLT 129 × 10⁹/L，CRP 0.102 mg/dL；

粪便常规：粪便隐血阳性；

血生化：GPT 49.6 U/L，GOT 77.2U/L，ALB 44 g/L，TB 13.1μmol/L，DB 4.6 μmol/L，GLU 10.0 mmol/L，AKP 68.9U/L，GGT 36.5 U/L，BUN 7.16 mmol/L，Cr 145.6 μmol/L，LDH 501.6 U/L，淀粉酶（AMY）185.5 U/L，Lip 362.7 U/L，肌酸激酶（CK）1 057.2 U/L，血清肌酸激酶同工酶（CKMB）9.40 ng/mL，肌红蛋白（Mb）2 136 ng/mL，B 型钠尿肽（BNP）95.8 pg/mL，肌钙蛋白 I（TNI）0.102 ng/mL；

凝血功能：PT 18s，APTT 33.7s，PA 56%，D-dimer 2.8 μg/mL；

血气分析：pH 7.28，$PaCO_2$ 32mHg，PaO_2 130 mmHg，BE -10.52 mmol/L，Lac 1.7 mmol/L；

胸部 CT（图 4-4-35）：双肺渗出性改变；

脑部 CT（图 4-4-35）：脑水肿；

腹腔和盆腔 CT（图 4-4-36）：肠管积气积液。

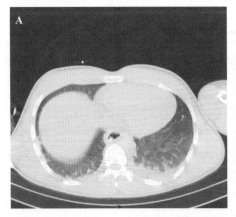
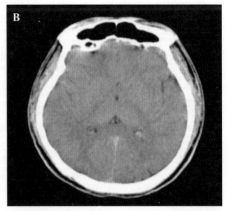

图 4-4-35　胸部和脑部 CT 检查（A、B）

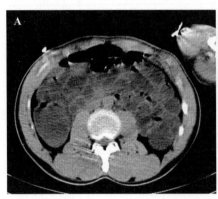
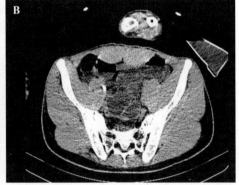

图 4-4-36　腹腔和盆腔 CT 检查（A、B）

【治疗经过】

来诊后立即给予镇静，气管插管、呼吸机辅助呼吸，立即开展床旁血液净化，降温、保肝、抗感染治疗，快速补液 3 000 mL。30 min 后体温降至 38.2℃（腋温）。转至急诊 ICU 继续予补液、抗感染、输血、保护胃黏膜、血液净化等支持治疗。

【临床诊断】

①劳力性热射病；②多脏器功能不全（肝、肾、心脏、肺、中枢神经系统、消化道）。

【智能诊断】

疾病智能诊断系统根据知识图谱急症与相关实体关系，智能辅助判断最可能发生疾病的诊断流程和结果，智能诊断流程图示如下：

第 1 步：选择主诉症状 - 发热（图 4-4-37）。

第 2 步：选择诱因、频率、曾患疾病（图 4-4-38）。

第 3 步：选择伴随症状（图 4-4-39）。

第 4 步：诊断结果（图 4-4-40）。

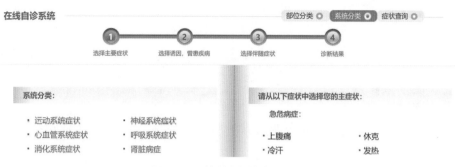

图 4-4-37 热射病智能诊断流程 1

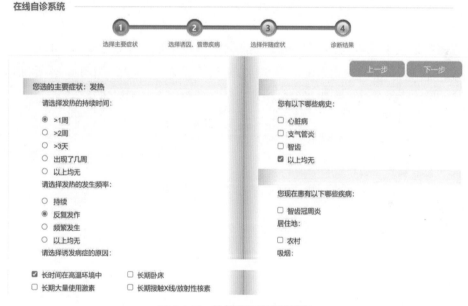

图 4-4-38 热射病智能诊断流程 2

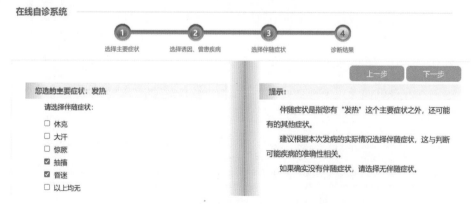

图 4-4-39 热射病智能诊断流程 3

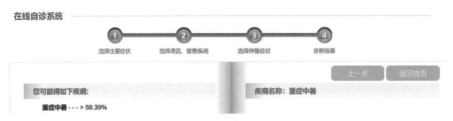

图 4-4-40　热射病智能诊断流程 4

【小结】

　　热射病即重症中暑，是由于暴露在高温高湿环境中导致机体核心温度迅速升高，超过 40℃，伴有皮肤灼热、意识障碍（如谵妄、惊厥、昏迷）等多器官系统损伤的严重临床综合征。劳力性热射病是热射病中最严重的，病情危重发展迅速，引起死亡的时间通常是在 12 小时至 1 周，劳力性热射病常以中枢神经系统紊乱、DIC、急性肾衰竭、急性肝衰竭的顺序出现，轻度器官衰竭可逆。早预防、早识别、早诊断、早送医院、早治疗是关键，需要集束化治疗，单一的救治方法难以成功。

第 5 章

腹泻与呕吐

5.1 腹泻概论

5.1.1 腹泻概论知识图谱说明

本章知识图谱

腹泻是临床常见症状，按致病因素可分为感染性腹泻和非感染性腹泻。感染性腹泻常由细菌、病毒和寄生虫感染导致；非感染性腹泻可由肠道病变、其他脏器病变、中毒等多种原因导致。其机制分别为分泌性腹泻、渗透性腹泻、渗出性腹泻和运动性腹泻。腹泻没有特异性病因，饮食因素、用药史、毒物接触、肿瘤、手术等多种原因都可导致腹泻。不同的脏器病变可有不同的伴随症状，如腹痛、发热、里急后重、消瘦、脱水、皮疹、贫血等。体格检查可以发现低血压、意识障碍、皮肤弹性改变、腹部压痛等体征。根据病因、伴随症状完善相关检查，包括血、尿、粪便常规及血生化等检验，粪便培养，以及腹部影像学、胃肠镜等检查。治疗主要是针对病因，及时补液、止泻治疗。

5.1.2 腹泻概论知识图谱（图 5-1-1）

5.2 呕吐概论

5.2.1 呕吐概论图谱说明

呕吐是临床常见症状，特异性不强，消化道、内分泌、神经、泌尿生殖等系统病变都可以引起呕吐症状，妊娠、药物中毒及不良反应等情况也可出现呕吐症状。了解呕吐物性状、与进食的关系、呕吐方式、呕吐发生时间和环境可能会缩小诊断疾病的范围。呕吐可有多个伴随症状，例如腹痛腹泻、发热、眩晕、黄疸、头痛、呼吸困难、外伤、言语障碍、吞咽困难等，不同的伴随症状提示不同器官系统疾病。病史采集中

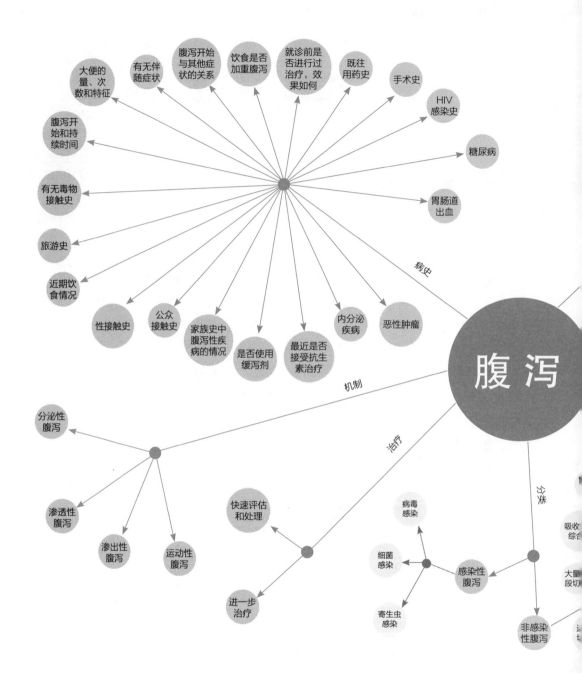

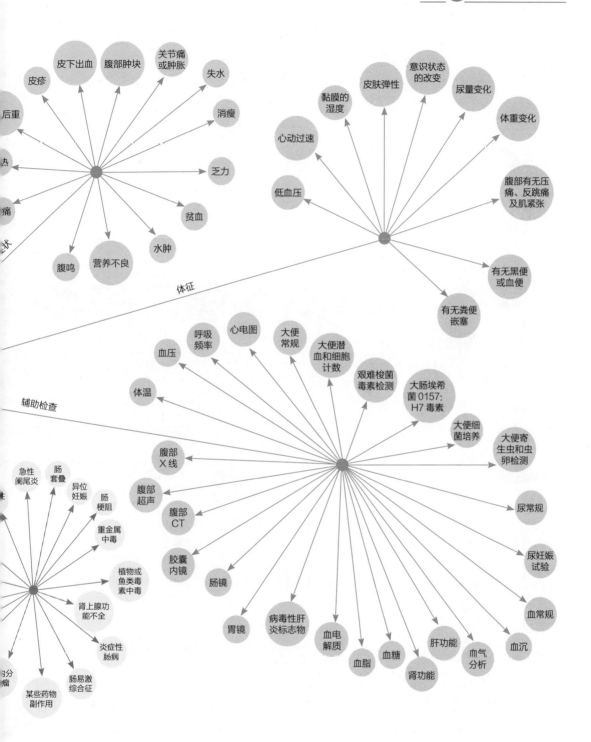

图 5-1-1 腹泻概论知识图谱

应注意了解手术史、近期服药史以及是否有甲亢、糖尿病、肝炎、外伤、肿瘤等病史。

呕吐可导致循环血容量不足、低钾血症、贲门撕裂、食管破裂、误吸等常见并发症。

体格检查可以发现心率增快、血压降低、意识障碍、腹部压痛、肠鸣音改变等体征。

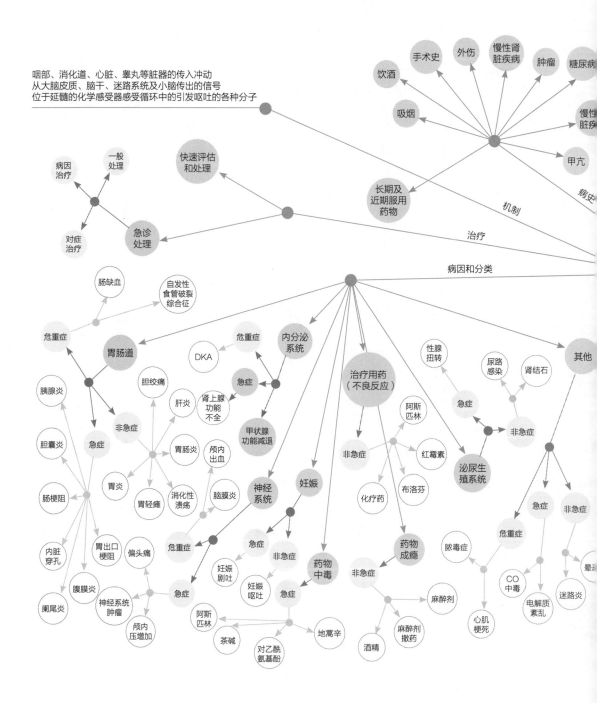

辅助检查范围广，根据不同的伴随症状、既往史和体征需完善不同的检验、检查，以实现早期确诊。治疗需要快速评估病情、祛除病因治疗、对症治疗等紧急处理。

5.2.2　呕吐概论知识图谱（图 5-2-1）

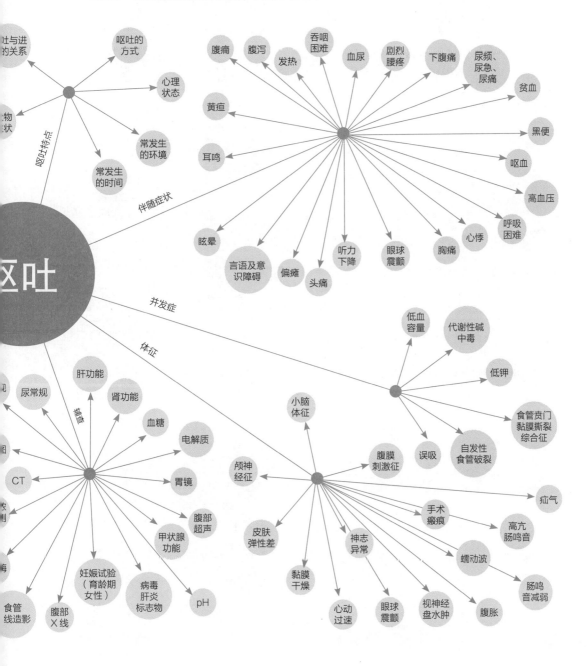

图 5-2-1　呕吐概论知识图谱

5.3　腹泻与呕吐病例

5.3.1　急性胃肠炎

1. 急性胃肠炎知识图谱说明

急性胃肠炎可由腹部受凉、过度疲劳、不洁饮食史等原因诱发，致病源可以是微

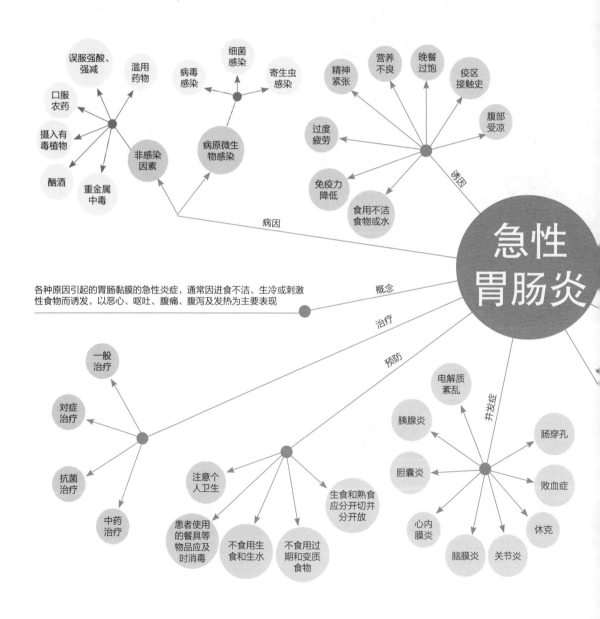

生物感染也可以是非感染因素。临床表现为食欲减退、恶心、呕吐、腹痛、腹胀、腹泻、寒战、发热等症状。需要完善血常规、大便常规、便培养、血生化等检验，完善心电图、腹部超声、腹部 CT 等检查，需要鉴别胃肠型感冒、细菌性痢疾、炎症性肠病、肠易激综合征等疾病。及时发现电解质紊乱、胆囊炎、胰腺炎、心内膜炎、肠穿孔、脓毒症等并发症。治疗以对症支持治疗为主，防止电解质紊乱，根据病因可以给予西药抗感染治疗及中药治疗。预防主要有注意个人卫生和饮食卫生。

2. 急性胃肠炎知识图谱（图 5-3-1）

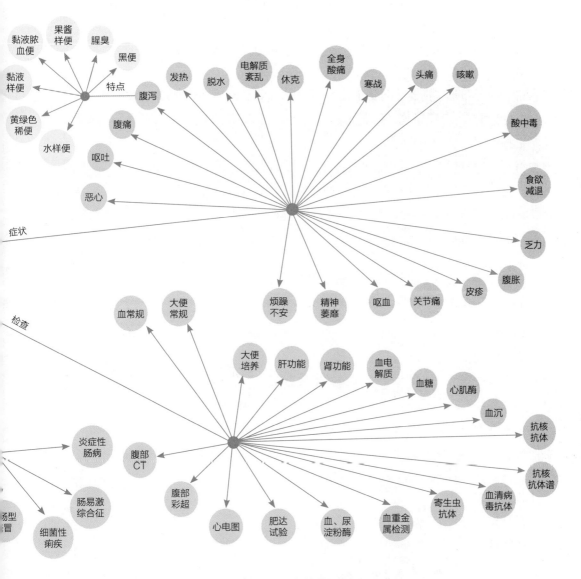

图 5-3-1　急性胃肠炎知识图谱

3. 急性胃肠炎病例

【病例简介】

患者男性，47岁，主因"腹痛、腹泻伴呕吐3小时"急诊来诊。患者3小时前饮"过期牛奶"后出现腹痛，为阵发性绞痛，无进行性加重，之后出现腹泻，共5次，为稀水样便，期间呕吐2次，均为胃内容物，无咖啡样物及呕血，无头昏、头痛及眩晕，无畏寒、发热，无里急后重，无黏液脓血便及黑便，无胸闷、气促等症，于药店自行购买并服用"蒙脱石散"，自感腹痛症状稍有缓解，腹泻无明显改善，并出现全身乏力，即送至当地医院急诊就诊。患者病来精神、饮食差，大便如上所述，小便如常，体重无明显变化。

既往史：体健。饮白酒20余年，每天约20 mL。

查体：T 36.8℃，P 110次/分，BP 117/68 mmHg，R 20次/分，神志清楚，巩膜无黄染，双肺叩诊呈清音，听诊未闻及啰音，心率110次/分，心律规整，无杂音，腹软，脐周有压痛，无反跳痛及肌紧张，肝、脾肋下未及，肠鸣音亢进，双下肢无水肿。

辅助检查：

血常规：WBC 13.8×10^9/L，NE%82%，Hb 138 g/L，PLT 130×10^9/L；

血生化：GPT 30 U/L，GOT 23U/L，TP 59 g/L，ALB 39 g/L，TB 15 μmol/L，DB 5.7 μmol/L，GLU 7.5 mmol/L，BUN 6 mmo/L，Cr 90 μmol/L，Amy 110 U/L，Lip 120 U/L，钾（K^+）3.30 mmol/L；

粪便常规：未见异常；

尿常规：未见异常；

心电图：窦性心动过速；

腹部及胸部CT：未见异常。

【治疗经过】

根据患者的病史、临床症状以及实验室检查结果，急诊判断为急性胃肠炎、低钾血症，即行解痉、止泻及维持水、电解质平衡治疗，以对症和支持治疗为主，结合此患者血常规检查结果，可考虑使用抗生素治疗，但由于患者有饮酒史，故应使用不产生双硫仑样反应的抗生素。在积极治疗的同时应完善粪便常规检查和粪便培养，进一步明确诊断。并应转入急症留观病房观察治疗。

【临床诊断】

①急性胃肠炎；②低钾血症

【智能诊断】

疾病智能诊断系统根据知识图谱急症与相关实体关系，智能辅助判断最可能发生疾病的诊断流程和结果，智能诊断流程图示如下：

第 1 步：选择主诉症状 - 腹痛（图 5-3-2）。

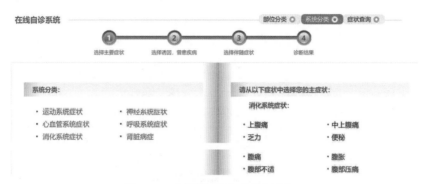

图 5-3-2　急性胃肠炎智能诊断流程 1

第 2 步：选择诱因、频率、曾患疾病（图 5-3-3）。

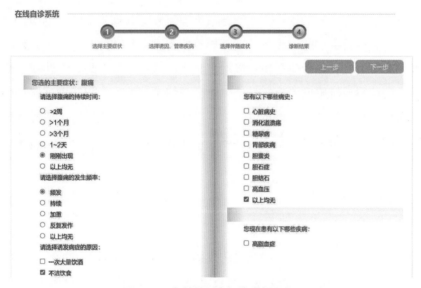

图 5-3-3　急性胃肠炎智能诊断流程 2

第 3 步：选择伴随症状（图 5-3-4）。

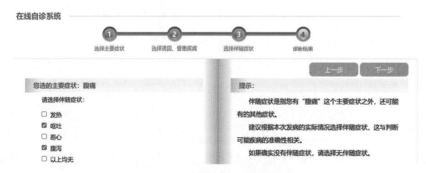

图 5-3-4　急性胃肠炎智能诊断流程 3

第4步：诊断结果（图5-3-5）。

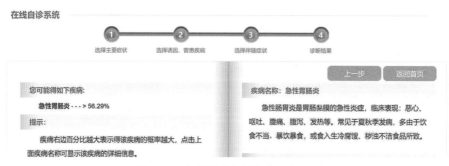

图 5-3-5　急性胃肠炎智能诊断流程 4

【小结】

急性胃肠炎是一种临床上十分常见的以腹痛、腹泻和呕吐为主要表现的急症，好发于夏、秋季节，常因不洁饮食史或饮食不当而诱发。起病常突然而迅速，短期内可导致患者体液大量丢失，若不及时处理可导致电解质紊乱和休克等严重并发症，从而危及患者生命。故此类患者应尽快予以对症和支持治疗，结合患者具体症状和实验室检查结果可酌情给予抗感染治疗。另外，还需与细菌性痢疾、胃肠型感冒和肠易激综合征等疾病相鉴别，增加了诊疗难度。这些疾病在急诊十分常见，虽然都拥有类似的临床症状，但治疗的侧重点并不一致。因此，能够迅速作出正确诊断，对指导治疗有重要意义。

5.3.2　细菌性痢疾

1. 细菌性痢疾知识图谱说明

细菌性痢疾是由志贺菌引起的肠道传染病，传染源是急慢性细菌性痢疾患者和带菌者，通过"粪 - 口"途径传播，人群普遍易感。主要诱因有不洁饮食史、过度疲劳、酗酒、暴饮暴食等。临床症状表现为发热、寒战、腹痛、腹泻、黏液脓血便等，重症患者可出现多脏器功能障碍、昏迷、感染性休克等症状。根据病情分为普通型、轻型、重型和中毒型菌痢。需完善血常规、便常规、血培养、便培养、血生化和动脉血气等检验，完善心电图、腹部超声、腹部 CT 等检查，临床诊断需要鉴别急性胃肠炎、霍乱、急性阿米巴痢疾、急性肠套叠、急性出血坏死性小肠炎等消化道急症，流行性乙型脑炎、脑型疟疾等中枢神经系统急症，高热惊厥、热射病、脱水性休克等危重疾病。注意赖特综合征、关节肿胀、菌血症、败血症和溶血性尿毒综合征等并发症。治疗除对症支持治疗外，要给予抗感染治疗及止泻治疗，对于中毒性菌痢患者还要注意抗休克和保护脏器功能治疗。预防措施主要有管理传染源、切断传播途径保和保护易感人群。

2. 细菌性痢疾知识图谱（图 5-3-6）

3. 细菌性痢疾病例

【病例简介】

患者男性，17 岁，主因"腹泻伴发热 1 天"急诊来诊。患者今日进食"隔夜剩饭菜"后出现腹泻 10 余次，量少，为黏液脓血便。伴里急后重感，寒战、发热，体温最高达 38.7℃，无明显腹痛、胸痛，无胸闷、气促等症，口服"蒙脱石散"效果不佳，为进一步治疗急诊就诊。

既往史：体健。

查体：T 38.3℃，P 96 次 / 分，R 18 次 / 分，BP 107/68 mmHg。神志清楚，全身皮肤及黏膜无黄染，未见皮疹及出血点，双肺叩诊呈清音，听诊未闻及啰音，心率96 次 / 分，心律齐，无杂音，腹平软，左下腹压痛，无反跳痛及肌紧张，肝、脾肋下未及，肠鸣音 10 次 / 分，双下肢无水肿。

辅助检查：

血常规：WBC 14.26×10^9/L，NE% 92%，Hb 126 g/L，PLT 230×10^9/L；

血生化：GPT 23 U/L，GOT 22 U/L，TP 65 g/L，ALB 45 g/L，TB 12 μmol/L，DB 3.7 μmol/L，GLU 5.1 mmol/L，BUN 6.3 mmo/L，Cr 74 μmol/L，Amy 110 U/L，Lip 180 U/L，K^+ 3.06 mmol/L；

血沉：28 mm/h；

便常规：外观呈现黏液脓血便，镜检可以看到大量的白细胞、红细胞、吞噬细胞；

细菌培养：粪便培养志贺菌阳性；

特异性核酸检测：志贺菌阳性；

心电图：未见异常。

【治疗经过】

据患者的病史、临床症状和实验室检查结果，急诊判断为急性细菌性痢疾、低钾血症，即予以抗感染、纠正水和电解质紊乱及对症支持治疗。患者下一步应于肠道门诊留观。

【临床诊断】

①急性细菌性痢疾；②低钾血症。

【智能诊断】

疾病智能诊断系统根据知识图谱急症与相关实体关系，智能辅助判断最可能发生疾病的诊断流程和结果，智能诊断流程图示如下：

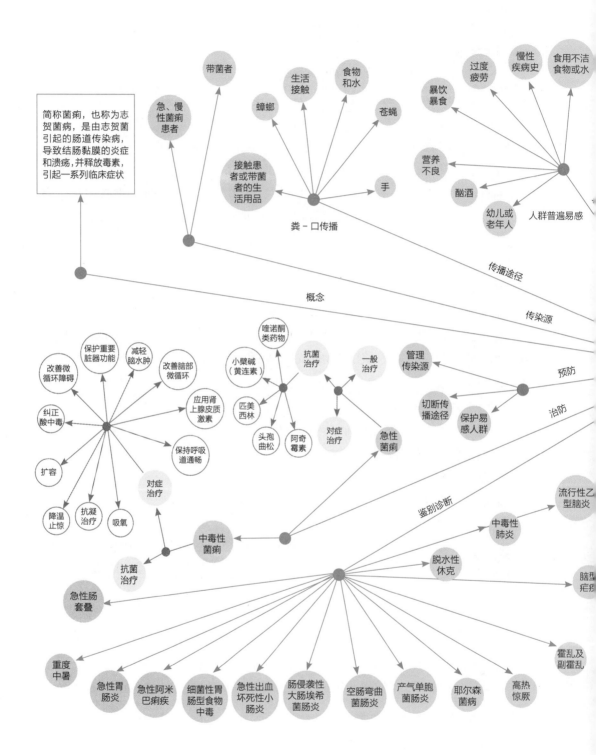

简称菌痢，也称为志贺菌病，是由志贺菌引起的肠道传染病，导致结肠黏膜的炎症和溃疡，并释放毒素，引起一系列临床症状

带菌者
急、慢性菌痢患者
蟑螂
生活接触
食物和水
苍蝇
接触患者或带菌者的生活用品
手
粪-口传播

过度疲劳
慢性疾病史
食用不洁食物或水
暴饮暴食
营养不良
酗酒
幼儿或老年人
人群普遍易感

概念
传播途径
传染源

保护重要脏器功能
减轻脑水肿
改善脑部微循环
改善微循环障碍
应用肾上腺皮质激素
纠正酸中毒
保持呼吸道通畅
扩容
降温止惊
抗凝治疗
吸氧
对症治疗

喹诺酮类药物
抗菌治疗
一般治疗
小檗碱（黄连素）
匹美西林
头孢曲松
阿奇霉素
对症治疗
急性菌痢

管理传染源
预防
切断传播途径
保护易感人群
治防

中毒性菌痢
抗菌治疗
急性肠套叠

鉴别诊断

中毒性肺炎
流行性乙型脑炎
脱水性休克
脑型疟疾
霍乱及副霍乱

重度中暑
急性胃肠炎
急性阿米巴痢疾
细菌性胃肠型食物中毒
急性出血坏死性小肠炎
肠侵袭性大肠埃希菌肠炎
空肠弯曲菌肠炎
产气单胞菌肠炎
耶尔森菌病
高热惊厥

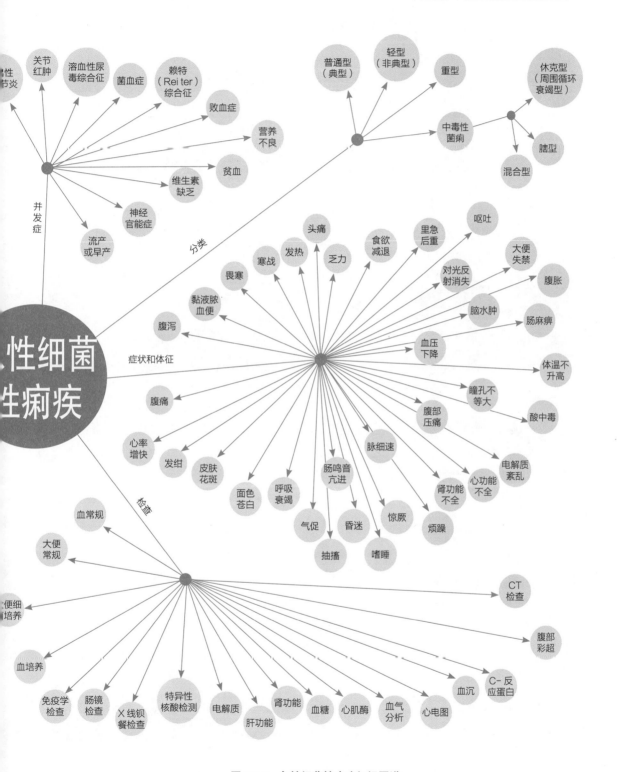

图 5-3-6 急性细菌性痢疾知识图谱

第 1 步：选择主诉症状 - 腹泻（图 5-3-7）。

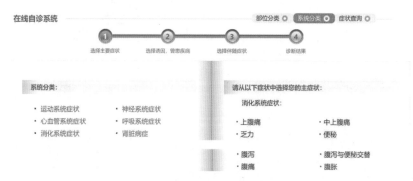

图 5-3-7　细菌性痢疾智能诊断流程 1

第 2 步：选择诱因、频率、曾患疾病（图 5-3-8）。

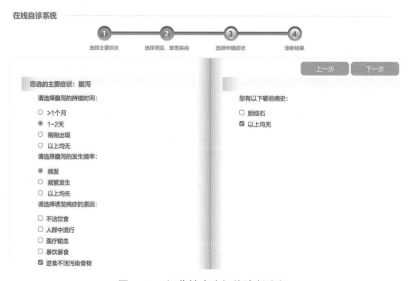

图 5-3-8　细菌性痢疾智能诊断流程 2

第 3 步：选择伴随症状（图 5-3-9）。

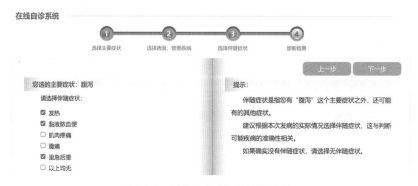

图 5-3-9　细菌性痢疾智能诊断流程 3

第 4 步：诊断结果（图 5-3-10）。

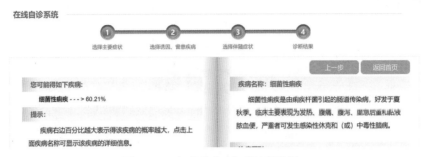

图 5-3-10　细菌性痢疾智能诊断流程 4

【小结】

急性细菌性痢疾是急诊常见的疾病，好发于夏秋季节，以腹痛、腹泻及发热为主要表现，是具有传染性的急危重症。通常需要结合症状、体征及实验室检查进行综合诊断，确诊需依赖于粪便病原学检查。根据毒血症和肠道症状的轻重可分为普通型、轻型、重型和中毒性菌痢，对于后两种类型菌痢患者病情进展迅速，病情危重，另外，还需要与急性阿米巴痢疾、胃肠型食物中毒、急性出血坏死性小肠炎及流行性脑炎等疾病相鉴别，进一步增加了诊疗难度。因此，能够迅速而准确地做出诊断就显得尤为重要，通过对急性细菌性痢疾知识图谱的认识，可加强医生对急性细菌性痢疾知识体系的整体认识，有助于提高诊疗水平。

第 6 章

呼吸困难

6.1 呼吸困难概论

本章知识图谱

6.1.1 呼吸困难概论知识图谱说明

呼吸困难是指由患者主观感受空气不足、呼吸费力，伴随呼吸运动用力，严重时

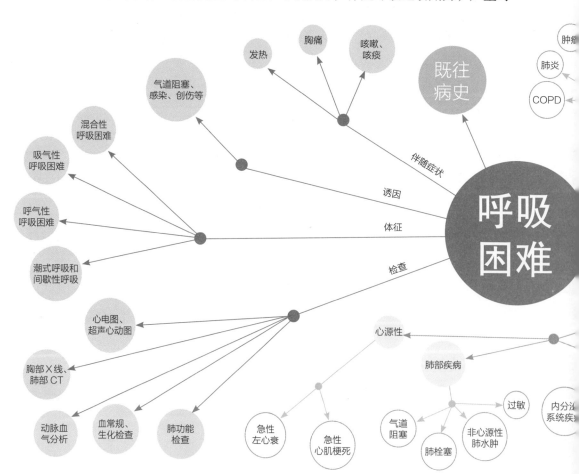

可有张口呼吸、端坐呼吸等表现。常见于心血管系统和呼吸系统疾病，同时神经系统、内分泌系统、血液系统或运动系统亦可出现类似情况。呼吸困难可由气道阻塞、感染、创伤等引起，可伴有发热、咳嗽、胸痛等症状。按呼吸困难方式可分为吸气性呼吸困难、呼气性呼吸困难、混合性呼吸困难和间歇性呼吸，根据不同伴随症状和呼吸困难类型，可以对诊断鉴别和治疗提供帮助。临床上将呼吸困难分为非急症、急症和危重症，常见的急症呼吸困难包括：心源性呼吸困难，如心功能不全；肺源性呼吸困难，如慢性阻塞性肺疾病（COPD）急性加重、哮喘急性加重；急腹症，如肠梗阻；神经肌肉损伤、胸部创伤等。呼吸困难的急诊诊疗包括保持呼吸道通畅，纠正缺氧或二氧化碳潴留，纠正酸解平衡失衡，同时查找病因，最终改善症状。

6.1.2　呼吸困难知识图谱（图 6-1-1）

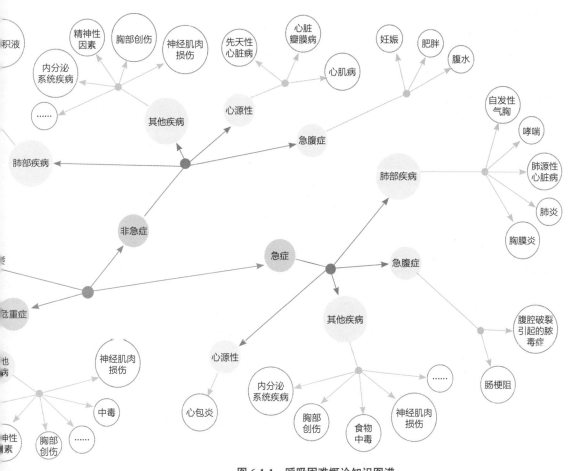

图 6-1-1　呼吸困难概论知识图谱

6.2 呼吸困难病例

6.2.1 肺栓塞

1. 肺栓塞知识图谱说明

肺动脉栓塞是指嵌塞物质进入肺动脉及其分支，阻断组织血液供应所引起的病理和临床状态。常见诱因是静脉血管壁损伤、血流瘀滞和血液高凝状态，形成深静脉血

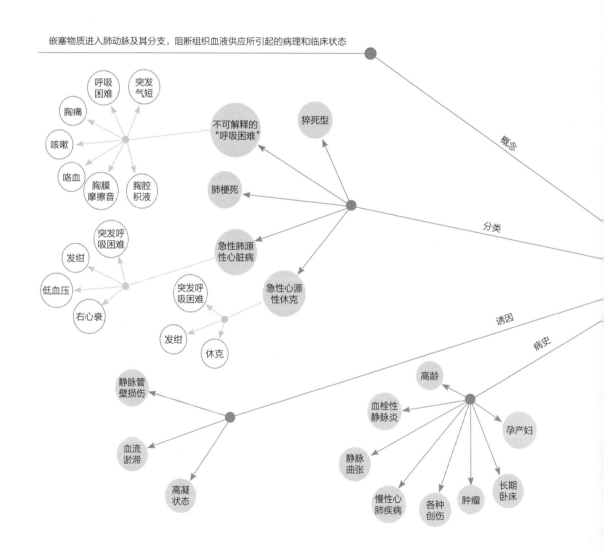

栓，随肺循环堵塞肺动脉及分支。临床要高度关注高龄、静脉曲张、血栓性静脉炎、孕妇、长期卧床、肿瘤病史等患者，此类患者易发生静脉血栓。深静脉血栓是最常见的栓塞物，菌栓、脂肪、羊水、气栓等脱落也可造成肺动脉栓塞。临床主要表现为猝死型、不可解释的呼吸困难、急性肺源性心脏病、肺梗死、急性心源性休克。需要完善血 D-dimer 测定检验，阴性结果基本可以排除血栓导致的肺动脉栓塞，确诊需要肺动脉造影检查。治疗上主要为抗凝治疗，人面积肺栓塞可以考虑静脉溶栓治疗，必要时可行介入手术取栓治疗。

2. 肺栓塞知识图谱（图 6-2-1）

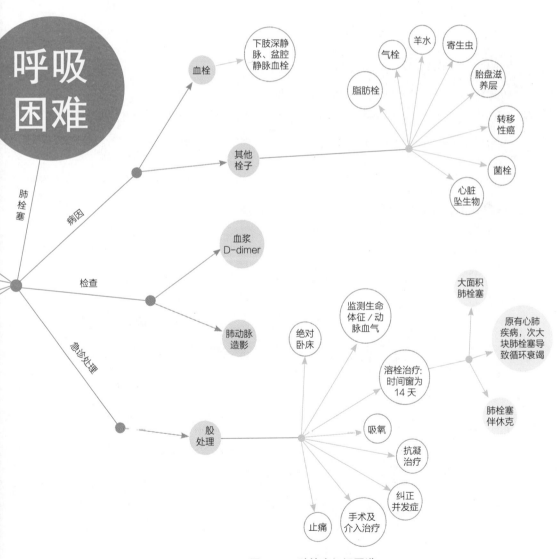

图 6-2-1 肺栓塞知识图谱

3. 肺栓塞病例

【病例简介】

患者男性，19 岁，主因"左踝外伤 1 周，呼吸困难 1 小时"急诊来诊。患者于 1 周前车祸致右侧踝关节骨折，给予石膏固定，卧床静养。1 小时前下床活动时突然出现呼吸困难，持续无缓解，伴胸闷、乏力、恶心、呕吐，呕吐物为胃内容物，无胸痛，无发热、咳嗽、咳痰，无腹痛、腹泻。

既往史：体健，否认心脏病、冠心病、哮喘、慢性气管炎等病史。

查体：T 36.2℃，P 116 次 / 分，R 26 次 / 分，BP 98/66 mmHg，SaO_2 88%。口唇轻度发绀，双肺呼吸音粗，未闻及明显干湿啰音，心率 116 次 / 分，心律齐，无杂音。腹软，无压痛。右下肢固定未检，左下肢无水肿。

辅助检查：

血清 D-dimer 测定：7.7 μg/mL；

动脉血气：PaO_2 64mmHg，$PaCO_2$ 29mmHg；

血生化：GPT 40.5 U/L，ALB 34.5 g/L，Glu 7.94 mmol/L，Cr 124.2 μmol/L，BNP 437.4 pg/mL；

心电图（图 6-2-2）：窦性心动过速，$S_1Q_{III}T_{III}$，不完全右束支传导阻滞；

床旁超声：未见矛盾性运动；

下肢静脉超声：双下肢静脉超声未见明确血栓形成；

肺动脉 CTA（图 6-2-3）：双肺动脉可见充盈缺损。

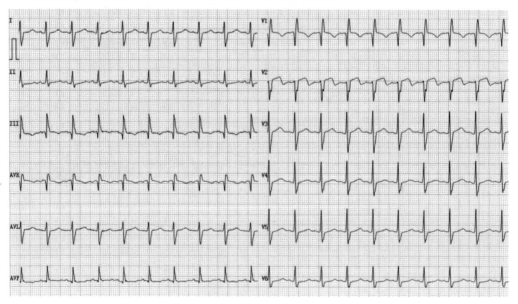

图 6-2-2　心电图

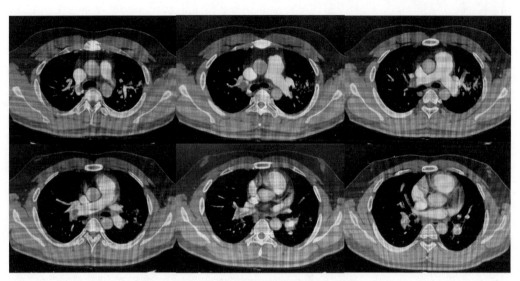

图 6-2-3　肺动脉 CTA

【治疗经过】

绝对卧床，吸氧，急诊肺动脉造影 + 血栓抽吸，肺动脉压 61/20 mmHg。给予低分子肝素钙 0.4 mg 皮下注射（每 12 小时 1 次），INR > 2.0 后停用；给予华法林 3 mg 口服，每日 1 次，根据 INR 调整剂量。

【临床诊断】

①肺动脉栓塞；②右侧踝关节骨折。

【智能诊断】

疾病智能诊断系统根据知识图谱急症与相关实体关系，智能辅助判断最可能发生疾病的诊断流程和结果，智能诊断流程图示如下：

第 1 步：选择主诉症状 - 呼吸困难（图 6-2-4）。

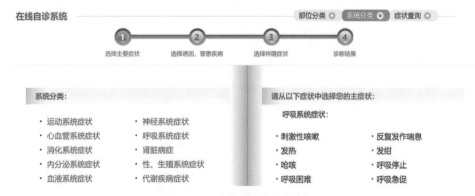

图 6-2-4　肺栓塞智能诊断流程 1

第 2 步：选择诱因、频率、曾患疾病（图 6-2-5）。

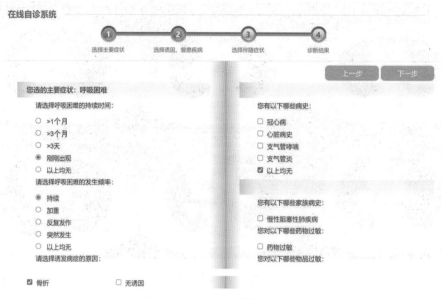

图 6-2-5　肺栓塞智能诊断流程 2

第 3 步：选择伴随症状（图 6-2-6）。

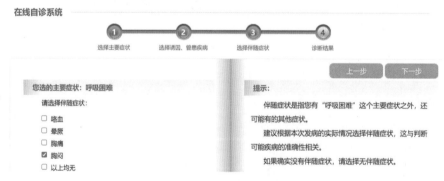

图 6-2-6　肺栓塞智能诊断流程 3

第 4 步：诊断结果（图 6-2-7）。

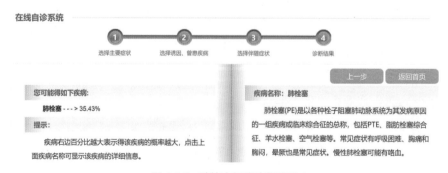

图 6-2-7　肺栓塞智能诊断流程 4

【小结】

肺栓塞（pulmonary embolism，PE）是临床上误诊率较高的疾病，多因其临床症状及体征无特异性。若患者有不能解释的呼吸困难、胸痛，甚至晕厥，同时存在高龄、静脉曲张、下肢深静脉血栓、心房纤颤等危险因素，应考虑肺栓塞可能。治疗应绝对卧床，保持大便通畅，若无绝对禁忌症均应行抗凝治疗，有溶栓指征患者可行溶栓治疗，恢复栓塞区肺组织灌注；必要时可行肺动脉造影及介入治疗。

6.2.2　急性呼吸窘迫综合征（acute respiratory distress syndrome，ARDS）

1. ARDS 知识图谱说明

ARDS 是肺毛细血管内皮细胞和肺泡上皮细胞损伤造成弥漫性肺间质及肺泡水肿，导致急性低氧性呼吸功能不全或衰竭。创伤、休克、严重感染、误吸、淹溺等非心源性疾病均可以导致 ARDS 的发生，表现为急性起病，顽固性低氧血症，且无心功能不全。需要进一步完善肺部影像学检查和纤维支气管镜检查。诊断依据病史、临床症状及影像学检查可以确诊，但必须满足肺动脉楔压 ≤ 18 mmHg 或无左心房压力增高条件。治疗主要为去病因，氧疗及机械通气，保护肺外器官功能。

2.ARDS 知识图谱（图 6-2-8）

3. ARDS 病例

【病例简介】

患者男性，45 岁，主因"肠系膜血管修复术后 1 天，呼吸困难 1 小时"来诊。患者于 1 天前因车祸伤致腹腔肠系膜血管破裂出血，急诊给予肠系膜血管修复术，术后患者恢复尚可。1 小时前患者无诱因出现呼吸困难，吸氧后持续无缓解，伴有咳嗽、呼吸急促、咯血性泡沫痰，无胸痛，无发热，无腹痛，无下肢水肿。

既往史：既往体健，否认高血压病、冠心病、气管炎及哮喘等病史。

查体：T 36.9℃，P 112 次 / 分，R 40 次 / 分，BP 104/66 mmHg。神志清楚，精神差，口唇发绀，双肺可闻及散在湿啰音，心率：112 次 / 分，律齐，未闻及明显杂音，腹部无菌辅料覆盖好，无明显渗出，腹部查体不能配合。双下肢无水肿。

辅助检查：

血常规：WBC 12.6 × 10⁹/L，NE%89%，HB 128 g/L，PLT 140 × 10⁹/L；

血生化：GPT 63 U/L，GOT 52 U/L，TP 59 g/L，ALB 36 g/L，TB 17 μmol/L，DB 7.7μmol/L，GLU 6.3 mmol/L，BUN 6 mmo/L，Cr 50 μmol/L，Amy 60 U/L，Lip 90 U/L；

凝血功能：APTT 36s，D-dimer 0.15 μg/mL；

心电图：窦性心律；

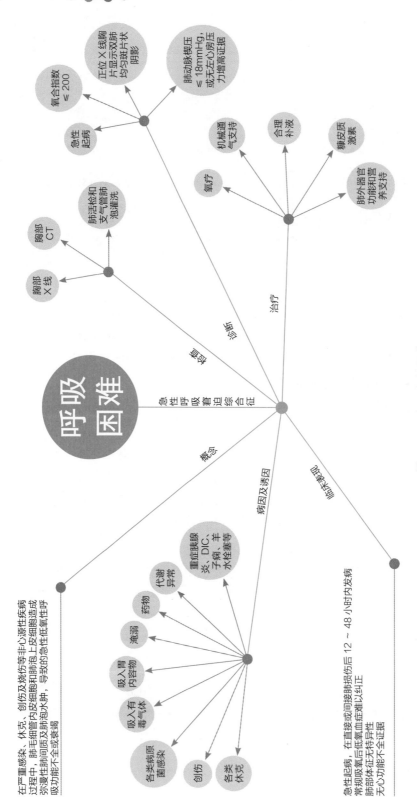

图 6-2-8　ARDS 知识图谱

呼吸困难

急性呼吸窘迫综合征

概念

诊断

治疗

病因及诱因

临床表现

氧合指数 ≤ 200

正位 X 线胸片显示双肺均匀斑片状阴影

肺动脉楔压 ≤ 18mmHg，或无左心房压力增高证据

急性起病

机械通气支持

合理补液

糖皮质激素

肺外器官功能营养支持

氧疗

肺活检和支气管肺泡灌洗

胸部 CT

胸部 X 线

重症胰腺炎、DIC、子痫、羊水栓塞等

代谢异常

药物

淹溺

吸入胃内容物

吸入有毒气体

各类病原菌感染

创伤

各类休克

在严重感染、休克、创伤及烧伤等非心源性疾病过程中，肺毛细血管内皮细胞和肺泡上皮细胞造成弥漫性肺间质及肺泡水肿，导致的急性低氧性呼吸功能不全或衰竭

急性起病，在直接或间接肺损伤后 12～48 小时内发病常规吸氧后低氧血症难以纠正肺部体征无特异性无心功能不全证据

动脉血气（吸氧状态）：pH 7.57，PaO_2 46mmHg，$PaCO_2$ 62mmHg；

心脏超声：左心室射血分数 51%（50% ~ 70%），缩短分数 26%（＞ 20%）；

胸部 CT（图 6-2-9）：双肺弥漫性磨玻璃影。

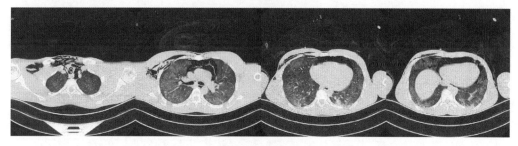

图 6-2-9 胸部 CT

【治疗经过】

结合患者病史及相关检查，考虑 ARDS，给予气管插管 + 机械通气，呼吸机模式采用呼气末正压通气（PEEP），呼吸频率 16 ~ 20 次 / 分，呼气末正压 5 ~ 10cmH₂O，行抗感染、静脉营养支持等治疗。经积极治疗 9 天后，患者症状缓解，拔出气管插管，复查胸部 CT（图 6-2-10）可见双肺磨玻璃影明显吸收。

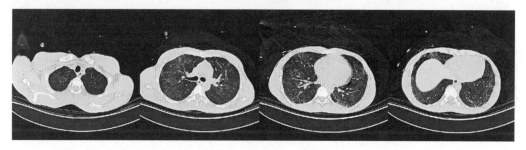

图 6-2-10 胸部 CT（复查）

【临床诊断】

① ARDS；②肠系膜血管修复术后。

【智能诊断】

疾病智能诊断系统根据知识图谱急症与相关实体关系，智能辅助判断最可能发生疾病的诊断流程和结果如下：

第 1 步：选择主诉症状 - 呼吸困难（图 6-2-11）。

第 2 步：选择诱因、频率、曾患疾病（图 6-2-12）。

第 3 步：选择伴随症状（图 6-2-13）。

第 4 步：诊断结果（图 6-2-14）。

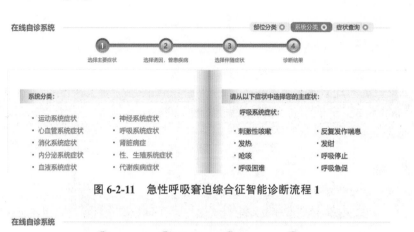

图 6-2-11　急性呼吸窘迫综合征智能诊断流程 1

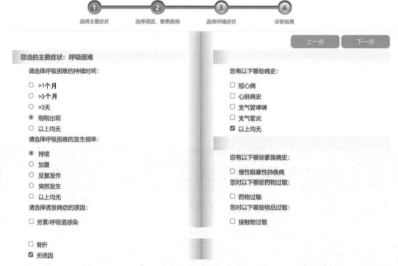

图 6-2-12　急性呼吸窘迫综合征智能诊断流程 2

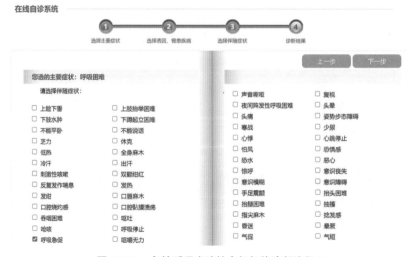

图 6-2-13　急性呼吸窘迫综合征智能诊断流程 3

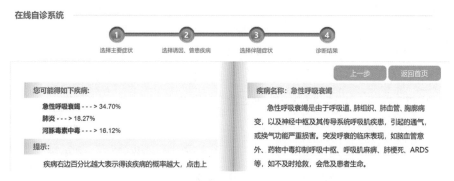

图 6-2-14　急性呼吸窘迫综合征智能诊断流程 4

【小结】

ARDS 是在严重感染、休克、创伤及烧伤等非心源性疾病过程中，出现的急性低氧性呼吸功能不全或衰竭。起病急，常规吸氧后不能纠正低氧血症，胸部体征常不明显。但其诊断必须排除心源性肺水肿。ARDS 时呼吸窘迫与体位关系不大，为非泡沫样稀血水样痰，在常规吸氧情况下，氧分压进行性下降，肺部啰音广泛，常有高调爆裂音，肺毛细血管楔压（PCWP）正常或降低。治疗首选鼻导管吸氧，效果不佳时及时给予机械通气，同时合理补液，必要时可给予足量和短程糖皮质激素。

6.2.3　急性左心功能衰竭

1. 急性左心功能衰竭知识图谱说明

急性左心功能衰竭是因为急性心血管病变引起心排血量急骤降低，导致组织器官灌注不足和急性肺瘀血综合征。患者既往多有基础心血管病史，临床分为慢性心衰急性失代偿、急性心源性肺水肿、心源性休克三种类型。临床可有端坐呼吸、夜间阵发性呼吸困难等呼吸困难表现；咳粉红色泡沫痰等肺水肿表现；四肢湿冷、全身冷汗等交感神经兴奋表现。体格检查可发现双肺湿啰音、心脏奔马律；需要完善动脉血气分析、心脏损伤标记物、脑钠肽等检验，心电图、超声心动图、胸部影像学等检查，有条件可行血流动力学监测。主要根据原发病给予强心、利尿、扩血管治疗，静脉给予吗啡可迅速缓解症状。

2. 急性左心功能衰竭知识图谱（图 6-2-15）

3. 急性左心功能衰竭病例

【病例简介】

患者男性，60 岁，主因"发作性胸痛 5 年，咳粉红色泡沫痰伴喘憋 10 小时"来诊。患者 5 年前因情绪波动后出现胸痛，为刀割样疼痛，伴左肩及左上肢放射性疼痛，大汗，诊断"急性下壁心肌梗死"，给予经皮冠状动脉介入治疗手术（PCI）治疗。后患者

由于急性心血管病变引起心排出血量急骤降低，导致组织器官灌注不足和急性肺淤血综合征

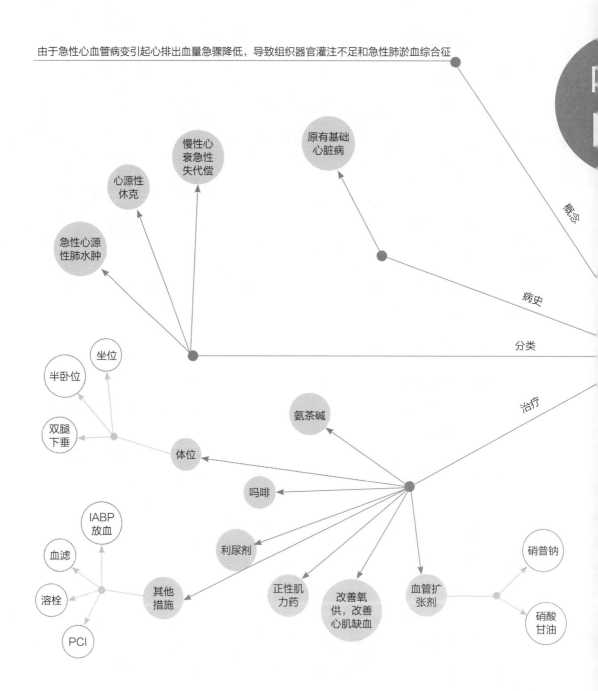

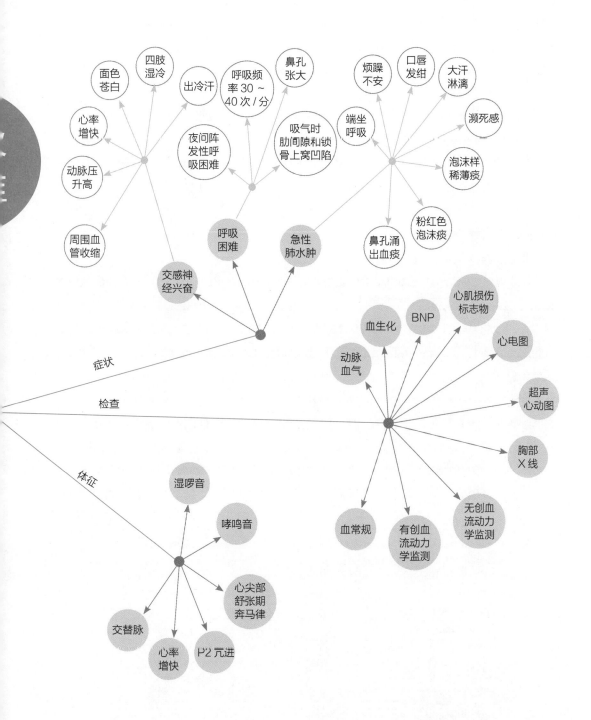

图 6-2-15 急性左心功能衰竭知识图谱

劳累或情绪波动后反复出现胸痛，持续 1 ~ 2 分钟，服用硝酸甘油症状可缓解。平时活动耐量下降，走路、上楼梯出现憋闷，休息后可缓解。10 小时前无明显诱因咳粉红色泡沫痰，伴喘憋、咳嗽、大汗，不能平卧，无发热，无恶心、呕吐。自用"硝酸甘油"效果不佳，为进一步治疗急诊来诊。

既往史：高血压病史 8 年，平素口服硝苯地平缓释片控制血压，血压在 150 ~ 160/80 ~ 90 mmHg 波动；否认糖尿病病史。

查体：T 36.2℃，R 30 次 / 分，P 120 次 / 分，BP 190/100 mmHg，神志清楚，端坐位，呼吸急促，皮肤湿冷，无颈静脉怒张，口唇轻度发绀。双肺呼吸音粗，双肺可闻及湿啰音。心界向左扩大，心率 120 次 / 分，律齐，未闻及明显杂音。腹平软，无压痛，双下肢轻度水肿。

辅助检查：

血常规：WBC 5.04×10^9/L，NE%74.7%，Hb 130g/L，PLT 197×10^9/L，CRP 2.579 mg/dL，IL-6 17.2 pg/mL；

血生化：GPT 19.2U/L，ALB 32.5 g/L，TB 16.1 μmol/L，DB 5.3 μmol/L，Glu 4.95 mmol/L，K^+ 4.24 mmol/L，BUN 9.02 mmol/L，Cr 102.8 μmol/L，CK 710.5 U/L，CKMB 13.13 ng/mL，肌钙蛋白（TNT）0.029 ng/mL，BNP 7435.7 pg/mL；

动脉血气分析：pH 7.42，PaO_2 62mmHg，SaO_2 92%，$PaCO_2$ 35mmHg；

心电图（图 6-2-16）：窦性心律，偶发室性早搏，陈旧性前壁、侧壁心肌梗死；

心脏彩超：左室射血分数 30%；节段性室壁运动障碍（室间隔心尖段、左室心尖段、侧壁心尖段、前壁中间段、心尖段、下壁心尖段、后壁）；左室整体运动功能重度减低，左房扩大，二尖瓣、三尖瓣、主动脉瓣、肺动脉瓣轻度反流，肺动脉高压，少量心包积液；

胸部 CT（图 6-2-17）：心脏增大，双肺肺纹理粗，弥漫性磨玻璃影。

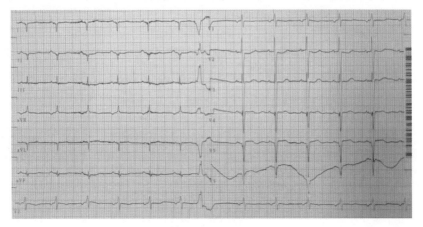

图 6-2-16　心电图

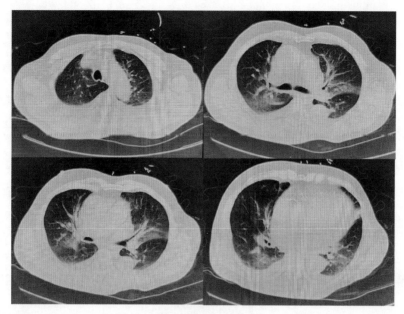

图 6-2-17 胸部 CT

【治疗经过】

端坐位，给予高流量吸氧，吗啡 5 mg 皮下注射，呋塞米 20 mg 静脉推注，硝酸甘油静脉滴注，氨茶碱平喘治疗。40 分钟后患者症状缓解。

【临床诊断】

①冠状动脉粥样硬化性心脏病，急性左心功能衰竭，陈旧性心肌梗死 PCI 术后；②高血压病 2 级高危。

【智能诊断】

疾病智能诊断系统根据知识图谱急症与相关实体关系，智能辅助判断最可能发生疾病的诊断流程和结果，智能诊断流程图示如下：

第 1 步：选择主诉症状 - 咳粉红色泡沫痰（图 6-2-18）。

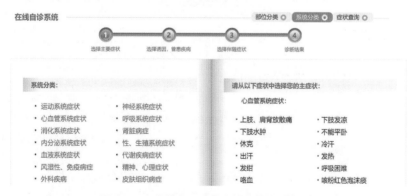

图 6-2-18 急性左心功能衰竭智能诊断流程 1

第2步：选择诱因、频率、曾患疾病（图6-2-19）。

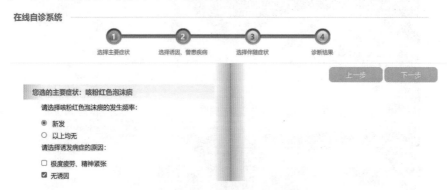

图 6-2-19　急性左心功能衰竭智能诊断流程 2

第3步：选择伴随症状（图6-2-20）。

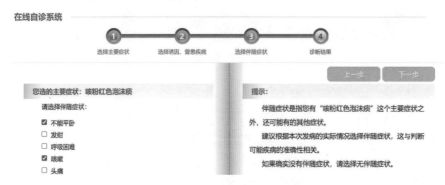

图 6-2-20　急性左心功能衰竭智能诊断流程 3

第4步：诊断结果（图6-2-21）。

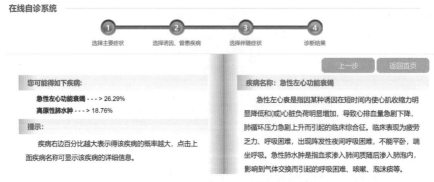

图 6-2-21　急性左心功能衰竭智能诊断流程 4

【小结】

急性左心功能衰竭由于心排血量骤降，导致组织灌注不足，急性肺瘀血。多急性起病，伴或则不伴有既往心脏基础疾病。救治目标为改善组织供氧，减少静脉回流，缓解焦虑，治疗原发病和清除病因。此类疾病需与支气管哮喘相鉴别，后者正常有反复发作史，出汗和发绀不明显，肺部哮鸣音常为高调、乐音；鼾音和湿啰音较肺水肿少，大量粉红色泡沫痰和心尖部舒张期奔马律有助于诊断急性肺水肿。

6.2.4　支气管哮喘

1. 支气管哮喘知识图谱说明

支气管哮喘是气道变应性炎症和高反应性为特征的疾病。常由寒冷空气、接触抗原和感染诱发，表现为呼气性呼吸困难，查体可闻及双肺哮鸣音。需要完善动脉血气分析和血氨茶碱浓度检查，及时发现低氧血症和氨茶碱中毒。采集病史时注意哮喘发作不稳定、一年内曾经气管插管或反复住院治疗的致命性危险因素，给予特殊关注，积极治疗。哮喘治疗以药物治疗为主，主要是支气管扩张剂，必要时可以给予少量激素抗炎治疗，同时注意自发性气胸等严重并发症的发现和治疗。

2. 支气管哮喘知识图谱（图 6-2-22）

3. 支气管哮喘急性发作病例

【病例简介】

患者女性，35 岁，主因"呼吸困难 1 小时"急诊入院。患者于 1 小时前吸入冷空气后出现呼吸困难，持续不缓解，伴胸闷、咳嗽，无咳痰，无发热，无胸痛，自行应用"布地奈德福莫特罗粉吸入剂、沙丁胺醇气雾剂"等，效果不佳，不能平卧，话语不能成句。为求进一步诊治来诊。

既往史：体健，对柑橘类水果和真菌过敏。支气管哮喘病史 10 年，否认心脏病、气管炎等病史。

查体：P 110 次 / 分，BP 135/77 mmHg，R 35 次 / 分，神志清楚，对答不能成句，双肺呼吸音过清音，双肺可闻及弥漫性哮鸣音，呼气相延长。心率 110 次 / 分，律齐，未闻及明显杂音，其余查体未见明显异常。

辅助检查：

血常规：WBC 9.6×10^9/L，NE% 85%，Hb 138 g/L，PLT 220×10^9/L；

动脉血气分析：pH 7.40，PaO_2 78mmHg，$PaCO_2$ 35mmHg；

胸部 CT（图 6-2-23）：条索状浸润，双肺过度充气；

心电图：未见明显异常；

肺功能：阻塞性通气功能障碍，通气功能障碍分级为轻度，最大通气量百分比正常（计算值），残气占肺总量百分比正常（一口气法），残气量升高，弥散功能正常。

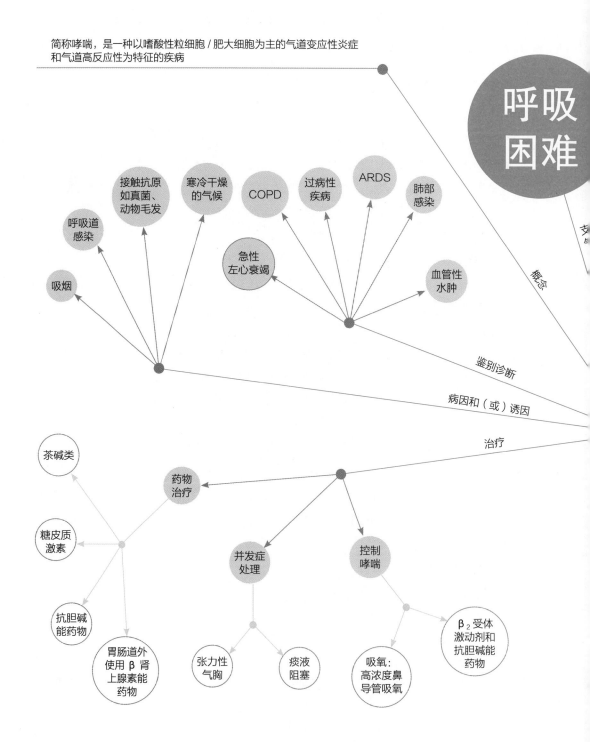

简称哮喘，是一种以嗜酸性粒细胞／肥大细胞为主的气道变应性炎症和气道高反应性为特征的疾病

呼吸困难

接触抗原如真菌、动物毛发

寒冷干燥的气候

COPD

过病性疾病

ARDS

肺部感染

呼吸道感染

急性左心衰竭

血管性水肿

吸烟

鉴别诊断

病因和（或）诱因

治疗

茶碱类

药物治疗

糖皮质激素

并发症处理

控制哮喘

抗胆碱能药物

胃肠道外使用β肾上腺素能药物

张力性气胸

痰液阻塞

吸氧：高浓度鼻导管吸氧

β₂受体激动剂和抗胆碱能药物

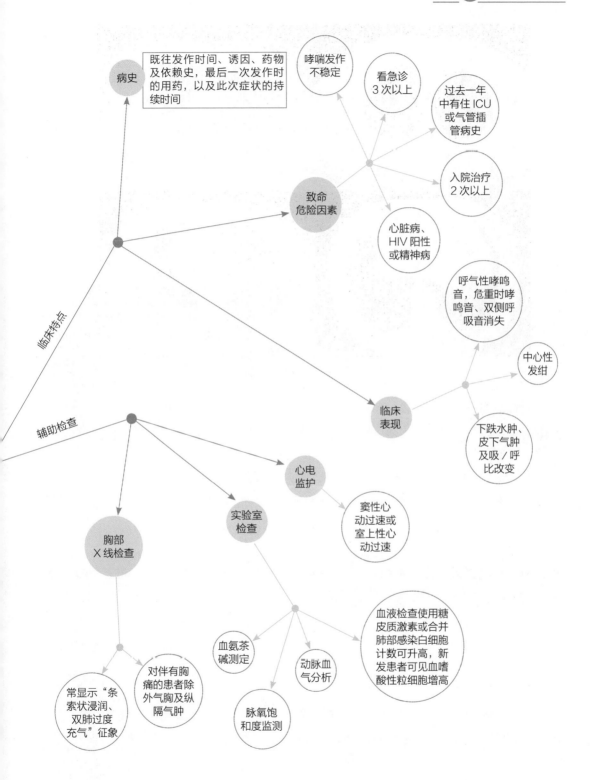

图 6-2-22 支气管哮喘知识图谱

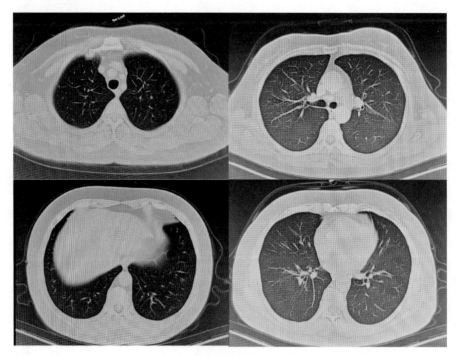

图 6-2-23 胸部 CT

过敏原检测：d1 户尘螨 3.29 kUA/L（2 级），d2 粉尘螨 8.81 kUA/L（3 级），e5 狗毛屑 0.31 kUA/L（0 级），e1 猫皮屑 0.06 kUA/L（0 级），i6 德国小蠊 2.17 kUA/L（2 级），f23 蟹 2.57 kUA/L（2 级），f24 虾 2.97 kUA/L（2 级），花生、榛子、巴西榛果、杏仁、椰子 0.63 kUA/L（1 级），蛋白、牛奶、小麦、鱼、花生、大豆 0.52 kUA/L（1 级），产黄青霉多主枝孢烟曲霉念球菌链格孢 3.03 kUA/L（2 级），豚草、艾蒿、法兰西菊、蒲公英、一枝花 0.61 kUA/L（1 级），总 -IGE 486 kU/L。

【治疗经过】

根据患者临床症状、胸片结果，初步诊断支气管哮喘急性发作。给予吸氧和 40 mg 甲泼尼龙注射液静脉滴注、异丙托溴铵雾化吸入、氨茶碱平喘治疗。治疗后患者症状缓解。

【临床诊断】

支气管哮喘急性发作

【智能诊断】

疾病智能诊断系统根据知识图谱急症与相关实体关系，智能辅助判断最可能发生疾病的诊断流程和结果，智能诊断流程图如下：

第 1 步：选择主诉症状 - 呼吸困难（图 6-2-24）。

第 2 步：选择诱因、频率、曾患疾病（图 6-2-25）。

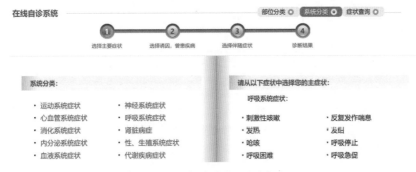

图 6-2-24 支气管哮喘智能诊断流程 1

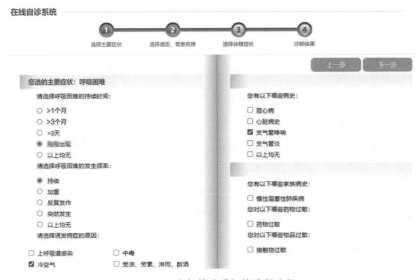

图 6-2-25 支气管哮喘智能诊断流程 2

第 3 步：选择伴随症状（图 6-2-26）。

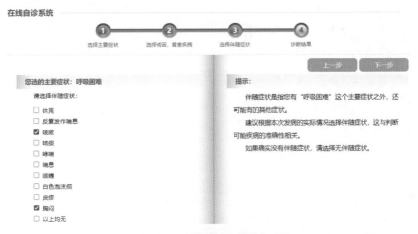

图 6-2-26 支气管哮喘智能诊断流程 3

第4步：诊断结果（图6-2-27）。

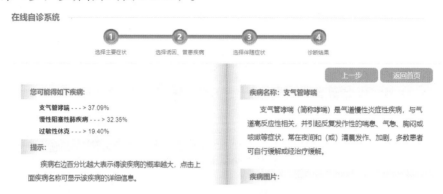

图6-2-27　支气管哮喘智能诊断流程4

【小结】

支气管哮喘急性发作是突然发作伴有哮鸣音的呼气性呼吸困难、胸闷或咳嗽。患者起病与接触变应原、冷空气等诱因有关，多有既往类似发作史。根据患者临床表现，轻度患者可平躺，稍重者喜坐位，严重者可伴大汗，说话断续不能成句，危重者哮鸣音、双侧呼吸音反而消失。对于急性发作患者，给予患者吸氧，纠正低氧，给予β_2受体激动剂和抗胆碱能药物，若效果不佳，可给予糖皮质激素、氨茶碱类药物，合并感染者，应给予抗生素治疗。对于危重患者抢救还包括补液、纠正酸中毒和电解质紊乱、控制感染等。发生呼吸衰竭时，可先予以无创通气，无效者应及早气管插管机械通气。

6.2.5　自发性气胸

1. 自发性气胸知识图谱说明

自发性气胸是指无外伤或医源性因素，自行发生的气体进入胸膜腔内。分为开放性气胸、闭合性气胸和张力性气胸三种临床类型。既往多有慢性阻塞性肺疾病、哮喘、肺结核病史。可表现为针刺样或刀割样疼痛，重症患者可出现脉搏细速、皮肤湿冷等休克表现。体格检查可发现患侧饱满、叩诊鼓音、呼吸音消失。胸部X线检查可以明确诊断。治疗主要是针对原发病治疗，及时进行胸腔排气，缓解症状。如果肺复张不好、胸膜粘连明显可考虑手术治疗。

2. 自发性气胸知识图谱（图6-2-28）

3. 自发性气胸病例

【病例简介】

患者男，27岁，主因"突发胸痛，气短呼吸困难2小时"急诊来诊。患者2小时前搬重物时突发右侧胸痛伴呼吸困难，持续无缓解，无咳嗽、咳痰、咯血，未闻及哮鸣音，无发热，无头痛、头晕、恶心、呕吐。未行特殊处理，为进一步诊疗来诊。

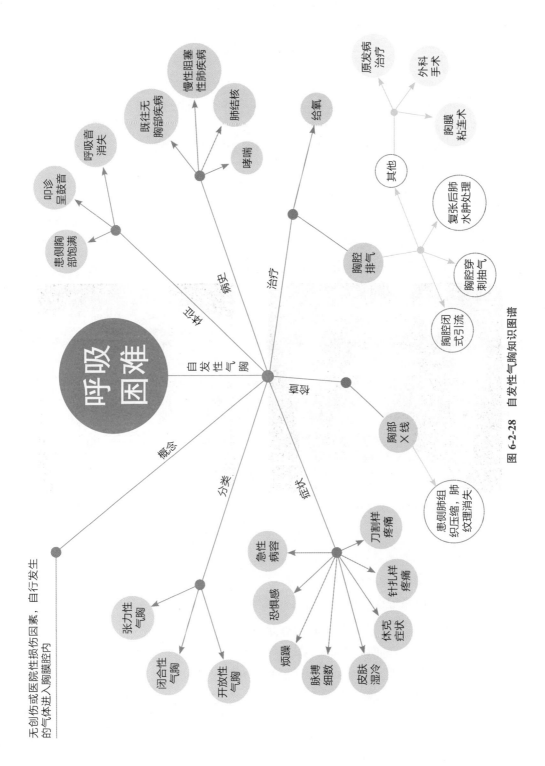

图 6-2-28 自发性气胸知识图谱

既往史：既往体健，否认心脏病、高血压病、胆囊结石病史。

查体：T 36.3℃，P 101 次 / 分，R 18 次 / 分，BP 125/81 mmHg。神志清楚，胸廓对称无畸形，呼吸运动正常，肋间隙正常。右侧语颤减弱，叩诊呈鼓音，无胸膜摩擦感，未闻及干、湿啰音。心前区无局部隆起，心率 101 次 / 分，律齐，各瓣膜听诊区未及病理性杂音。腹软，无压痛，双下肢无水肿。

辅助检查：

血常规：WBC 6.7×10^9/L，NE% 72%，Hb 128 g/L，PLT 160×10^9/L；

血生化：无异常；

胸部 X 线（图 6-2-29）：右侧气胸，压缩 90%。

【治疗经过】

给予持续胸腔闭式引流术，持续吸氧，化痰、抗感染等治疗。患者术后恢复可，复查胸片（图 6-2-30）右肺复张。

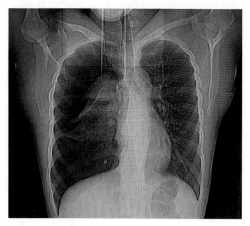

图 6-2-29　胸部 X 线

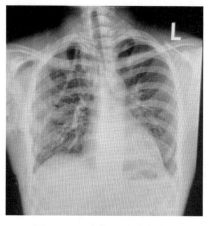

图 6-2-30　胸部 X 线（复查）

【临床诊断】

右侧自发性气胸

【智能诊断】

疾病智能诊断系统根据知识图谱急症与相关实体关系，智能辅助判断最可能发生疾病的诊断流程和结果，智能诊断流程图示如下：

第 1 步：选择主诉症状 - 胸痛（图 6-2-31）。

第 2 步：选择诱因、频率、曾患疾病（图 6-2-32）。

第 3 步：选择伴随症状（图 6-2-33）。

第 4 步：诊断结果（图 6-2-34）。

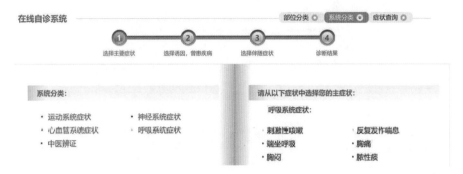

图 6-2-31 自发性气胸智能诊断流程 1

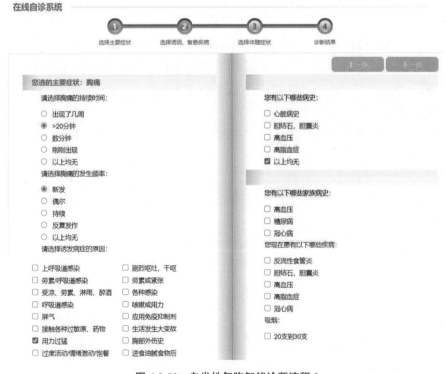

图 6-2-32 自发性气胸智能诊断流程 2

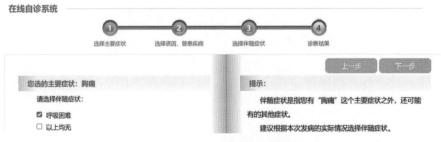

图 6-2-33 自发性气胸智能诊断流程 3

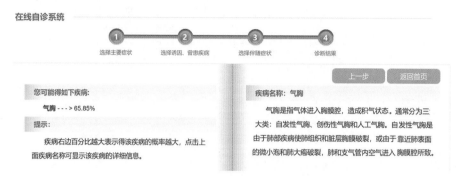

图 6-2-34　自发性气胸智能诊断流程 4

【小结】

自发性气胸多为突发的胸痛，伴呼吸困难，起病前可有剧烈咳嗽或剧烈运动，也可无明显诱因。常见自发性气胸可分为开放性气胸、闭合性气胸及张力性气胸。气胸患者应给予吸氧，压缩容积＜ 20%，无明显肺部基础疾病患者可保守治疗，对于肺容积压缩＞ 20%，伴呼吸困难患者，可给予胸腔穿刺抽气或闭式引流，合并肺大疱可行手术治疗。

第 7 章

少尿与无尿

7.1 少尿与无尿概论

本章知识图谱

7.1.1 少尿与无尿概论知识图谱说明

24 h 内尿量小于 400 mL 或每小时尿量小于 17 mL 为少尿；24 h 内尿量小于 100 mL 或 12 h 内尿量为 0 mL 为无尿。发生原因有肾前性、肾性和肾后性因素。肾前性是有效血容量不足，肾有效灌注减少，例如大量体液流失、全身血管舒张、心排血量减少、肾动脉收缩等；肾性是肾脏本身病变，例如肾血管病变、肾小球病变、肾小管病变；肾后性是尿液排出受阻，包括肾盂和输尿管病变、膀胱前列腺和尿道病变。尿液排出少，导致液体潴留体内，有害物质不能及时排出，临床可出现水肿、胸闷、气促、恶性、呕吐、头晕、呕血、黑便、意识障碍等表现。需要完善的检查包括需要明确病因诊断的检查和判定肾功能的检查。治疗主要是针对原发病治疗，如果出现高血钾等危及生命的并发症，可行床旁血液滤过治疗。

7.1.2 少尿与无尿概论知识图谱（图 7-1-1）

7.2 少尿与无尿病例

7.2.1 急性肾损伤

1. 急性肾损伤知识图谱说明

急性肾损伤是指多种原因引起的短时间内（＜ 3 个月）肾功能突然下降而出现的临床综合征，伴有肾脏功能和结构异常。呕吐、腹泻、药物使用、麻醉手术等是常见诱因，凡是可以造成低血压、肾脏低灌注、肾实质病变、尿路梗阻的疾病都能引起肾前性、肾性和肾后性急性肾损害发生。临床分为少尿型和非少尿型两种类型，少尿型

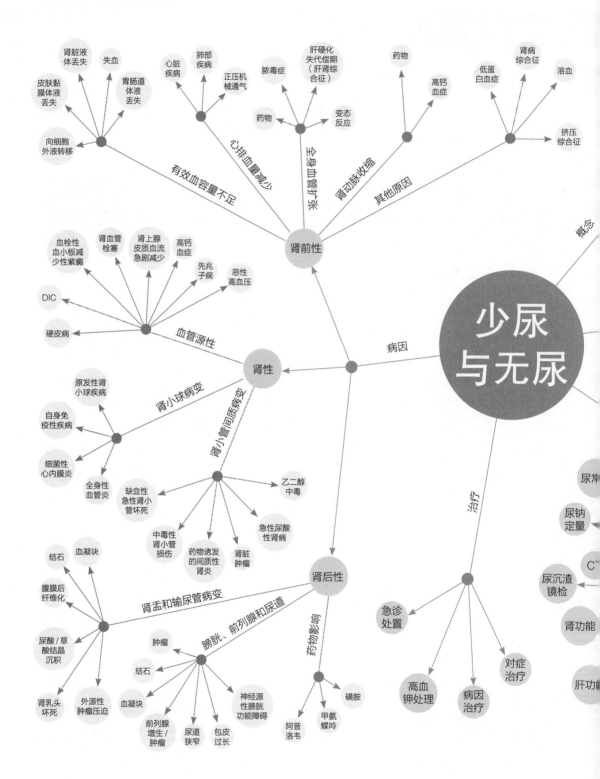

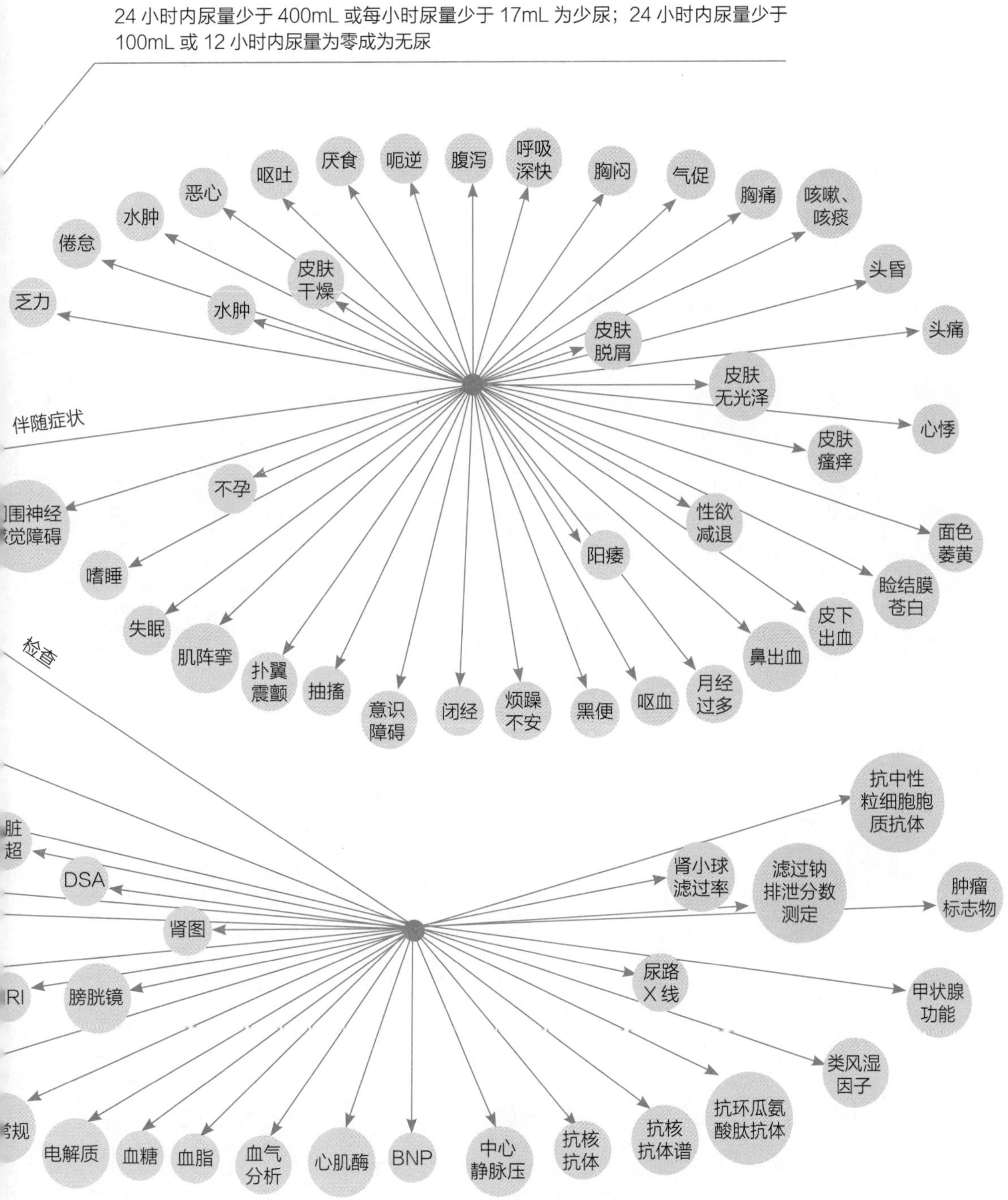

24 小时内尿量少于 400mL 或每小时尿量少于 17mL 为少尿；24 小时内尿量少于 100mL 或 12 小时内尿量为零成为无尿

伴随症状

呕吐　厌食　呃逆　腹泻　呼吸深快　胸闷　气促　胸痛　咳嗽、咳痰

恶心

水肿

倦怠

乏力

皮肤干燥

水肿

皮肤脱屑

皮肤无光泽

皮肤瘙痒

头昏

头痛

心悸

面色萎黄

睑结膜苍白

不孕

周围神经感觉障碍

嗜睡

失眠

肌阵挛

扑翼震颤

抽搐

意识障碍

闭经

烦躁不安

黑便

呕血

月经过多

鼻出血

皮下出血

性欲减退

阳痿

检查

脏超

DSA

肾图

RI

膀胱镜

常规

电解质　血糖　血脂　血气分析　心肌酶　BNP　中心静脉压　抗核抗体　抗核抗体谱　抗环瓜氨酸肽抗体

肾小球滤过率

滤过钠排泄分数测定

抗中性粒细胞胞质抗体

肿瘤标志物

甲状腺功能

类风湿因子

尿路X线

图 7-1-1　少尿与无尿知识图谱

有少尿期、多尿期和恢复期，非少尿型仅表现为肾功能损害。按血肌酐值及尿量多少，临床又可以分为Ⅰ～Ⅲ期。临床主要表现水钠潴留和肌酐升高导致的相关症状，体格检查主要是左、右心功能不全体征，检验检查主要针对明确病因诊断及肾损害的危险

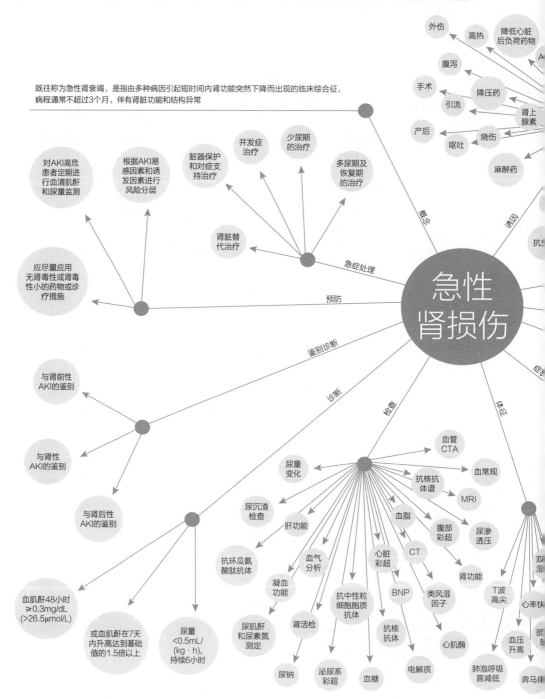

分层。治疗主要是病因治疗及对症支持治疗，高危患者需要及时肾脏替代治疗。

2. 急性肾损伤知识图谱（图 7-2-1）

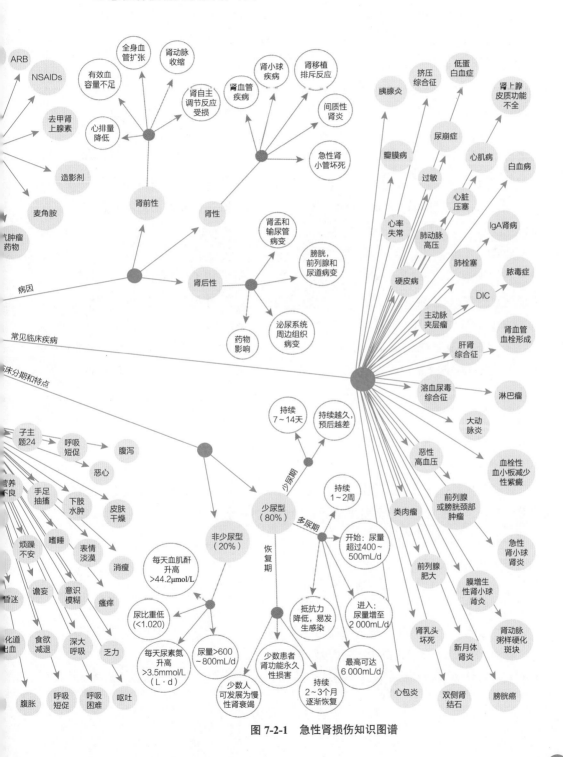

图 7-2-1　急性肾损伤知识图谱

3. 急性肾损伤病例

【病例简介】

患者男性，19 岁，主因"无尿 1 天"急诊来诊。患者 1 周前左大腿枪击伤后，出现左下肢肿胀，疼痛，伴全身水肿，在当地医院治疗，具体不详。3 天前患者出现少尿，酱油色尿（尿量＜ 400 ml/d），1 天前无尿，伴全身水肿、发热（最高 38.8℃）、乏力、呕吐。无畏寒、胸闷、呼吸困难，无咯血，急诊转入我院。

既往史：体健。否认糖尿病、冠心病病史。

查体：T 38.8℃，P 82 次 / 分，R 16 次 / 分，BP 130/90 mmHg。神志清楚，双肺叩诊呈清音，听诊未闻及啰音，心率 82 次 / 分，心律规整，无杂音，腹软，无压痛、反跳痛及肌紧张，肝、脾肋下未及，Murphy 征阴性，腹水征阳性，叩诊浊音，肠鸣音正常。左大腿内侧皮肤有 1 cm×1 cm 破损，有红色分泌物，大腿明显肿胀压痛，尿呈茶色。

辅助检查：

血常规：WBC 12.3×10^9/L，NE% 92.7%，Hb 112 g/L，PLT 110×10^9/L；

尿常规：尿蛋白 +++，尿潜血 +++，尿白细胞阴性；24 小时尿量 60 mL；

血生化：GPT 83 U/L，GOT 52 U/L，TP 56 g/L，ALB 35 g/L，TB 18 μmol/L，DB 10.1 μmol/L，GLU 6.5 mmol/L，K^+ 5.8 mmol/L，BUN 60.0 mmol/L，Cr 800.0 μmol/L，CK 320 000 U/L，Myo 160 ng/mL；

动脉血气：pH 7.28，PaO_2 98mmHg，$PaCO_2$ 36mmHg，SaO_2 98%，BE -6.8 mmol/L，Lac 3.6 mmol/L；

泌尿系彩超、腹部 X 线、腹部 CT、心电图及其他检查：未见明显异常。

【治疗经过】

根据患者病史、临床症状、体征及辅助检查结果，急诊判断为左大腿软组织伤伴筋膜间隙综合征、急性肾损伤、高钾血症，立即予以纠正水和电解质平衡、营养支持、抗感染以及血液净化等治疗。

【临床诊断】

①急性肾损伤Ⅲ期；②左大腿软组织伤伴筋膜间隙综合征；③高钾血症。

【智能诊断】

疾病智能诊断系统根据知识图谱急症与相关实体关系，智能辅助判断最可能发生疾病的诊断流程和结果，智能诊断流程图示如下：

第 1 步：选择主诉症状 - 无尿（图 7-2-2）。

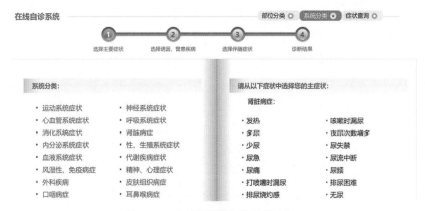

图 7-2-2 急性肾损伤智能诊断流程 1

第 2 步：选择诱因、频率、曾患疾病（图 7-2-3）。

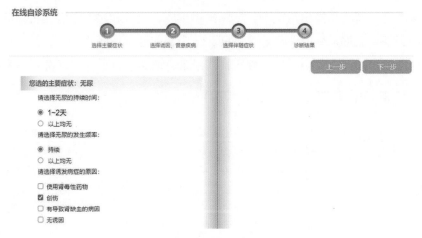

图 7-2-3 急性肾损伤智能诊断流程 2

第 3 步：选择伴随症状（图 7-2-4）。

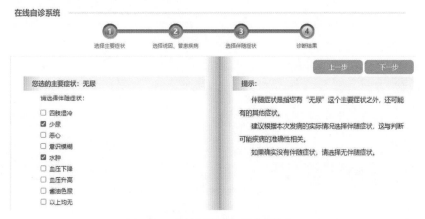

图 7-2-4 急性肾损伤智能诊断流程 3

第 4 步：诊断结果（图 7-2-5）。

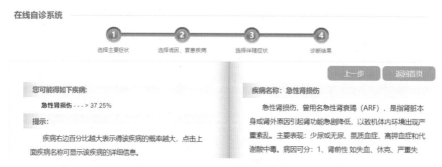

图 7-2-5　急性肾损伤智能诊断流程 4

【小结】

急性肾损伤是指因多种原因导致肾功能急速下降，在数小时至数日、数周内出现血清肌酐浓度升高或尿排出量减少，从而出现少尿、无尿和水、电解质失衡等一系列改变的综合征。根据发生的解剖部位不同，分为肾前性急性肾损伤、肾性急性肾损伤和肾后性急性肾损伤。其中肾性急性肾损伤最常见的是急性肾小管坏死。常见症状包

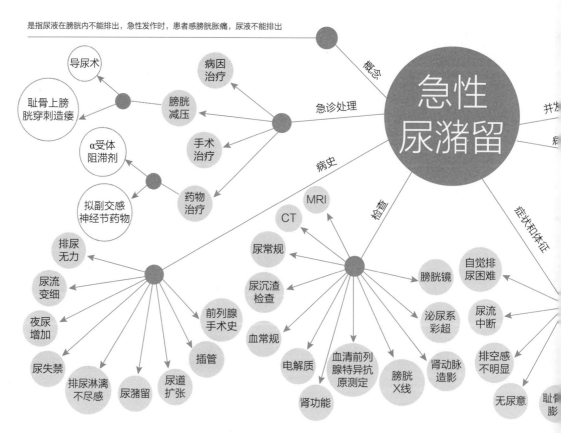

括尿量减少、血尿、氮质血症、水和电解质平衡紊乱、水肿等。需要对患者进行全身检查，以便发现急性肾损伤的原因，必要时进行肾脏穿刺活检。确诊后，应尽快纠正急性肾损伤的原因，治疗方法包括对症支持治疗和肾脏替代疗法。

7.2.2 急性尿潴留

1. 急性尿潴留知识图谱说明

急性尿潴留是指尿液储存在膀胱内不能排出。其病因多样，包括尿道因素（阴茎病变、尿道病变、前列腺病变）、神经性因素、药物因素、精神心理因素及昏迷。临床表现为排尿困难、尿流中断、下腹部饱满，查体时耻骨上可触及巨大包块，叩诊呈浊音。进行尿常规、血生化、前列腺特异性抗原检验，完善泌尿系超声、CT、磁共振检查、膀胱镜检查及肾动脉照影检查，可以明确病因诊断。易并发泌尿系感染、膀胱破裂、肾积水、尿毒症等并发症。需要迅速进行膀胱减压治疗，同时对原发病进行药物治疗或手术治疗。

2. 急性尿潴留知识图谱（图 7-2-6）

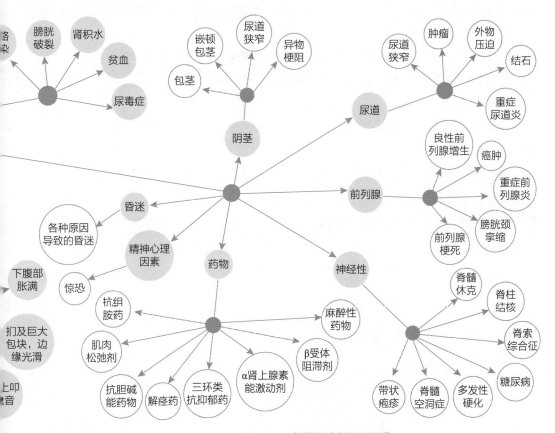

图 7-2-6　急性尿潴留知识图谱

3. 急性尿潴留病例

【病例简介】

患者男性，78岁，主因"排尿困难11小时"急诊来诊。3年前无诱因出现尿频尿急、夜尿增多，期间因"尿潴留"行导尿治疗。11小时前无诱因出现排尿困难，伴下腹部胀痛，无腰背部疼痛，无畏寒、发热，无胸闷、气促，无恶心、呕吐、腹泻等症状，即送急诊就诊。

既往史：高血压病4年，自服药物控制，血压控制可。否认糖尿病、冠心病病史。

查体：T 36.5℃，P 76次/分，R 18次/分，BP 132/85 mmHg，神志清楚。双肺叩诊呈清音，听诊未闻及啰音，心率76次/分，心律规整，无杂音。腹软，耻骨联合上稍饱满，轻度压痛，叩诊呈浊音，无反跳痛及肌紧张，肝脾肋下未及，双下肢无水肿。

辅助检查：

血常规、电解质、肝肾功能等检查未见明显异常；

泌尿系彩超：膀胱饱满，前列腺增大；

心电图：未见异常。

【治疗经过】

根据患者病史、临床症状及辅助检查结果，急诊判断为前列腺增生症并急性尿潴留，立即行留置导尿缓解症状，完善相关检查后进一步行手术治疗。

【临床诊断】

①前列腺增生症并急性尿潴留；②原发性高血压2级高危组。

【智能诊断】

疾病智能诊断系统根据知识图谱急症与相关实体关系，智能辅助判断最可能发生疾病的诊断流程和结果，智能诊断流程图示如下：

第1步：选择主诉症状 - 排尿困难（图7-2-7）。

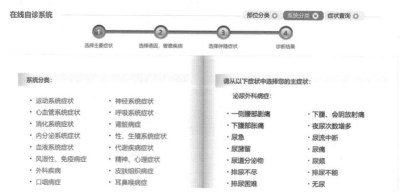

图 7-2-7　急性尿潴留智能诊断流程 1

第 2 步：选择诱因、频率、曾患疾病（图 7-2-8）。

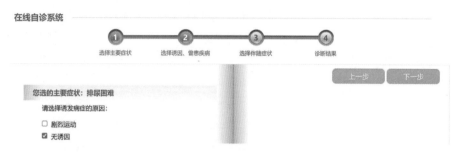

图 7-2-8　急性尿潴留智能诊断流程 2

第 3 步：选择伴随症状（图 7-2-9）。

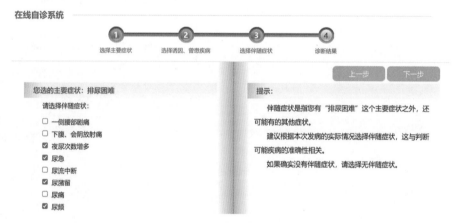

图 7-2-9　急性尿潴留智能诊断流程 3

第 4 步：诊断结果（图 7-2-10）。

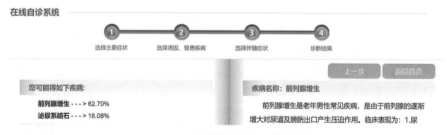

图 7-2-10　急性尿潴留智能诊断流程 4

【小结】

尿液在膀胱内不能排出称为尿潴留。如尿液完全潴留膀胱，称为完全性尿潴留；如排尿后仍有残留尿液，称为不完全性尿潴留；急性发作者称为急性尿潴留。急性尿潴留是泌尿外科最常见的急症之一，可由各种机械性梗阻造成，如前列腺增生症、前列腺癌，泌尿系损伤和结石、肿瘤和异物，以及盆腔肿瘤、妊娠、粪便的压迫，也可由动力性梗阻因素、排尿功能障碍所引起,如麻醉、手术后尿潴留、中枢和周围神经系损伤及应用松弛平滑肌药物。表现为突然发生不能排尿而膀胱充盈膨胀。泌尿系超声可以确诊。治疗原则是解除病因,恢复排尿。如病因不明或梗阻一时难以解除,可行导尿术引流膀胱尿液,以解除胀痛,然后行进一步检查,明确病因后再进行治疗。

7.2.3 肾病综合征

1. 肾病综合征知识图谱说明

肾病综合征是以"三多一少"为主要表现的临床综合征,即大量蛋白尿、水肿、

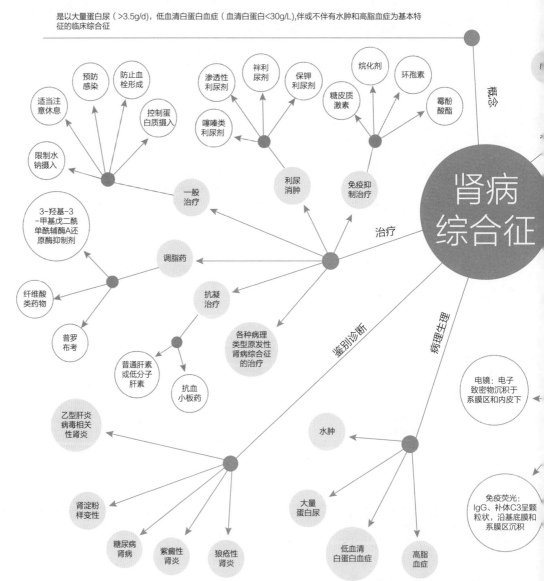

高脂血症和低蛋白血症。其病理类型为系膜毛细血管性肾小球肾炎、膜性肾病、局灶节段性肾小球硬化、系膜增生性肾小球肾炎、微小病变型肾病。临床诊断需要与乙型肝炎病毒相关性肾炎、肾淀粉样变性、糖尿病肾病、紫癜性肾炎和狼疮性肾炎相鉴别。并发症主要有感染、血栓和栓塞、急性肾衰竭及蛋白质、脂肪代谢紊乱。肾病综合征的治疗包括限制水钠摄入、预防感染、防治血栓等一般性治疗，针对各种病理类型原发性肾病综合征的治疗，抗凝治疗、调脂治疗、利尿消肿治疗及免疫抑制剂治疗。

2. 肾病综合征知识图谱（图 7-2-11）

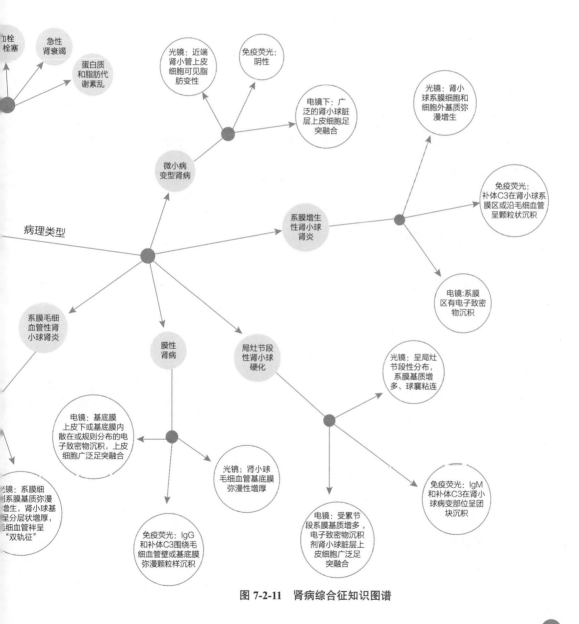

图 7-2-11　肾病综合征知识图谱

3. 肾病综合征病例

【病例简介】

患者男性，21岁，主因"反复全身水肿3年，加重2天"急诊来诊。3年前无明显诱因出现颜面部水肿，伴咳嗽，无明显咳痰，无咽痛，未予以重视。后水肿逐渐累及全身，并有腰部胀痛及尿量减少，并有大量泡沫，无肉眼血尿。当地医院对症治疗后（具体不详）症状缓解，仍有双下肢水肿。2天前全身水肿加重，伴恶心、纳差，感全身乏力，尿量为200 ml/d，尿液中见大量泡沫，无咳嗽、咳痰，无畏寒、发热，即急诊就诊。患者病来精神、饮食、睡眠差，体重增长约3 kg。

既往史：否认心脏病、高血压、糖尿病病史。

查体：T 36.2℃，P 86次/分，R 18次/分，BP 120/70 mmHg。神志清楚，颜面部水肿，双肺叩诊呈清音，听诊未闻及啰音，心率86次/分，心律齐，无杂音。腹软，无压痛、反跳痛及肌紧张，肝脾肋下未及，双下肢水肿。

辅助检查：

肝功能：白蛋白28 g/L，总胆固醇10 mmol/L，甘油三酯5 mmol/L，低密度脂蛋白6 mmol/L，高密度脂蛋白0.08 mmol/L；

尿常规：尿蛋白++++；

24小时尿蛋白定量：4 g；

肾脏穿刺活检：系膜增生性肾小球肾炎。

【治疗经过】

根据患者病史及临床症状，急诊判断为原发性肾病综合征，即行保护肾功能、改善循环、抗血小板聚集及抗凝治疗，防止血栓形成。转入病房进一步完善24小时尿蛋白定量等检查，并行全面治疗。

【临床诊断】

原发性肾病综合征

【智能诊断】

疾病智能诊断系统根据知识图谱急症与相关实体关系，智能辅助判断最可能发生疾病的诊断流程和结果，智能诊断流程图示如下：

第1步：选择主诉症状-水肿（图7-2-12）。

第2步：选择诱因、频率、曾患疾病（图7-2-13）。

第3步：选择伴随症状（图7-2-14）。

第4步：诊断结果（图7-2-15）。

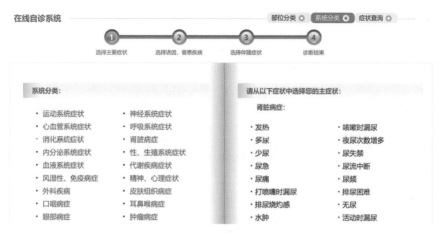

图 7-2-12 肾病综合征智能诊断流程 1

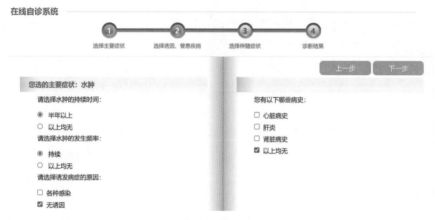

图 7-2-13 肾病综合征智能诊断流程 2

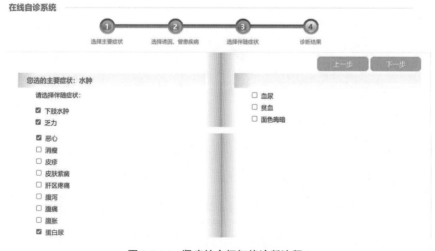

图 7-2-14 肾病综合征智能诊断流程 3

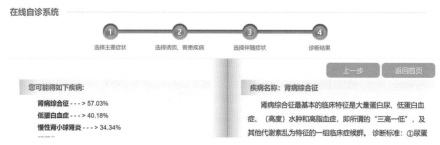

图 7-2-15　肾病综合征智能诊断流程 4

【小结】

肾病综合征根据不同病理类型预后差异很大，微小病变型肾病和轻度系膜增生性肾小球肾炎预后较好，而系膜毛细血管性肾炎、局灶节段性肾小球硬化及重度系膜增生性肾小球肾炎预后较差。在疾病初期大部分患者因严重高血压、肾功能损害及持续低白蛋白血症所致血栓形成，从而引起严重并发症。因此，对于肾病综合征患者应尽早、规律和系统地进行药物治疗。

第 8 章

疼　痛

本章知识图谱

8.1　腰背及四肢疼痛概论

8.1.1　腰背及四肢疼痛概论知识图谱说明

腰背及四肢疼痛是临床常见病症，病因主要考虑脊源性、内脏源性、神经源性、血管源性、精神性。最常见的诊断有泌尿系结石、动脉栓塞、腰椎间盘突出。急诊处理主要是针对病因治疗，及时识别疾病危重程度，考虑急诊手术治疗、择期手术治疗或非手术治疗。

8.1.2　腰背及四肢疼痛概论知识图谱（图 8-1-1）

8.2　四肢痛病例

1. 下肢动脉栓塞知识图谱说明

动脉栓塞是栓子脱落在动脉系统，导致相应组织器官缺血坏死。栓子可以是心源性、非心源性和来源不明性栓子。临床表现为相应肢体苍白、麻木、疼痛、动脉搏动减弱或消失。动脉超声检查、增强 CT 扫描、磁共振检查及动脉造影检查可以明确诊断。要考虑与动脉血栓急性形成、动脉夹层、动脉受压、痉挛和外伤进行鉴别。治疗可以给予抗凝抗血小板及溶栓治疗，效果不佳可以考虑手术治疗。

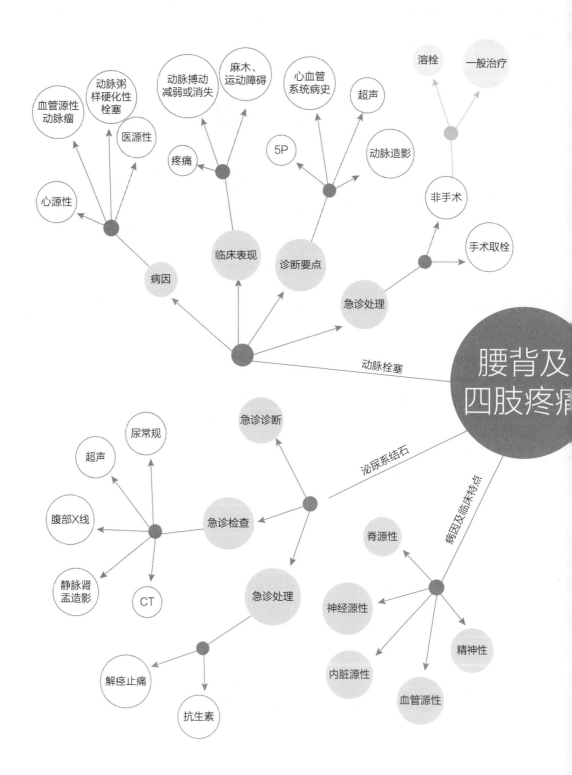

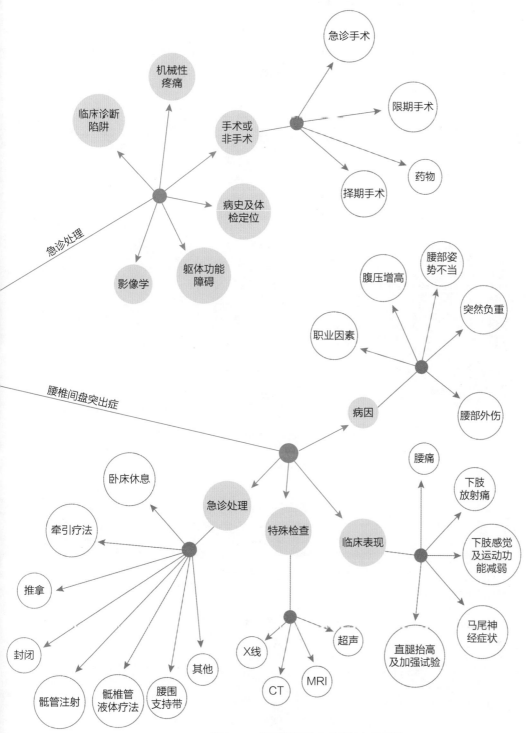

图 8-1-1 腰背及四肢疼痛概论知识图谱

2. 下肢动脉栓塞知识图谱（图 8-2-1）

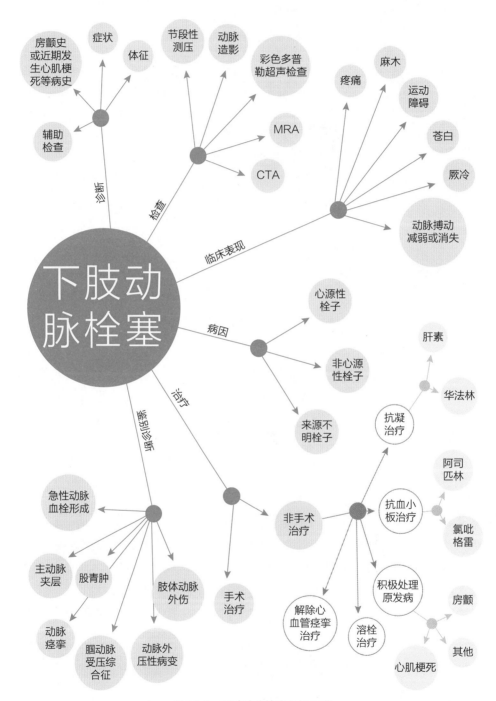

图 8-2-1　下肢动脉栓塞知识图谱

3. 四肢动脉栓塞病例

【病例简介】

患者男性，59 岁，主因"左下肢疼痛 4 小时"急诊来院。患者 4 小时前活动时突感左下肢疼痛伴麻木发凉，逐渐加重，不能耐受。伴心悸，无胸闷、胸痛，无腹痛，无头晕，无呼吸困难。患者病来精神、饮食差，体重无明显变化。

既往史：冠心病病史 6 年，糖尿病病史 10 年。阵发性心悸病史 2 年，未治疗。

查体：T 36.8℃，P 110 次 / 分，BP 117/68 mmHg，R 20 次 / 分，神志清楚，痛苦貌，皮肤巩膜无黄染，双肺呼吸音清，心率 110 次 / 分，心律齐，无杂音。腹软，无压痛反跳痛。左下肢呈缺血表现，皮温低，色苍白，浅感觉障碍；左股动脉搏动（++），腘动脉及以远动脉搏动未及，右下肢动脉搏动良好。

辅助检查：

血常规：WBC 12×10^9/L，NE% 85%，Hb 138 g/L，PLT 120×10^9/L；

血生化：GPT 53.3 U/L，GOT 34.5 U/L，ALB 39g/L，TB 24.2 μmol/L，DB 9.1μmol/L，GLU 8.17 mmol/L，BUN 8.01 mmol/L，Cr 96 μmol/L，Amy 46.3 U/L，Lip 53.2 U/L，BNP 89 pg/mL；

凝血功能：PT 12s，APTT 30s，PA 65%，D-dimer：3.2 μg/mL；

ECG：窦性心律，未见心律失常；

下肢血管超声：左股深动脉分叉 2.5 cm 处血栓，长约 15 cm；

血管 CT 及动脉造影检查（图 8-2-2）：左股动脉血栓；

余检查未见明显异常。

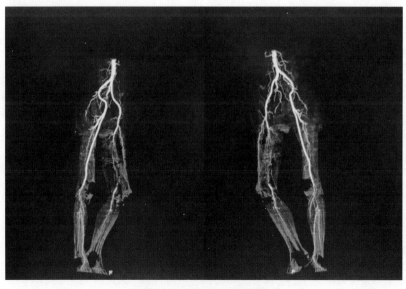

图 8-2-2　血管 CT 及动脉造影

【治疗经过】

根据患者的病史、临床症状以及实验室检查结果，急诊判断为急性左股动脉栓塞。急诊行左股动脉切开取栓术。切开取栓顺利，缝合血管后搏动良好，术后予肝素抗凝1周，抗生素预防感染。

【临床诊断】

①急性左股动脉栓塞；②冠心病；③2型糖尿病；④心律失常，阵发性房颤

【智能诊断】

疾病智能诊断系统根据知识图谱急症与相关实体关系，智能辅助判断最可能发生疾病的诊断流程和结果，智能诊断流程图示如下：

第1步：选择主诉症状 - 下肢疼痛（图8-2-3）。

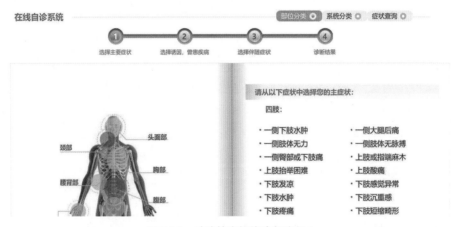

图8-2-3　动脉栓塞智能诊断流程1

第2步：选择诱因、频率、曾患疾病（图8-2-4）。

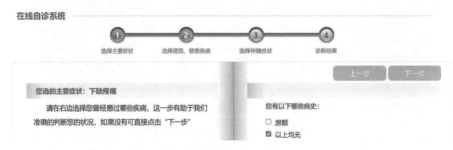

图8-2-4　动脉栓塞智能诊断流程2

第3步：选择伴随症状（图8-2-5）。

第4步：诊断结果（图8-2-6）。

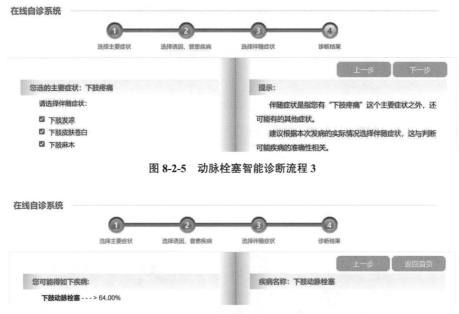

图 8-2-5 动脉栓塞智能诊断流程 3

图 8-2-6 动脉栓塞智能诊断流程 4

【小结】

动脉栓塞系指栓子自心脏或近侧动脉壁脱落，或自外界进入动脉，被血流推向远侧，阻塞动脉血流而导致肢体或内脏器官缺血、坏死的一种病理过程。周围动脉栓塞时，患肢出现疼痛、苍白、远处动脉搏动消失、厥冷、麻木和运动障碍。此病起病急骤，及早诊断和分秒必争地施行恰当的治疗至关重要。根据患者病史、临床表现以及超声、CT、磁共振及动脉造影等检查可以确诊。非手术治疗主要适用于早期、肢体功能障碍较轻、栓塞不完全的患者；手术治疗是治疗急性动脉栓塞的主要手段。肢体缺血坏死的时间一般在栓塞后 4 ~ 8 小时，宜尽早进行手术治疗，截肢率随着动脉栓塞时间的延长而上升。

8.3 胸痛概论

8.3.1 急性胸痛概论知识图谱说明

急性胸痛是临床常见症状，需要迅速识别高危患者，及时给予处理。常由呕吐、饱食、寒冷刺激、运动等因素诱发，性质可为烧灼样、刀割样、针刺样、压榨性，疼痛原因可以为心血管系统疾病、呼吸系统疾病、纵隔疾病、消化系统疾病、神经痛、骨骼肌肉等疾病。可伴发相关疾病症状，有全身冷汗等交感神经兴奋表现者提示病情严重。临床应注意及时识别致命性胸痛的发生，即急性冠脉综合征、主动脉夹层、肺动脉栓塞、自发性气胸、食道撕裂等，既往有呼吸道和心血管疾病相关病史者有助于确定诊断，急诊检验检查应围绕排除致命性胸痛展开。致命性胸痛属于危重症，一旦

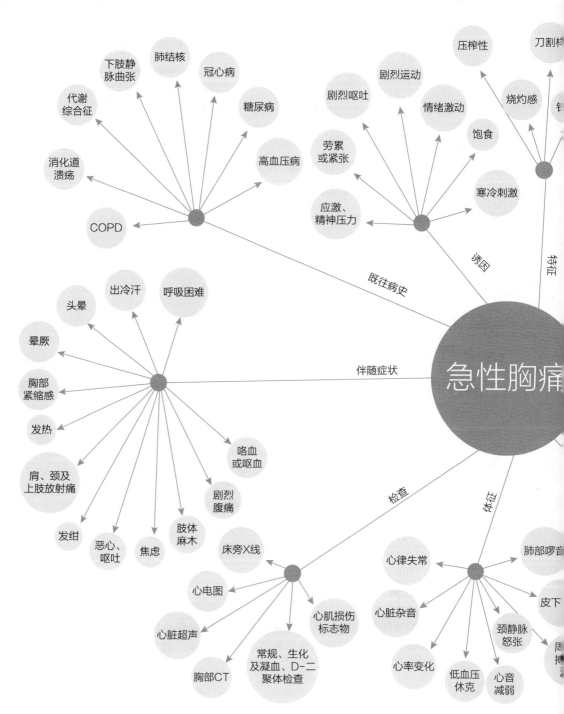

发现需要立即给予相关处置。其他急症或非急症胸痛可以对症支持治疗，明确病因后处置。

8.3.2 急性胸痛概论知识图谱（图 8-3-1）

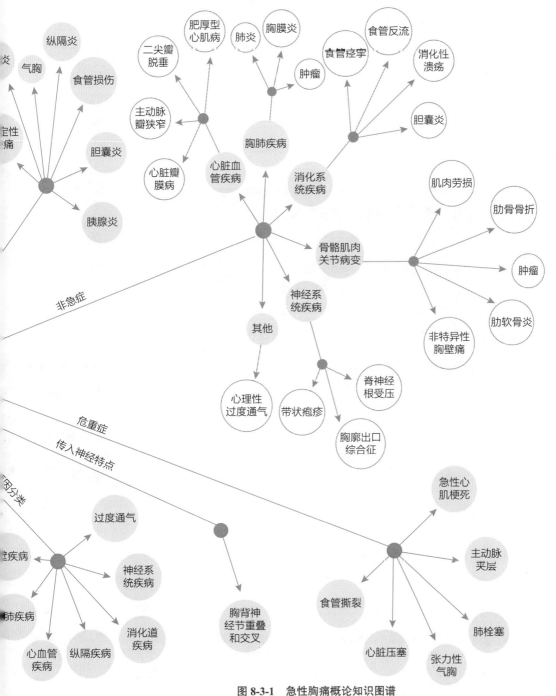

图 8-3-1　急性胸痛概论知识图谱

8.4 胸痛病例

8.4.1 急性冠脉综合征

1. 急性冠脉综合征知识图谱说明

急性冠脉综合征（ACS）临床包括不稳定型心绞痛（UA）、非 ST 段抬高心肌梗死（NSTEMI）、ST 段抬高心肌梗死（STEMI）。常由饱食、温度变化、剧烈运动、情绪激动、贫血、低血糖等因素诱发，临床出现阵发性胸痛伴濒死感、呼吸困难、全

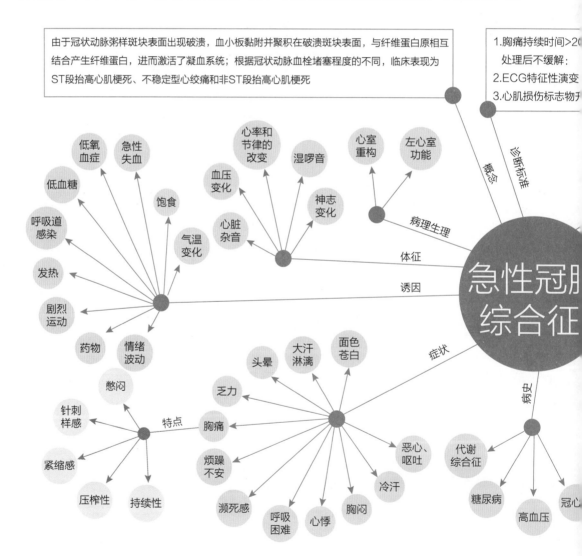

由于冠状动脉粥样斑块表面出现破溃，血小板黏附并聚积在破溃斑块表面，与纤维蛋白原相互结合产生纤维蛋白，进而激活了凝血系统；根据冠状动脉血栓堵塞程度的不同，临床表现为ST段抬高心肌梗死、不稳定型心绞痛和非ST段抬高心肌梗死

1.胸痛持续时间>20
  处理后不缓解：
2.ECG特征性演变
3.心肌损伤标志物升

身冷汗等，既往可有冠心病、高血压、高血脂、高血糖等高代谢综合征，需要进一步完善心肌酶学标记物检验、心电图和心脏超声检查。临床诊断有赖于典型临床症状、心电图动态演变及心肌酶学标记物变化，心肌酶学标记物增高提示急性心肌梗死，正常则为不稳定心绞痛。诊断上需要鉴别消化道、呼吸道、神经系统疾病。急性心肌梗死并发症可以加重病情，在体格检查及超声检查中应注意识别。ACS治疗主要是吸氧、抗血小板、降血脂治疗；STEMI在时间窗内实施静脉溶栓和冠脉介入治疗；NSTEMI和UA实施择期冠脉介入治疗。

2. 急性冠脉综合征知识图谱（图 8-4-1、图 8-4-2）

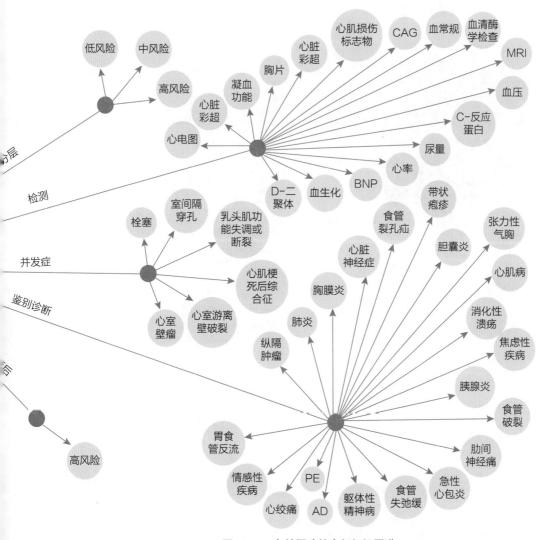

图 8-4-1　急性冠脉综合征知识图谱 1

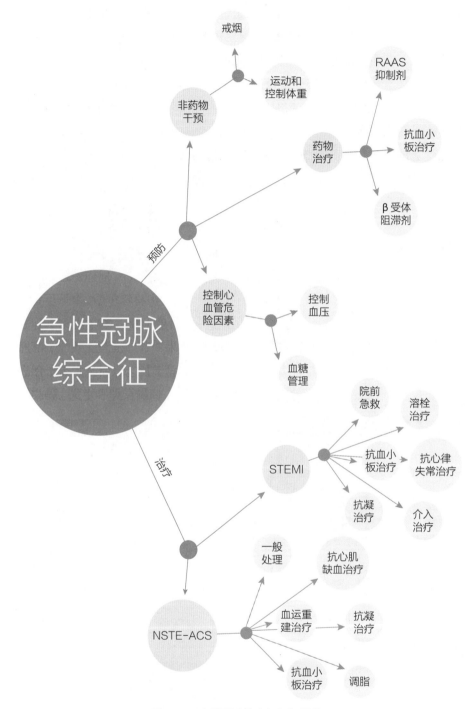

图 8-4-2　急性冠脉综合征知识图谱 2

3. 急性心肌梗死病例

【病例简介】

患者女性，65 岁，主因"阵发性胸痛 5 年，再发 20 分钟"急诊来诊。患者 5 年前出现阵发性胸痛，位于心前区，呈针刺样，多于寒冷刺激后发作，休息 1 ~ 2 分钟可自行缓解，未系统诊治。4 小时前睡眠时突发压榨性胸痛，向颈部放散，伴头晕、大汗、全身无力、憋气，尤黑蒙、晕厥，无恶心、呕吐。含服"硝酸甘油"1 片症状持续无缓解。急救车急诊来诊。

既往史：2 型糖尿病 3 年，未规律控制。否认高血压、高脂血症等病史，无手术、外伤史，无药物过敏史。

查体：T 36.2℃，P 88 次 / 分，R 19 次 / 分，BP 119/77 mmHg，身高 156 cm，体重 75 kg。神志清楚，口唇无发绀，全身皮肤湿冷，双肺呼吸音清，双下肺可闻及湿啰音，心界无扩大，心率 88 次 / 分，节律不齐，可闻及早搏，无杂音。腹软，无压痛，肝脾肋下未扪及，肠鸣音正常，双下肢无水肿。

辅助检查：

心电图（图 8-4-3）：窦性心动过速，频发室早，导联 II、III、aVF 导联的 ST 段抬高，I、aVL、V_5、V_6 导联的 ST 段压低；

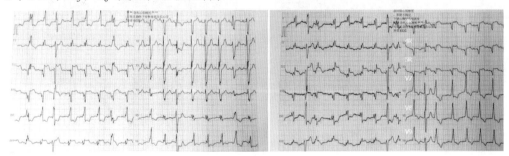

图 8-4-3　心电图

血常规：WBC 11.93×10^9/L，NE% 83.9%，Hb 106 g/L，PLT 202×10^9/L；

凝血功能：D-dmir 2.06 μg/mL；

动脉血气分析：pH 7.44，$PaCO_2$ 28mmHg，PaO_2 143mmHg，Lac 1.4 mmol/L；

血生化：Glu 8.74 mmol/L，GPT 77.7 U/L，LDH 284.8 U/L，TNT 0.271 ng/mL，CK 232.4 U/L，CK-MB 18.79 U/L，BNP 9 521 pg/mL；

超声心动图：左心扩大，左室整体功能减低，二尖瓣中度反流，三尖瓣、肺动脉瓣轻 - 中度反流，主动脉瓣轻度反流，轻度肺动脉高压，射血分数 25%；

胸部 X 线（图 8-4-4）：心脏扩大。

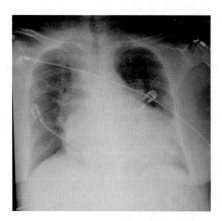

图 8-4-4　胸部 X 线

【治疗过程】

绿色通道行急诊 PCI 治疗，造影示右冠状动脉中段闭塞 100%（图 8-4-5），介入治疗后恢复Ⅲ级血流（图 8-4-6）。复查心电图示 ST 段回落（图 8-4-7）。

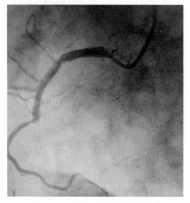

图 8-4-5　冠状动脉照影检查

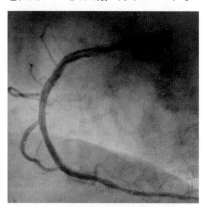

图 8-4-6　介入治疗后冠状动脉照影检查

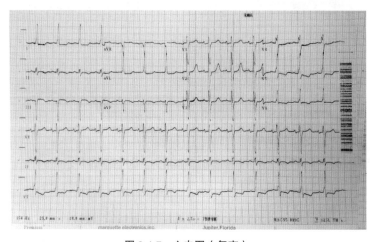

图 8-4-7　心电图（复查）

【临床诊断】

①冠状动脉粥样硬化性心脏病，急性下壁ST段抬高心肌梗死，心功能Killip Ⅱ级；②2型糖尿病。

【智能诊断】

疾病智能诊断系统根据知识图谱急症与相关实体关系，智能辅助判断最可能发生疾病的诊断流程和结果，智能诊断流程图示如下：

第1步：选择主诉症状-胸痛（图8-4-8）。

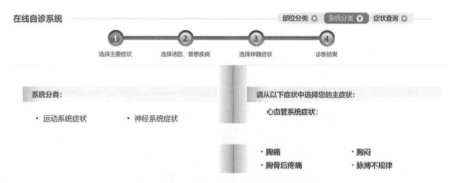

图 8-4-8　急性心肌梗死智能诊断流程 1

第2步：选择诱因、频率、曾患疾病（图8-4-9）。

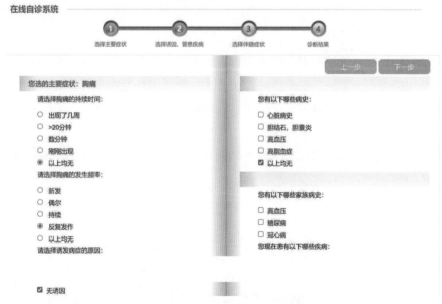

图 8-4-9　急性心肌梗死智能诊断流程 2

第3步：选择伴随症状（图8-4-10）。

第4步：诊断结果（图8-4-11）。

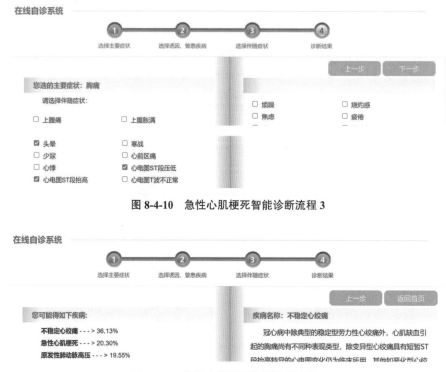

图 8-4-10　急性心肌梗死智能诊断流程 3

图 8-4-11　急性心肌梗死智能诊断流程 4

【小结】

　　急性心肌梗死是冠状动脉急性、持续性缺血缺氧所引起的心肌坏死。多发生在冠状动脉粥样硬化狭窄基础上，由于某些诱因致使冠状动脉粥样斑块破裂，血中的血小板在破裂的斑块表面聚集，形成血块（血栓），突然阻塞冠状动脉管腔，导致心肌缺血坏死；另外，心肌耗氧量剧烈增加或冠状动脉痉挛也可诱发急性心肌梗死。半数以上的急性心肌梗死患者，在起病前 1 ～ 2 天或 1 ～ 2 周有前驱症状，最常见的是原有的心绞痛加重，发作时间延长，或对"硝酸甘油"效果变差；或继往无心绞痛者，突然出现长时间心绞痛，伴有血清心肌酶活性增高及进行性心电图变化，可并发心律失常、休克或心力衰竭，常可危及生命。早期、快速和完全地开通梗死相关动脉是改善 STEMI 患者预后的关键。确诊后迅速分诊，优先将发病 12 小时内的 STEMI 患者送至可行直接 PCI 的医院（特别是 FMC 后 90 分钟内能实施直接 PCI 者）。对已经到达无直接 PCI 条件医院的患者，若能在 FMC 后 120 分钟内完成转运 PCI，则应将患者转运至可行 PCI 的医院实施直接 PCI。如预计 FMC 至 PCI 的时间延迟＞ 120 分钟，则应于 30 分钟内溶栓治疗。

8.4.2 主动脉夹层

1. 主动脉夹层知识图谱说明

主动脉夹层（AD）是主动脉腔内血液从内膜撕裂处进入中膜，沿主动脉长轴纵向分离中膜，形成主动脉真假两腔，假腔壁薄易破裂，并压迫真腔和分支动脉，引起相关组织器官缺血。主动脉夹层是急诊危重症，要迅速处置。妊娠、创伤、血管炎、动脉粥样硬化、遗传性血管病变等是发作的诱发因素，患者常有高血压病、贝赫切特综合征、梅毒、马方（Marfan）综合征、主动脉内有创性操作等疾病病史，可以引起主动脉血管内膜损伤、中层黏膜病变。临床表现为胸腹部剧烈疼痛，持续不缓解，伴高血压及脏器低灌注样临床表现。体格检查可发现周围动脉搏动消失、四肢血压不对称。完善主动脉超声、增强 CT、脉造影检查可以明确诊断。AD 可以并发心脏填塞、急性心肌梗死等心血管急症，也可以并发腹腔脏器动脉缺血导致的急性器官功能障碍。根据主动脉撕裂位置，临床分为 Stanford 和 DeBakey 两种类型。主动脉夹层治疗需要止痛、控制血压、减慢心率，降低心脏剪切力。如撕裂口累及升主动脉需要手术治疗，保守治疗死亡率高。

2. 主动脉夹层知识图谱（图 8-4-12）

3. 急性主动脉夹层病例

【病例简介】

患者男性，39 岁，因"胸痛伴腰背部疼痛 30 分钟"急诊来诊。患者 30 分钟前无诱因出现剧烈胸痛，呈撕裂样锐痛，以两乳头连线平面为著，放射至背部、腰部、腹部，伴胸闷、大汗，疼痛持续无法自行缓解。无晕厥、休克，无气促、呼吸困难。未特殊处理，急诊来诊。

既往史：高血压病史 6 年，血压最高达 230/120 mmHg。口服降压药物治疗，血压控制欠佳。

查体：T 37.8℃，P 119 次 / 分，R 20 次 / 分，BP 190/102 mmHg（右侧上肢），140/82 mmHg（左侧上肢），神清，双肺呼吸音清。心律齐，心率 119 次 / 分，主动脉瓣听诊区可闻及收缩期杂音。腹平软，全腹轻压痛，无反跳痛，肠鸣音 2 次 / 分。四肢皮色皮温正常。双侧颈动脉搏动良好，未闻及血管杂音。双侧肱动脉、桡动脉搏动可及。双侧股动脉、足背动脉、胫后动脉搏动可及。神经系统查体无异常。

辅助检查：

血常规：WBC 11.56×10^9/L，NE% 82.2%，Hb 110 g/L，PLT 210×10^9/L；

凝血功能：血 D-dimer 1.26 µg/mL；

肝肾功能：正常；

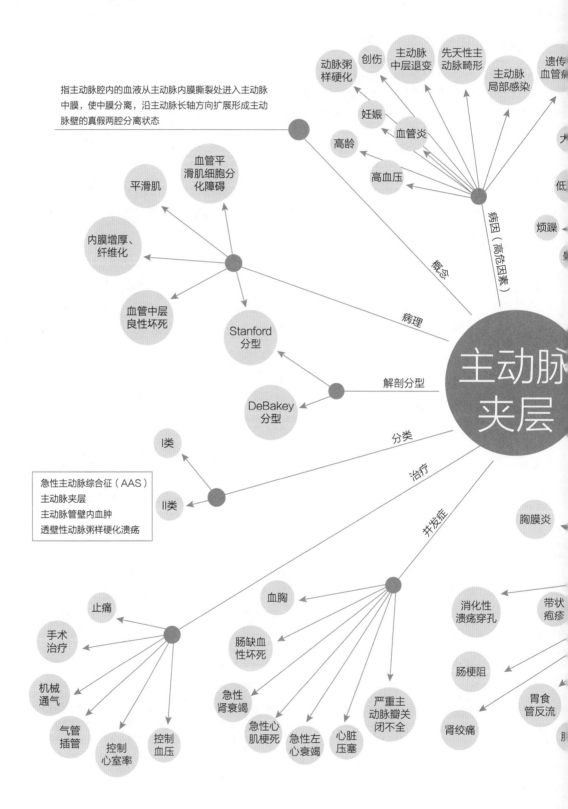

指主动脉腔内的血液从主动脉内膜撕裂处进入主动脉中膜，使中膜分离，沿主动脉长轴方向扩展形成主动脉壁的真假两腔分离状态

动脉粥样硬化　创伤　主动脉中层退变　先天性主动脉畸形　主动脉局部感染　遗传血管病

妊娠　血管炎

高龄

高血压

病因（高危因素）

大

低

烦躁

血管平滑肌细胞分化障碍

平滑肌

内膜增厚、纤维化

血管中层良性坏死

Stanford分型

病理

DeBakey分型

解剖分型

I类

II类

分类

急性主动脉综合征（AAS）
主动脉夹层
主动脉管壁内血肿
透壁性动脉粥样硬化溃疡

概念

主动脉夹层

治疗

并发症

止痛

手术治疗

机械通气

气管插管

控制心室率

控制血压

血胸

肠缺血性坏死

急性肾衰竭

急性心肌梗死

急性左心衰竭

心脏压塞

严重主动脉瓣关闭不全

胸膜炎

消化性溃疡穿孔　带状疱疹

肠梗阻

胃食管反流

肾绞痛

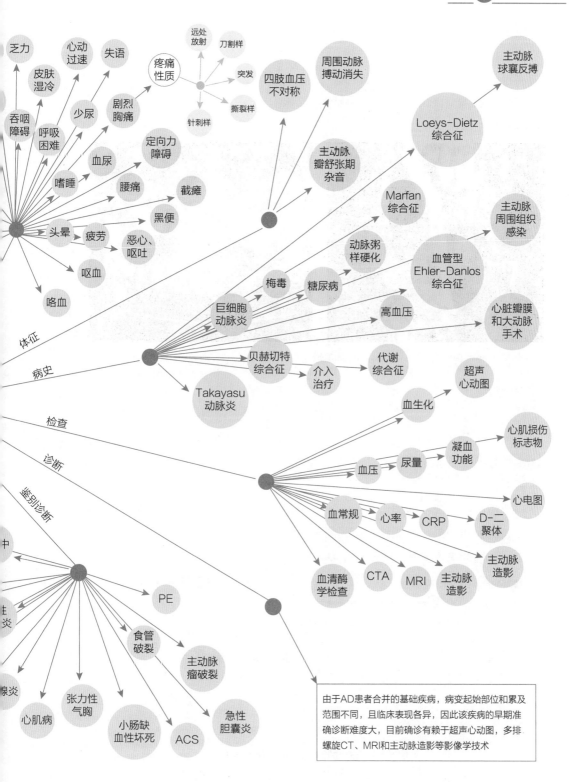

乏力

心动过速

失语

远处放射

刀割样

疼痛性质

突发

四肢血压不对称

周围动脉搏动消失

主动脉球囊反搏

皮肤湿冷

撕裂样

吞咽障碍

少尿

剧烈胸痛

针刺样

呼吸困难

血尿

定向力障碍

截瘫

主动脉瓣舒张期杂音

Loeys-Dietz综合征

Marfan综合征

主动脉周围组织感染

嗜睡

腰痛

黑便

动脉粥样硬化

血管型Ehler-Danlos综合征

头晕

疲劳

恶心、呕吐

梅毒

糖尿病

呕血

高血压

心脏瓣膜和大动脉手术

咯血

巨细胞动脉炎

贝赫切特综合征

介入治疗

代谢综合征

超声心动图

体征

病史

Takayasu动脉炎

血生化

心肌损伤标志物

血压

尿量

凝血功能

检查

诊断

血常规

心率

CRP

D-二聚体

心电图

鉴别诊断

主动脉造影

PE

血清酶学检查

CTA

MRI

主动脉造影

食管破裂

主动脉瘤破裂

急性胆囊炎

心肌病

张力性气胸

小肠缺血性坏死

ACS

由于AD患者合并的基础疾病，病变起始部位和累及范围不同，且临床表现各异，因此该疾病的早期准确诊断难度大，目前确诊有赖于超声心动图，多排螺旋CT、MRI和主动脉造影等影像学技术

图 8-4-12　主动脉夹层知识图谱

心肌酶谱：正常；

心电图：正常；

腹部超声示：主动脉弓局部膜状回声，降主动脉显示不满意；

胸部增强 CT（图 8-4-13）：主动脉夹层；

余检查未见明显异常。

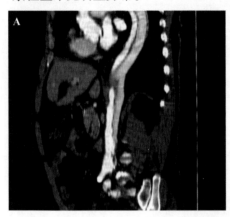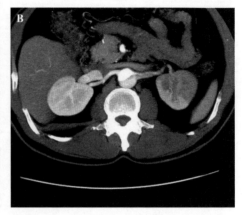

图 8-4-13　胸部增强 CT（A、B）

【治疗过程】

降低血压、控制心率治疗，减少心肌收缩力和血管剪切力。

【临床诊断】

①主动脉夹层 B 型；②高血压 3 级（极高危）。

【智能诊断】

疾病智能诊断系统根据知识图谱急症与相关实体关系，智能辅助判断最可能发生疾病的诊断流程和结果，智能诊断流程图示如下：

第 1 步：选择主诉症状 - 胸痛（图 8-4-14）。

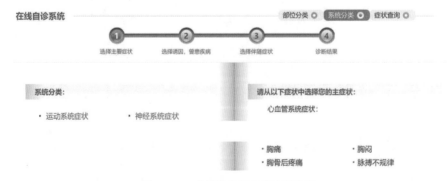

图 8-4-14　主动脉夹层智能诊断流程 1

第 2 步：选择诱因、频率、曾患疾病（图 8-4-15）。

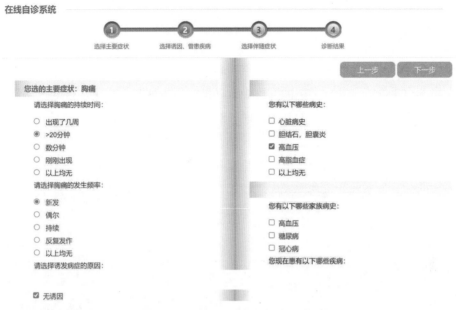

图 8-4-15　主动脉夹层智能诊断流程 2

第 3 步：选择伴随症状（图 8-4-16）。

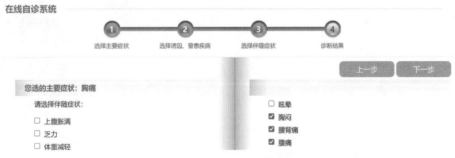

图 8-4-16　主动脉夹层智能诊断流程 3

第 4 步：诊断结果（图 8-4-17）。

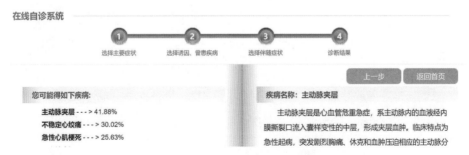

图 8-4-17　主动脉夹层智能诊断流程 4

【小结】

胸部和（或）背部等处的剧烈疼痛是急性主动脉夹层最常见的初发症状，典型表现为突然发生的持续性剧痛，且起病时疼痛就达到最高峰，一般剂量的镇痛药往往不能完全缓解疼痛；疼痛的另一个重要特点是转移性，通常与夹层延伸的途径一致，疼痛的初始部位对判断主动脉夹层的部位极有帮助，因为症状部位往往反映了所累及的主动脉。治疗目的：阻止夹层血肿的扩展，故应尽量减少搬动患者，良好的休息对减少夹层扩展至关重要。所有患者都应该长期坚持服药，首选的药物是β受体阻滞剂，以有效控制血压和心率。血压控制的目标是将收缩压快速降至 100 ～ 120 mmHg，并维持血压的稳定。累及升主动脉夹层患者死亡率高，需要手术治疗。

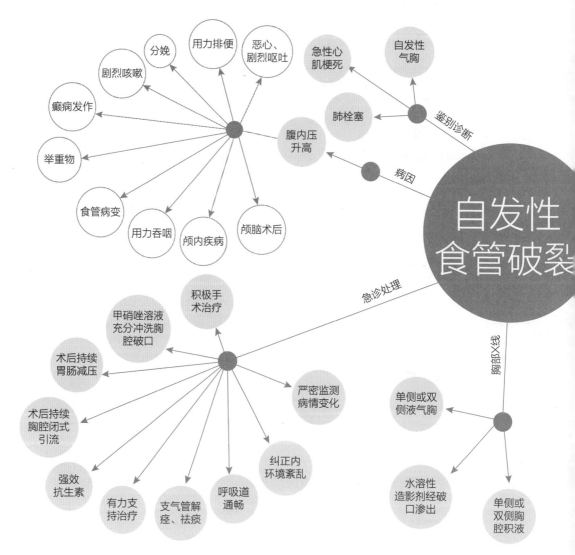

8.4.3 自发性食管破裂

1. 自发性食管破裂知识图谱说明

自发性食管破裂常由剧烈呕吐、剧烈咳嗽、举重物等腹腔内压力急骤增高引发。表现为剧烈呕吐后出现胸痛、腹痛、背痛，呕血，血压降低等休克样表现。后期伴发纵隔脓肿、纵隔气肿、脓气胸、脓毒性休克等严重感染。胸部X线检查可发现胸腔积液，造影剂自破口处溢出；胸腔穿刺可发现胸腔积液内食物残渣，或口服的亚甲蓝溶液。治疗主要给予胃肠减压，持续胸腔闭式引流，全身抗感染治疗，局部破口清洗，必要时手术治疗。

2. 自发性食管破裂知识图谱（图8-4-18）

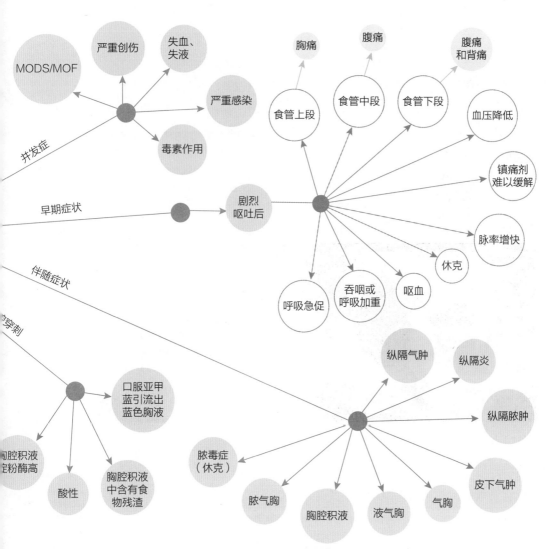

图8-4-18 自发性食管破裂知识图谱

3. 食管破裂病例

【病例简介】

患者男性，32 岁，主因"剧烈胸腹痛 5 小时"急诊来诊。患者 5 小时前进食烧鸭，饮白酒 300 g，自觉有食物卡顿，剧烈干呕，多次呕吐后突感剧烈胸痛并上腹部疼痛，持续无缓解，放射至两侧季肋部，伴恶心，大量冷汗，站立不稳。无发热、头昏、头痛、咳嗽、咳痰、腹泻等不适。在家未做特殊处理，由家属开车送入我院急诊。

既往史：既往体健。否认外伤及手术史。

查体：T 36.8℃，P 110 次 / 分，BP 120/68 mmHg，R 20 次 / 分，神志清楚。患者平卧位，急性面容，神志清楚，额头大量冷汗，皮肤巩膜无黄染。双肺呼吸音增粗，未闻及干湿啰音。心率 110 次 / 分，律齐。腹软，左上腹、右上腹、剑突下、右下腹、脐下均有压痛，左、右侧季肋部尤甚，无反跳痛。肠鸣音正常。

辅助检查：

血常规：WBC 11.93 × 10⁹/L，NE% 83.9%，Hb 136 g/L，PLT 202 × 10⁹/L；

血生化：Glu 6.7 mmol/L，GPT 37.5 U/L，Amy 102 U/L，Lip 56U/L，TB 12 μmol/L，DB 7.7μmol/L，TNT 0.01 ng/mL，CK 123U/L，CK-MB 5.8 U/L，BNP 131 pg/mL；

心电图：窦性心律，未见 ST-T 异常改变；

胸部 CT（图 8-4-19）：右侧液气胸；

上消化道碘水造影（图 8-4-20）：造影剂经食道下段破口处溢至纵隔和右侧胸腔；

腹部 B 超：肝、胆、胰、脾未见异常。

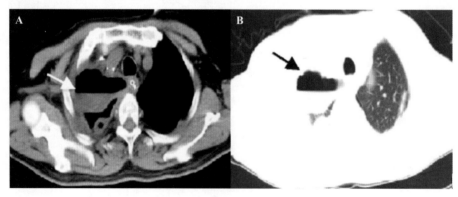

图 8-4-19　胸部 CT（A、B）

【治疗经过】

考虑食管破裂，予胃肠道减压，抗感染治疗。

【临床诊断】

食管破裂

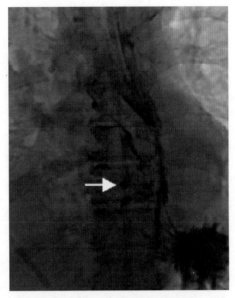

图 8-4-20　上消化道碘水造影

【智能诊断】

疾病智能诊断系统根据知识图谱急症与相关实体关系，智能辅助判断最可能发生疾病的诊断流程和结果，智能诊断流程图示如下：

第 1 步：选择主诉症状 - 上腹痛（图 8-4-21）。

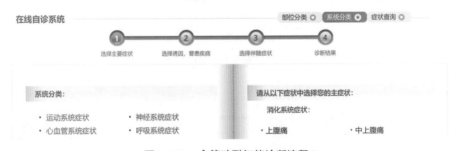

图 8-4-21　食管破裂智能诊断流程 1

第 2 步：选择诱因、频率、曾患疾病（图 8-4-22）。

第 3 步：选择伴随症状（图 8-4-23）。

第 4 步：诊断结果（图 8-4-24）。

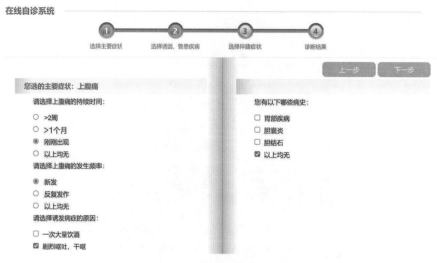

图 8-4-22　食管破裂智能诊断流程 2

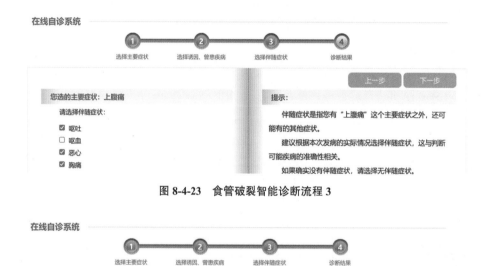

图 8-4-23　食管破裂智能诊断流程 3

在线自诊系统

您可能得如下疾病：

自发性食管破裂 - - - > 65.90%

疾病名称：自发性食管破裂

自发性食道破裂常见于恶心、剧烈呕吐或用力吞咽后引

图 8-4-24　食管破裂智能诊断流程 4

【小结】

多因外伤、异物或腹内压骤然增高（如剧烈呕吐或分娩等）引起，也有医源性损伤如食管镜、胃镜操作不当所致。由于含有各种细菌的食物及反流胃内消化液溢入纵隔内，可引起严重纵隔感染。早期可有突发性胸痛或上腹部疼痛，且向肩背部放射，并有发热、气促及呼吸困难等。食管损伤后症状与损伤部位有关，颈段食管破裂时主

要表现为颈部疼痛、吞咽困难及声音嘶哑；胸段食管破裂时主要表现为胸骨后或上胸部剧烈疼痛；食管穿孔进入胸膜腔时，可引起液气胸，因而可有患侧胸痛、呼吸困难及发绀等症状；腹段食管破裂时可出现上腹部腹膜炎症状。治疗上立即禁食，做空肠造瘘，控制感染。

8.5   腹痛概论

8.5.1   腹痛概论知识图谱说明

腹痛是临床常见的症状和主诉，也是促使患者就诊的重要原因。临床上一般按起病缓急、病程长短可将腹痛分为急性与慢性腹痛。急性腹痛既可由腹部脏器疾病所引起，也可由腹腔外疾病及全身性疾病引起。病变性质可是器质性的，也可是功能性的。按病因可将急性腹痛分为缺血性腹痛、出血性腹痛、损伤性腹痛、炎症性腹痛、梗阻性腹痛、功能紊乱及其他疾病导致的腹痛，临床症状、体征及伴随症状各有不同。缺血性腹痛包括相关脏器动脉或静脉缺血；出血性腹痛包括实质脏器破裂；损伤性腹痛包括外伤导致的空腔脏器破裂；炎症性腹痛包括急性阑尾炎、胆囊炎等感染性疾病；梗阻性腹痛包括空腔脏器梗阻导致的疾病；功能紊乱及其他疾病导致的腹痛包括脏器功能紊乱、重金属中毒、全身脏器疾病导致的腹痛等。腹痛的急诊治疗包括诊断明确与否、评估手术风险、急诊手术及保守治疗。

8.5.2   急性腹痛概论知识图谱（图 8-5-1、图 8-5-2）

8.6   腹痛病例

8.6.1   急性肠梗阻

1. 急性肠梗阻知识图谱说明

肠梗阻指肠管内容物不能顺利通过肠道而出现腹痛、呕吐、腹胀、停止排便排气等表现的急腹症。病因复杂，肠粘连、肿瘤、疝气、炎症性肠病、肠套叠、肠扭转等都可造成肠梗阻。按梗阻病因分为机械性肠梗阻、动力型肠梗阻、血运型肠梗阻；按是否有肠壁血运障碍分为单纯性肠梗阻和绞窄性肠梗阻。诊断需要完善腹部 X 线和CT 等影像学检查，以及血电解质等生化检查。主要并发症有腹膜炎和肠穿孔。治疗主要是胃肠减压、纠正水和电解质失衡、纠正酸碱失衡、抗感染、营养支持及手术治疗。

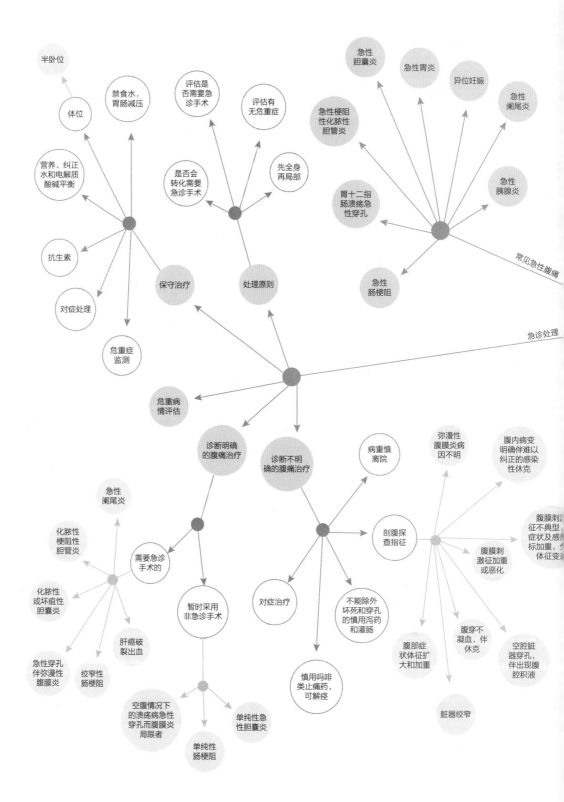

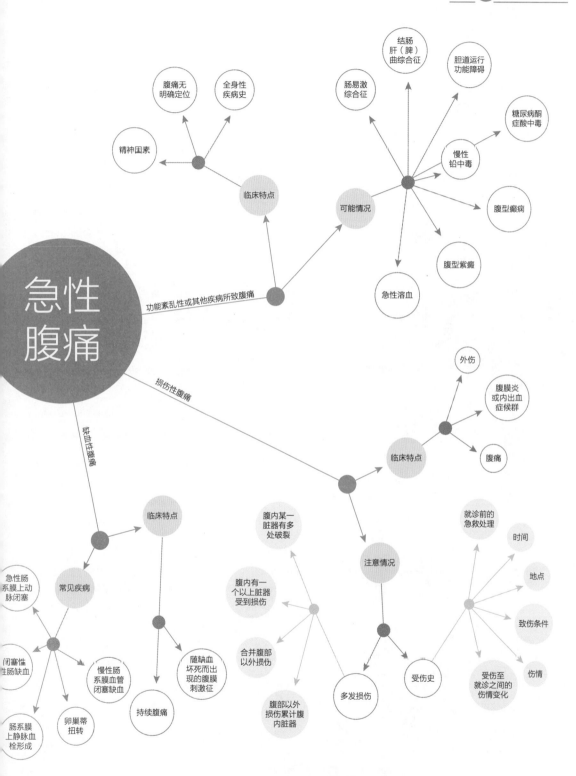

图 8-5-1　急性腹痛概论知识图谱 1

结肠
肝（脾）
曲综合征

肠易激
综合征

胆道运行
功能障碍

糖尿病酮
症酸中毒

慢性
铅中毒

腹型癫痫

腹型紫癜

急性溶血

可能情况

腹痛无
明确定位

全身性
疾病史

精神因素

临床特点

功能紊乱性或其他疾病所致腹痛

急性
腹痛

外伤

腹膜炎
或内出血
症候群

腹痛

临床特点

损伤性腹痛

注意情况

腹内某一
脏器有多
处破裂

腹内有一
个以上脏器
受到损伤

合并腹部
以外损伤

腹部以外
损伤累计腹
内脏器

多发损伤

受伤史

就诊前的
急救理

时间

地点

致伤条件

伤情

受伤至
就诊之间的
伤情变化

临床特点

缺血性腹痛

急性肠
系膜上动
脉闭塞

常见疾病

闭塞性
肠系
膜肠缺血

慢性肠
系膜血管
闭塞缺血

肠系膜
上静脉血
栓形成

卵巢蒂
扭转

持续腹痛

随缺血
坏死而出
现的腹膜
刺激征

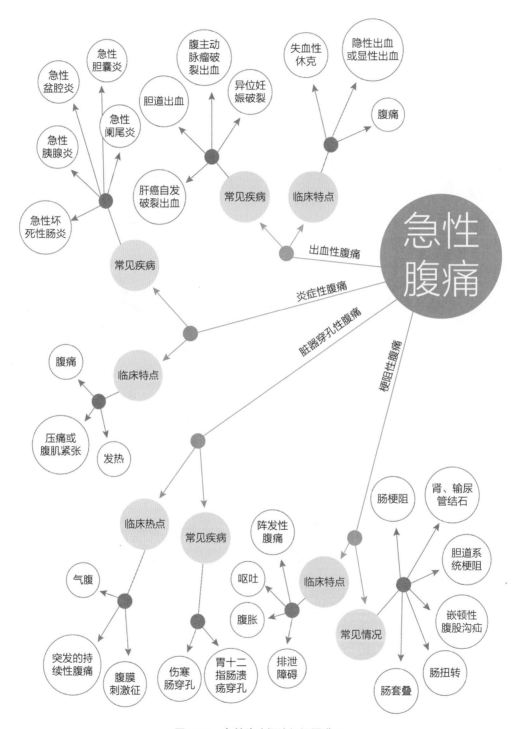

图 8-5-2 急性腹痛概论知识图谱 2

需要尽早明确病因，对于单纯性、不完全性肠梗阻，特别是广泛粘连者，一般选用非手术治疗；对于绞窄性肠梗阻应尽早进行手术治疗，一般观察不宜超过 4～6 小时。水、电解质与酸碱平衡失调，以及患者年龄大合并心肺功能不全等常为死亡原因。

2. 急性肠梗阻知识图谱（图 8-6-1）

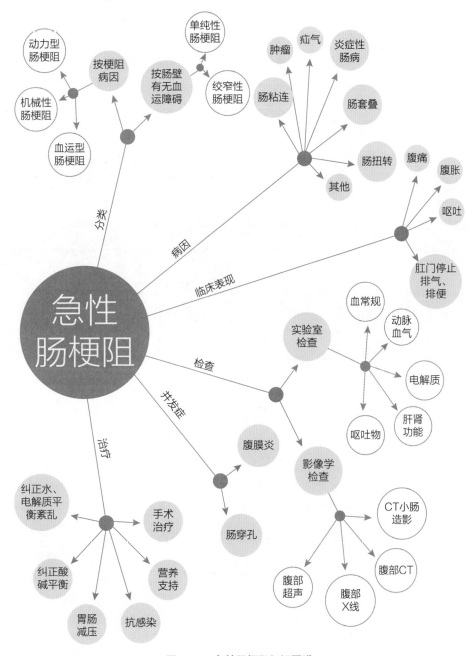

图 8-6-1　急性肠梗阻知识图谱

3. 急性肠梗阻病例

【病例简介】

患者男性，38岁，主因"停止排便、排气24小时"急诊来诊。无诱因停止排便、排气24小时，伴持续性腹胀，口服中药治疗，无缓解。腹部胀痛逐渐加重，伴恶心、呕吐，为非喷射性呕吐，呕吐物为胃内容物及胃液，每次量约50 mL，无咖啡样物，无畏寒发热。今为求进一步诊治急诊就诊。

既往史：患者于5年前在当地医院行肠穿孔修补术。否认高血压、糖尿病、肾病、心脏病病史。

查体：T 36.8℃，P 110次/分，R 20次/分，BP 117/68 mmHg。神志清楚，巩膜无黄染，双肺呼吸音清，未闻及啰音。心率110次/分，心律规整，无杂音。腹部膨隆，左侧中下腹部见一手术瘢痕，长约12 cm，无红肿渗液，可见肠型及蠕动波（图8-6-2）。腹软，脐周压痛，无反跳痛，未触及腹部包块，肝脾肋下未及，Murphy征阴性，叩诊鼓音，移动性浊音阴性，可闻及气过水声，肠鸣音2次/分钟。

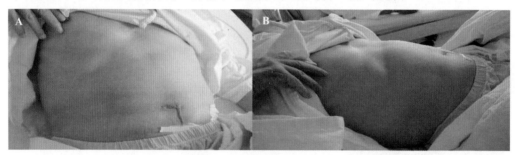

图 8-6-2　腹部肠型（A、B）

辅助检查：

血常规：WBC 11.34×10⁹/L，NE% 91%，Hb 133 g/L，PLT 197×10⁹/L，CRP 9.96 mg/dL；

PCT：3.2 ng/mL；

血生化：GPT 24 U/L，GOT 35 U/L，Amy 117 U/L，Lip 100.8 U/L，TB 9.4 μmol/L，DB 6.9 μmol/L，钾离子（K⁺）3.8 mmol/L，钠离子（Na⁺）142 mmol/L，氯离子（Cl⁻）102 mmol/L；

腹部立位X线（图8-6-3）：腹部肠腔见中少量积气，可见多个气液平面，考虑肠梗阻；

余检查未见明显异常。

【治疗经过】

根据患者的病史、临床症状以及检查结果，急诊判断为急性肠梗阻，即行胃肠减压，禁食水，对症和支持治疗，7天后大便通畅。

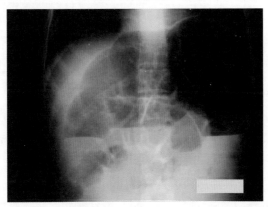

图 8-6-3　腹部立位 X 线

【临床诊断】

①急性肠梗阻；②肠穿孔术后。

【智能诊断】

疾病智能诊断系统根据知识图谱急症与相关实体关系，智能辅助判断最可能发生疾病的诊断流程和结果，智能诊断流程图示如下：

第 1 步：选择主诉症状 - 停止排便、排气（图 8-6-4）。

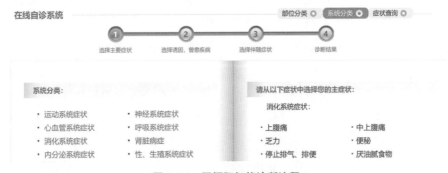

图 8-6-4　肠梗阻智能诊断流程 1

第 2 步：选择诱因、频率、曾患疾病（图 8-6-5）。

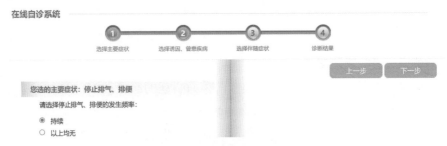

图 8-6-5　肠梗阻智能诊断流程 2

第 3 步：选择伴随症状（图 8-6-6）。

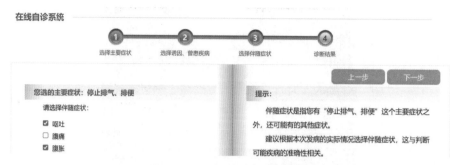

图 8-6-6　肠梗阻智能诊断流程 3

第 4 步：诊断结果（图 8-6-7）。

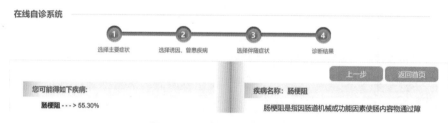

图 8-6-7　肠梗阻智能诊断流程 4

【小结】

肠梗阻指肠管内容物不能顺利通过肠道而出现腹痛、呕吐、腹胀、停止排便、排气等表现的急腹症。具有病因复杂、病情多变、发展迅速等特点，处理不当可造成严重后果。目前死亡率一般为 5%～10%，有绞窄性肠梗阻者为 10%～20%。水、电解质与酸碱平衡失调，以及患者年龄大合并心肺功能不全等常为死亡原因。对于单纯性、不完全性肠梗阻，特别是广泛粘连者，一般选用非手术治疗；对于单纯性肠梗阻可观察 24～48 小时，对于绞窄性肠梗阻应尽早进行手术治疗，一般观察不宜超过 4～6 小时。以下情况应考虑手术治疗：粘连性肠梗阻经非手术治疗病情不见好转或病情加重；怀疑为绞窄性肠梗阻，特别是闭袢性肠梗阻；粘连性肠梗阻反复频繁发作，严重影响患者生活质量。

8.6.2　急性胆囊炎

1. 急性胆囊炎知识图谱说明

急性胆囊炎是由于胆囊管阻塞和细菌侵袭而引起的胆囊炎症，常由胆结石、肿瘤、蛔虫、胰腺相关疾病等原因导致发作，临床分为急性结石性胆囊炎和急性非结石性胆囊炎。主要表现为右上腹疼痛、恶心、呕吐、发热、黄疸、寒战，查体可发现

Murphy 征阳性。确诊需要完善血常规、肝功能检验，以及腹部影像学检查。治疗不及时可能会并发胆囊脓肿、胆囊积水、胆囊穿孔及胆漏等症状。治疗分为保守治疗、超声引导下介入治疗及手术治疗。

2. 急性胆囊炎知识图谱（图 8-6-8）

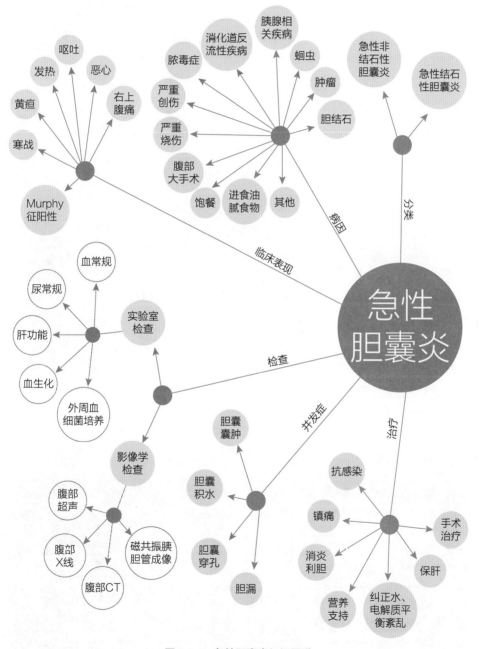

图 8-6-8　急性胆囊炎知识图谱

3. 急性胆囊炎病例

【病例简介】

患者男性，80岁，主因"右上腹痛2天，加重伴发热1天"急诊来诊。患者2天前进食油腻食物后出现右上腹绞痛，阵发性加重，可放射至右肩背部、伴恶心、呕吐2次、呕吐物为咖啡色胃内容物。自服抗炎止痛药，症状稍缓解未就诊。次日右上腹痛加剧，持续无缓解，拒按，伴发热、寒战，体温最高39.2℃。无黄疸，无咳嗽、咳痰，无腹泻及黑便。为进一步诊治来诊。

既往史：既往体健，无肝炎结核史，无手术、外伤及药物过敏史。

查体：T 38.8℃，P 132次/分，R 20次/分，BP 103/59 mmHg，神志清楚，查体合作。全身皮肤、黏膜无黄染、出血点及瘀斑，全身浅表淋巴结未触及。心肺听诊无异常。右上腹肌紧张，Murphy征阳性。全腹肌紧张，压痛，反跳痛，肛诊无血性分泌物。双侧巴氏征及克氏征阴性。

辅助检查：

血常规：WBC 5.04×10^9/L，NE% 93%，Hb 130 g/L，PLT 97×10^9/L，CRP 19.96 mg/dL；

PCT：32.32 ng/mL；

血生化：GPT 54 U/L，GOT 86 U/L，Amy 317 U/L，Lip 373.8 U/L，TB 42.4 μmol/L，DB 27.9 μmol/L；

动脉血气分析：pH 7.52，PaO_2 78mmHg，$PaCO_2$ 37mmHg，SaO_2 95%，Lac 3.0 mmol/L；

急诊腹部B超：胆、胰、脾未见异常，腹腔内可见游离液体，深约5.8cm；

粪便常规：粪便隐血试验阳性；

尿常规：正常；

腹部CT平扫（图8-6-9、图8-6-10）：①胆囊结石，胆囊炎症；②腹腔积液。

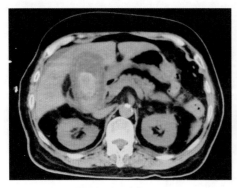 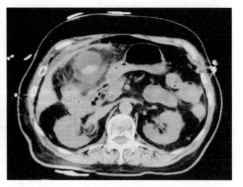

图8-6-9　腹部CT　　　　　　　　　　　图8-6-10　腹部CT

腹水检查：穿刺液为黄绿色浑浊液体；细胞总数 $43\,026 \times 10^6$/L，白细胞数 $36\,026 \times 10^6$/L，多核细胞 0.97，单核细胞 0.03，积液比重 1.030，蛋白定性实验阳性；

腹水生化：TB 230.7 μmol/L，DB 158.5 μmol/L，GGT 210.4 U/L，Amy 1 151.1 U/L，Lip 4 087.5 U/L；

【治疗经过】

根据患者的病史、临床症状以及实验室检查结果，急诊诊断为急性胆囊炎，即行禁食水、持续胃肠减压、腹腔穿刺引流、全静脉营养、抗炎补液等对症治疗。行诊断性腹腔穿刺，结果见辅助检查部分。

经多学科会诊，考虑：具有外科手术探查指征，但患者高龄，合并多种疾病，手术风险同样极高。向家属讲明情况后，给予加强抗感染支持治疗，经皮经肝经胆囊穿刺引流，腹腔穿刺置管引流。

【临床诊断】

①急性胆囊炎，胆囊穿孔，腹腔感染；②急性胰腺炎；③上消化道出血。

【智能诊断】

疾病智能诊断系统根据知识图谱急症与相关实体关系，智能辅助判断最可能发生疾病的诊断流程和结果，智能诊断流程图示如下：

第 1 步：选择主诉症状 - 右上腹痛（图 8-6-11）。

第 2 步：选择诱因、频率、曾患疾病（图 8-6-12）。

第 3 步：选择伴随症状（图 8-6-13）。

第 4 步：诊断结果（图 8-6-14）。

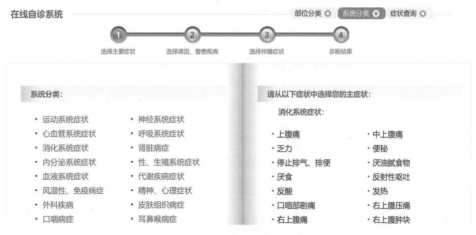

图 8-6-11　胆囊炎智能诊断流程 1

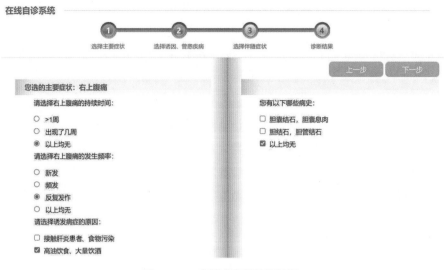

图 8-6-12　胆囊炎智能诊断流程 2

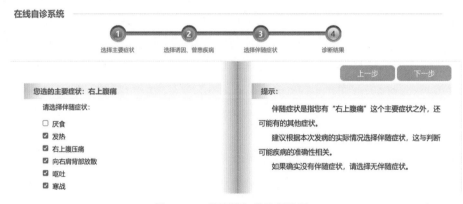

图 8-6-13　胆囊炎智能诊断流程 3

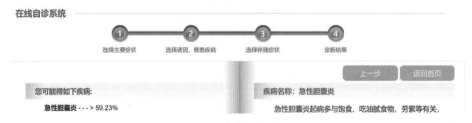

图 8-6-14　胆囊炎智能诊断流程 4

【小结】

　　急性胆囊炎是由于胆囊管阻塞和细菌侵袭而引起的胆囊炎症；其典型临床特征为右上腹阵发性绞痛，伴有明显的触痛和腹肌强直。约 95% 的患者合并有胆囊结石，称为结石性胆囊炎；5% 的患者未合并胆囊结石，称为非结石性胆囊炎。急性胆囊炎以外科手术为主要治疗手段，但术前宜常规进行禁食、胃肠减压，纠正水、电解质异常，给予抗生素治疗。当患者出现以下情况时，宜选用手术治疗：①胆囊炎伴严重的胆道感染；②胆囊炎出现并发症，如胆囊坏疽性炎症、积脓、穿孔等；③准备手术的患者，并发急性胆囊炎者，手术治疗可选用胆囊切除术与胆囊造瘘术。

8.6.3 急性阑尾炎

1. 急性阑尾炎知识图谱说明

急性阑尾炎是急诊常见病，常由于粪石嵌顿、肿瘤压迫、阑尾管腔堵塞等原因造成阑尾急性炎症，病理上分为单纯性阑尾炎、化脓性阑尾炎、穿孔坏疽性阑尾炎及阑尾周围脓肿。临床表现以转移性右下腹痛及阑尾点压痛、反跳痛为特点，需要完善血HCG，血生化淀粉酶、脂肪酶等检验除外异位妊娠、胰腺炎等腹部其他疾病。还要注意鉴别全身性疾病在腹部表现，例如酮症酸中毒、结缔组织病、过敏性紫癜等。腹部超声及 CT 检查有时可发现阑尾异常表现，协助诊断。并发症主要有腹腔脓肿、门静脉炎、脓毒症、腹膜炎等。治疗主要是胃肠减压、解痉止痛、抗感染等，除单纯性阑尾炎可经保守治疗后痊愈外，原则上其余类型阑尾炎都应采用阑尾切除手术治疗。

2. 急性阑尾炎知识图谱（图 8-6-15）

3. 急性阑尾炎病例

【病例简介】

患者男性，35 岁，主因"转移性右下腹痛 3 天，加重伴发热 1 天"急诊来诊。3 天前，患者无明显诱因出现上腹部隐痛不适，呈阵发性，10 小时后疼痛转移并固定于右下腹部，呈持续性疼痛，阵发性加剧，无肩背及会阴放射痛，伴恶心、乏力、纳差，无黄疸，无腹胀、腹泻、脓血便及里急后重。口服抗生素治疗，效不佳。今日右下腹痛加重，持续不缓解，伴发热，体温最高 38.4℃，无寒战，无尿痛。为进一步治疗急诊就诊。患者病来精神、饮食差，体重无明显变化。

既往史：既往体健，否认有肝炎、结核等传染病史。无药物及食物过敏史。无外伤、手术及输血史。

查体：T 38.5℃，P 90 次 / 分，R 20 次 / 分，BP 110/85 mmHg，神志清楚，屈曲位。巩膜无黄染，双肺叩诊呈清音，听诊未闻及啰音，心率 90 次 / 分，律齐，无杂音。腹部平坦，未见肠型及蠕动波。右下腹肌紧张，右下腹压痛、反跳痛明显，尤以右下腹阑尾区（麦氏点）为著。未触及腹部包块，肝脾肋下未触及，肝肾区无叩痛，移动性浊音阴性，肠鸣音正常。结肠充气试验阳性。

辅助检查：

血常规：WBC 14.60×10^9/L，NE% 75%，Hb 134 g/L，PLT 215×10^9/L，CPR 20.9 mg/dL；

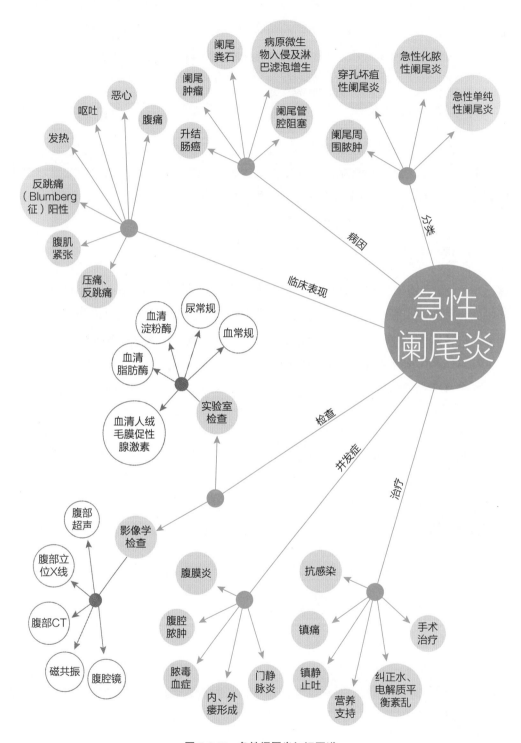

图 8-6-15　急性阑尾炎知识图谱

血生化：GPT 37.2 U/L，GOT 50.8 U/L，ALB 39 g/L，TB 12.3 μmol/L，DB 5.2 μmol/L，GLU 4.7 mmol/L，BUN 8.4 mmol/L，Cr 103 μmol/L，Amy 106.9 U/L，Lip 98.7 U/L，BNP 213 pg/mL；

腹部超声：右下腹阑尾区低回声包块，考虑阑尾炎；

盆腔 CT（图 8-6-16）：阑尾周围脂肪间隙模糊，密度增高；

余检查未见明显异常。

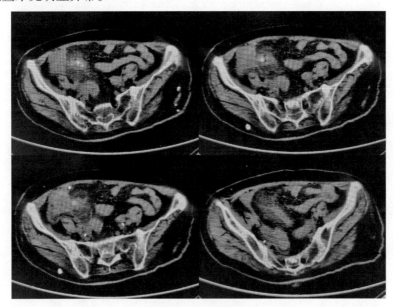

图 8-6-16　盆腔 CT

【治疗经过】

根据患者的病史、临床症状、实验室检查结果以及影像学表现，急诊判断为急性阑尾炎，即行解痉、止痛、抗炎及维持水、电解质平衡治疗。完善相关检查，排除手术禁忌，于当日在蛛网膜下腔阻滞麻醉下行阑尾切除术，术中见阑尾长 7 cm，直径约 0.8 cm，肉眼可见充血、肿胀、表面覆脓苔。顺行切除阑尾，系膜予双重结扎，残端予结扎后荷包缝合包埋。术中顺利，出血少，麻醉满意，术毕安返病房。予以抗炎、支持等治疗。

【临床诊断】

急性阑尾炎

【智能诊断】

疾病智能诊断系统根据知识图谱急症与相关实体关系，智能辅助判断最可能发生疾病的诊断流程和结果，智能诊断流程图示如下：

第 1 步：选择主诉症状 - 转移性右下腹痛（图 8-6-17）。

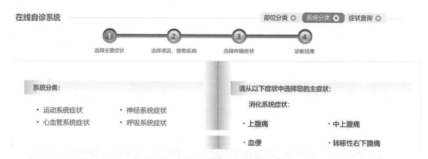

图 8-6-17　急性阑尾炎智能诊断流程 1

第 2 步：选择诱因、频率、曾患疾病（图 8-6-18）。

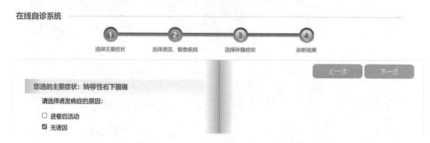

图 8-6-18　急性阑尾炎智能诊断流程 2

第 3 步：选择伴随症状（图 8-6-19）。

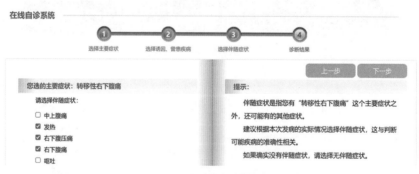

图 8-6-19　急性阑尾炎智能诊断流程 3

第 4 步：诊断结果（图 8-6-20）。

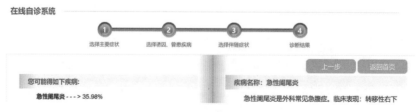

图 8-6-20　急性阑尾炎智能诊断流程 4

【小结】

急性阑尾炎是外科常见病，居各种急腹症的首位。转移性右下腹痛及阑尾点压痛、反跳痛为其常见临床表现，但是急性阑尾炎的病情变化多端。其临床表现为持续伴阵发性加剧的右下腹痛、恶心、呕吐，多数患者血常规提示白细胞和中性粒细胞计数增高。麦氏点压痛，则是该病重要体征。急性阑尾炎一般分四种类型：急性单纯性阑尾炎、急性化脓性阑尾炎、坏疽及穿孔性阑尾炎和阑尾周围脓肿。非手术治疗措施包括抗生素抗感染、纠正水和电解质平衡、解痉止痛、胃肠减压等，原则上除黏膜水肿型可行保守治疗后痊愈外，急性阑尾炎都应采用阑尾切除手术治疗。

8.6.4　急性胰腺炎

1. 急性胰腺炎知识图谱说明

急性胰腺炎是多种病因导致胰酶在胰腺内被激活后引起胰腺组织自身消化、水肿、出血甚至坏死的炎症反应。常由酗酒、暴饮暴食、胆石症及结缔组织病等因素诱发。临床表现以急性上腹痛、恶心、呕吐、发热和血胰酶增高等为特点。病变程度轻重不等，临床病理常为间质水肿型胰腺炎和坏死性胰腺炎两种。轻者以胰腺水肿为主，临床多见，病情常呈自限性，预后良好。少数重者的胰腺出血坏死，常继发感染、腹膜炎和休克等，病死率高。临床按病情严重程度分为轻症、中重症、重症急性胰腺炎三级。通过病史、临床表现、实验室检查、影像学检查可以确诊。治疗主要是防治休克，改善微循环、解痉、止痛，抑制胰酶分泌，抗感染，营养支持，预防并发症的发生。病情较重者酌情行手术治疗。

2. 急性胰腺炎知识图谱（图 8-6-21）

3. 急性胰腺炎病例

【病例简介】

患者女性，26 岁，主因"腹痛、恶心伴呕吐 1 天"急诊来诊。患者 1 天前大量饮酒后出现中上腹钝痛，进食加重，与排便无关，偶有反酸，无恶心、呕吐，自服胃黏膜保护剂有一定疗效，但疼痛持续存在，前弓位可略缓解，影响进食。进食鱼汤后上腹痛加重，向后背放散，屈曲位略有缓解，动则甚痛，解痉药无效，伴恶心、呕吐 1 次，为胃内容物。大便基本每两天 1 次，未见明显黑便。为进一步诊治来诊。

既往史：既往体健，否认胆囊结石、消化道溃疡、高血压病史。

查体：T 38.2℃，P 132 次 / 分，R 30 次 / 分，BP 96/57 mmHg。半卧位，神志清楚，精神差。呼吸急促，双肺呼吸音粗，双下肺呼吸音低。心率 132 次 / 分，律齐，各瓣膜听诊区未闻及杂音。腹膨隆，张力高，全腹压痛，反跳痛。肝脾未触及，未闻及肠鸣音。双下肢无水肿。

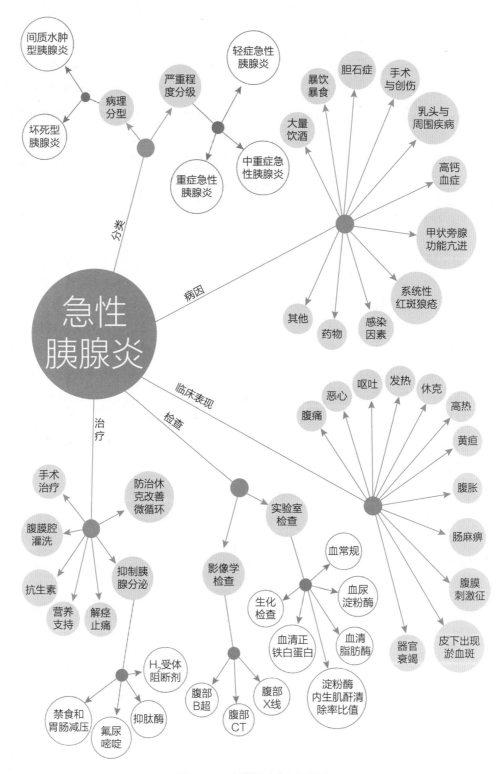

图 8-6-21 急性胰腺炎知识图谱

辅助检查：

血常规：WBC 25×10^9/L，NE% 88.9%，Hb 158 g/L，红细胞比容（Htc）0.52，PLT 325×10^9/L，CPR 39.59 mg/dL，IL-6 52.54 pg/mL；

血生化：GPT 33.6 U/L，GOT 55.7 U/L，TP 59 g/L，ALB 36 g/L，TB 20.4 μmol/L，DB 7.7μmol/L，GLU 28.87 mmol/L，BUN 14.44 mmol/L，Cr 356 μmol/L，Ca^{2+} 1.36 mmol/L，Amy 896.7U/L，Lip 3163.3 U/L，BNP 290 pg/mL；

凝血功能：APTT 39.1s，Fig 3.07 g/L，D-dimer 6.18 μg/mL；

PCT：140 ng/mL；

腹部 CT（图 8-6-22）：提示胰腺周围渗出；

胸部 CT（图 8-6-23）：提示双侧胸腔积液。

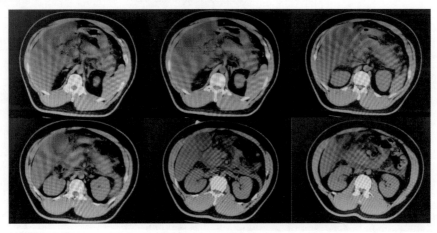

图 8-6-22 腹部 CT

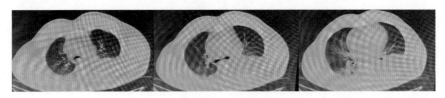

图 8-6-23 胸部 CT

【治疗经过】

给予胃肠减压、禁食水、补液、抑酸、抑制胰酶分泌等治疗，并转监护室继续治疗。为降低腹压，给予床旁血滤、腹腔穿刺置管引流术等治疗。

【临床诊断】

①急性重型胰腺炎；②急性肺损伤，双侧胸腔积液；③肾功能不全

【智能诊断】

疾病智能诊断系统根据知识图谱急症与相关实体关系，智能辅助判断最可能发生

疾病的诊断流程和结果，智能诊断流程图示如下：

第1步：选择主诉症状 - 腹痛（图8-6-24）。

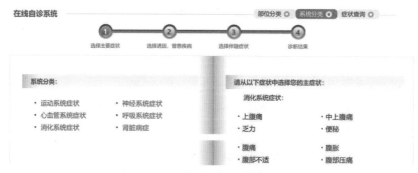

图8-6-24　急性胰腺炎智能诊断流程1

第2步：选择诱因、频率、曾患疾病（图8-6-25）。

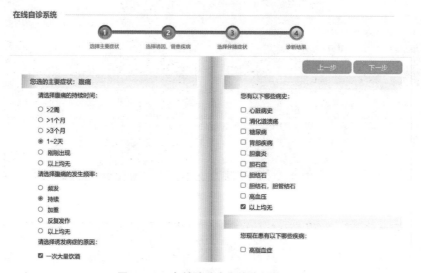

图8-6-25　急性胰腺炎智能诊断流程2

第3步：选择伴随症状（图8-6-26）。

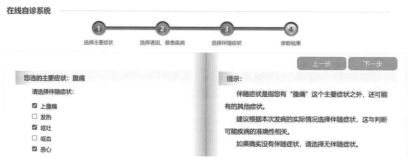

图8-6-26　急性胰腺炎智能诊断流程3

第 4 步：诊断结果（图 8-6-27）。

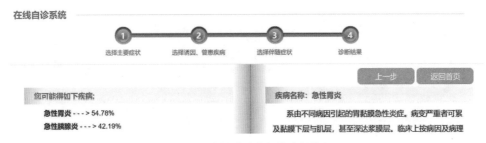

图 8-6-27　急性胰腺炎智能诊断流程 4

【小结】

急性胰腺炎（acute pancreatitis，AP）是临床常见急症，发病率逐年增高，尤其重症急性胰腺炎起病凶险、病死率高。患者主诉腹痛伴恶心、呕吐来诊。否认外伤史。体格检查腹部膨隆，全腹有明显压痛及反跳痛。实验室检查白细胞升高，血淀粉酶脂肪酶增高。全腹压痛及反跳痛提示腹腔内炎症，CT 提示胰腺渗出，无气腹，无脏器梗阻、破裂及坏死表现，血常规提示血红蛋白稍高，不考虑缺血性腹痛、出血性腹痛、损伤性腹痛、梗阻性腹痛，故炎症性腹痛可能性大。功能紊乱及其他疾病导致的腹痛无诊断依据，需要排除其他腹痛诊断后方才考虑。腹痛、血淀粉酶增高、CT 胰腺影像学改变是诊断急性胰腺炎的标准，该患者全部符合，故诊断急性胰腺炎。

8.6.5　急性消化道穿孔

1. 急性消化道穿孔知识图谱说明

急性消化道穿孔指胃肠道空腔脏器破裂导致腹腔感染。临床上多种病因可以导致消化道穿孔，例如消化性溃疡、克罗恩病、溃疡性结肠炎、应激性溃疡、肿瘤、外伤、肠道缺血、腹腔内感染等。临床表现为突发剧烈腹痛，迅速波及全腹，呈进行性加重，伴面色苍白，出冷汗，甚至休克，全腹压痛反跳痛，腹肌紧张（板状腹）。需要完善血常规、尿常规、血生化、肝肾功能等实验室检查鉴别腹痛诊断，完善腹部 X 线、超声、CT 等影像学检查协助诊断，立位腹部 X 线显示膈下游离气体可以确诊。必要时行诊断性腹腔穿刺明确诊断。可并发腹膜炎、肠梗阻、尿潴留、肺部感染、下肢深静脉血栓等症状。治疗上首选手术治疗，对于一般情况好、年轻、无其他脏器病变、症状和体征轻的空腹穿孔患者也可采用保守治疗。

2. 消化道穿孔知识图谱（图 8-6-28）

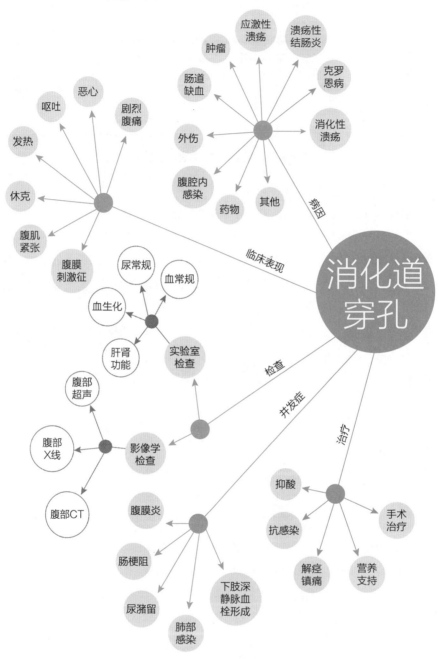

图 8-6-28　消化道穿孔知识图谱

3. 消化道穿孔病例

【病例简介】

患者男性，18 岁，主因"突发持续性上腹部疼痛 12 小时"急诊入院。患者于 12

小时前无明显诱因突然出现上腹部疼痛，持续性，呈刀割样剧痛，无腰背部及肩部放散痛。1 小时后腹痛扩散为全腹痛，腹痛剧烈，难以忍受。无腹胀、腹泻，无咳嗽、咳痰，无寒战、发热，无恶心、呕吐，无黄染，无心悸、气短。小便正常，无大便。未用药急诊来院。

既往史：既往十二指肠球部溃疡病史 10 年，否认结核病及肝炎等传染病史。

查体：T 36.8℃，P 110 次 / 分，BP 117/68 mmHg，R 20 次 / 分，神志清楚，巩膜无黄染，双肺呼吸音清，心率 110 次 / 分，律齐，无杂音。腹部平坦，未见胃、肠型及蠕动波，未见腹壁静脉曲张，腹式呼吸消失。全腹压痛，反跳痛，肌紧张，肝脾肋下未触及，Murphy 征阴性。肺肝界位于右锁骨中线第 7 肋间，全腹叩诊呈鼓音，移动性浊音阴性，肠鸣音消失。

辅助检查：

血常规：WBC 22.43 × 10⁹/L，NE% 86.54%，Hb 138 g/L，PLT 210 × 10⁹/L；

腹部 X 线（图 8-6-29）：右侧膈下见新月形气体影；

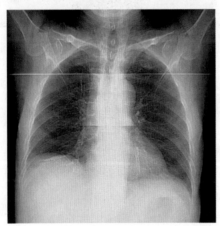

图 8-6-29　腹部 X 线

腹部超声：腹部肠管扩张，胰腺显示不清，肝胆脾双肾未见明显异常；

腹部 CT（图 8-6-30）：腹腔内游离气体、腹腔积液；

余检查未见明显异常。

【治疗经过】

根据患者的病史、临床症状以及实验室检查结果，急诊判断为消化道穿孔。给予禁食水、胃肠减压、抗感染治疗，完成术前检查（2 小时内完成）等处理。急诊全麻下行剖腹探查术（4 小时内施行），术中可见：十二指肠环处脓苔附着，清除脓苔后见溃疡穿孔直径约 1 cm，周围组织水肿明显、质硬，未见肿物，决定行穿孔修补术，术后患者安返病房，给予抗感染、活血抗凝等药物治疗。

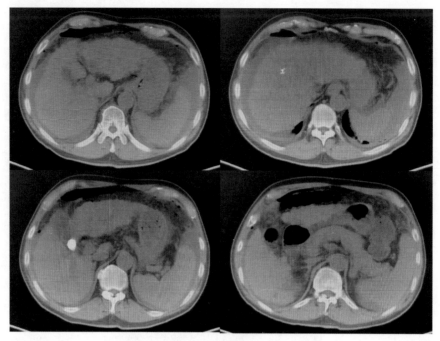

图 8-6-30　腹部 CT

【临床诊断】

①消化道穿孔；②弥漫性腹膜炎。

【智能诊断】

疾病智能诊断系统根据知识图谱急症与相关实体关系，智能辅助判断最可能发生疾病的诊断流程和结果，智能诊断流程图示如下：

第1步：选择主诉症状 - 腹痛（图 8-6-31）。

第2步：选择诱因、频率、曾患疾病（图 8-6-32）。

第3步：选择伴随症状（图 8-6-33）。

第4步：诊断结果（图 8-6-34）。

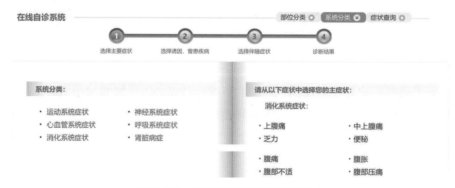

图 8-6-31　消化道穿孔智能诊断流程 1

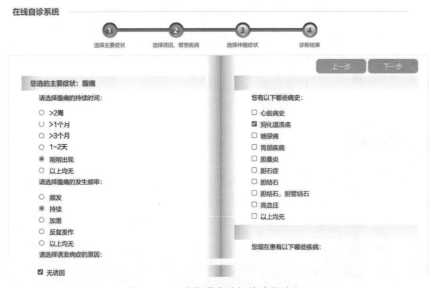

图 8-6-32　消化道穿孔智能诊断流程 2

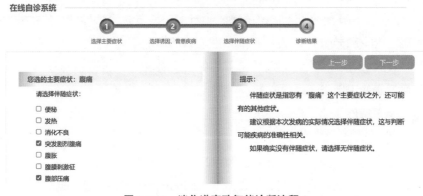

图 8-6-33　消化道穿孔智能诊断流程 3

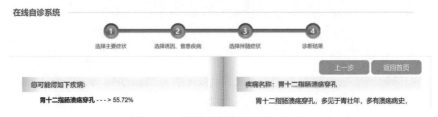

图 8-6-34　消化道穿孔智能诊断流程 4

【小结】

消化道穿孔最常见的原因是消化性溃疡。由于溃疡不断加深，穿透肌层，浆膜层，最后穿透胃或十二指肠壁而发生穿孔。穿孔后可发生几种不同后果。如穿孔前溃疡底已与胰肝等邻近脏器发生粘连，形成穿透性溃疡，为慢性穿孔；少数病例溃疡底与横结肠粘连，穿孔后形成胃结肠瘘。以上两种情况大多发生在胃、十二指肠后壁溃疡穿孔。如溃疡穿孔后迅速与大网膜或附近脏器发生粘连，则可在穿孔周围形成脓疡。消化道穿孔多起病急，进展迅速，治疗以急性期治疗为主，治疗上首选手术治疗，对于一般情况好、年轻、无其他脏器病变、症状和体征轻的空腹穿孔患者也可采用保守治疗。

8.6.6 异位妊娠

1. 异位妊娠知识图谱说明

孕卵在子宫腔外着床发育的异常妊娠过程为异位妊娠，也称"宫外孕"。病因常由于输卵管管腔、周围的炎症、肿瘤压迫等，引起管腔通畅不佳，阻碍孕卵正常运行，使之在异位停留、着床、发育，导致妊娠流产或破裂。临床上以输卵管妊娠最常见，其他异位妊娠部位包括卵巢、腹腔、子宫颈、阔韧带、剖宫产瘢痕、子宫残角等。在流产或破裂前往往无明显症状，也可有停经、腹痛、少量阴道出血。破裂后表现为急性剧烈腹痛，反复发作，肛门坠胀感、阴道出血，以至晕厥、休克。检查常有腹腔内出血体征，阴道后穹隆穿刺可抽出不凝血，血 HCG 是早期诊断异位妊娠的重要方法，超声是证实宫内孕和异位妊娠的最简单和最准确的影像手段。治疗以手术为主，纠正休克的同时开腹探查，切除病侧病灶。若为保留生育功能，也可切开取出孕卵。

2. 异位妊娠知识图谱（图 8-6-35）

3. 异位妊娠病例

【病例简介】

患者女性，24 岁，未婚，主因"停经 2 个月，下腹痛加重 6 小时"急诊来诊。患者停经 2 个月，自测尿早孕实验阳性。1 天前无诱因出现下腹疼痛，渐加重，伴肛门坠胀感，6 小时前下腹痛加剧，伴心悸晕厥，急诊来诊。患者无腹泻、呕吐，无黑便，无发热，精神、饮食差，二便如常，体重无明显变化。

既往史与个人史：既往体健，否认消化道溃疡、胆石症等病史。月经周期不规则，有性生活史，末次月经（LMP）：2017 年 5 月 2 日。

查体：T 36.6℃，P 108 次 / 分，R 20 次 / 分，BP 114/74 mmHg。神志清楚，精神欠佳，痛苦面容，自动体位，心肺听诊无异常。下腹部压痛反跳痛阳性，可疑移动性浊音。妇科检查：外阴发育正常，已婚未产式，阴道畅，正常分泌物，宫颈质中，常大，子宫前位，常大，质中，漂浮感，双附件区增厚，压痛（腹壁对抗）。后穹隆稍饱满，触痛，以右侧为甚。

辅助检查：

尿早孕试验：阳性。

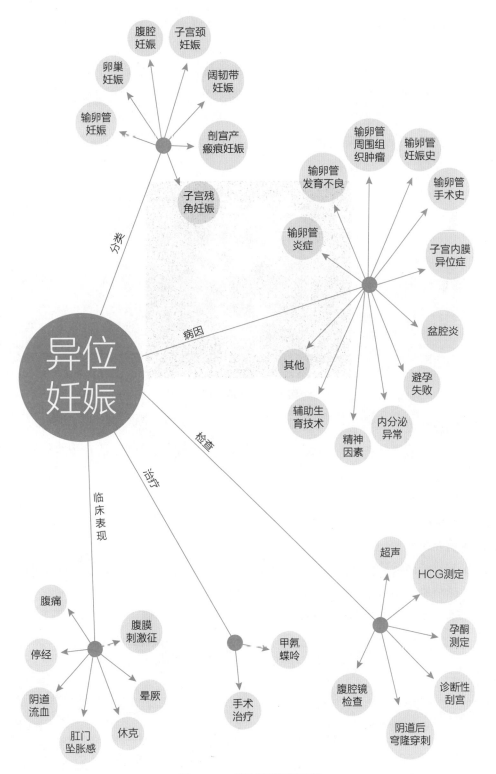

图 8-6-35　异位妊娠知识图谱

血常规：WBC 13.6×10^9/L，NE% 80.1%，RBC 4.57×10^{12}/L，Hb 136 g/L，PLT 147×10^9/L；血 HCG 5 000 IU/L；

妇科 B 超（图 8-6-36）：盆腔偏右侧可见一不均匀低回声包块，大小约 9.3 cm×4.7 cm×6.7 cm，边界不清，CDFI 示其内见明显血流信号。腹盆腔、肝肾间隙、脾肾间隙均可见游离液体，最深处约 4.8 cm。后穹隆穿刺抽出不凝血 5 mL，灯光下暗红色；考虑：①盆腔偏右侧低回声包块，异位妊娠合并血肿待除外；②盆腹腔积液。

余生化检查未见明显异常。

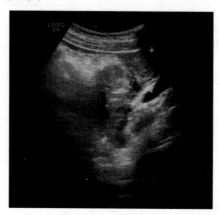

图 8-6-36　妇科 B 超

【治疗经过】

根据患者的病史、临床症状、实验室检查及影像学检查结果，急诊判断为异位妊娠。考虑患者目前存在异位妊娠破裂致腹腔内急性大量出血的情况，急诊手术治疗。

【临床诊断】

①异位妊娠；②腹腔内出血。

【智能诊断】

疾病智能诊断系统根据知识图谱急症与相关实体关系，智能辅助判断最可能发生疾病的诊断流程和结果，智能诊断流程图示如下：

第 1 步：选择主诉症状 - 腹痛（图 8-6-37）。

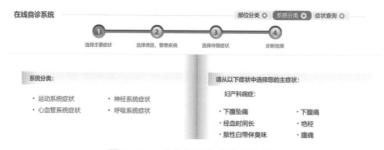

图 8-6-37　异位妊娠智能诊断流程 1

第 2 步：选择诱因、频率、曾患疾病（图 8-6-38）。

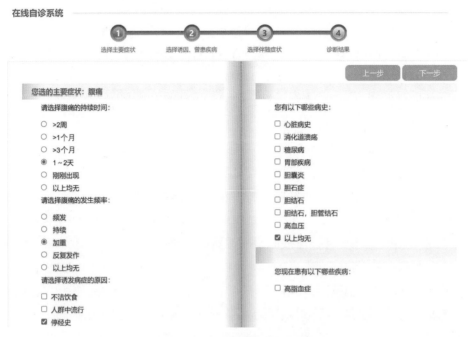

图 8-6-38　异位妊娠智能诊断流程 2

第 3 步：选择伴随症状（图 8-6-39）。

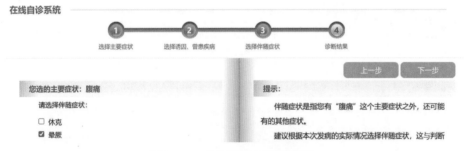

图 8-6-39　异位妊娠智能诊断流程 3

第 4 步：诊断结果（图 8-6-40）。

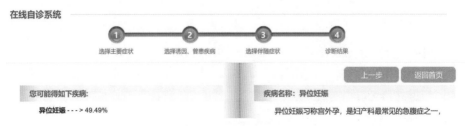

图 8-6-40　异位妊娠智能诊断流程 4

【小结】

受精卵在子宫体腔以外的地方着床发育称为异位妊娠，又称宫外孕。典型症状为停经后腹痛与阴道流血，多有 6 ~ 8 周停经史。血 HCG 是早期诊断异位妊娠的重要方法，超声是证实宫内孕和异位妊娠的最简单和最准确的影像手段。异位妊娠引起失血性休克应尽早手术。

8.6.7　泌尿系结石

1. 泌尿系结石知识图谱说明

泌尿结石是泌尿系的常见病。结石可见于肾、膀胱、输尿管和尿道的任何部位。但以肾与输尿管结石为常见。输尿管结石多发生在肾盂和输尿管移行处、输尿管跨过髂动脉处、膀胱入口处三个狭窄部位。结石形成与遗传因素，性别、职业和饮食等流行病学因素，解剖结构异常、尿液因素和尿路感染等因素有关。男性多见，常见于20 ~ 50 岁。临床表现腰部剧烈疼痛、排尿疼痛、排尿困难、尿潴留、脓尿、血尿、恶心、呕吐。需要完善泌尿系 B 超、泌尿系 CT、肾功能、尿常规、膀胱尿道镜检。CT 检查敏感、特异性高，结合临床症状可以确诊。治疗包括保守治疗和手术治疗。结石较大者需体外碎石或者手术治疗，包括经皮肾镜取石术、输尿管肾镜碎石、腹腔镜手术。

2. 泌尿系结石知识图谱（图 8-6-41）

3. 泌尿系结石病例

【病例简介】

患者男性，60 岁，主因"左腰痛 5 小时"急诊入院。患者 5 小时前无明显诱因出现左侧腰痛，疼痛剧烈不能耐受，为持续性绞痛，向腹股沟区、会阴部放射，伴恶心、呕吐，呕吐物为胃内容物，无咖啡样物，无腹泻，无发热。患者病来精神、饮食差，小便颜色深，体重无明显变化。

既往史与个人史：否认高血压、冠心病病史。无肝炎及结核病史。无外伤及手术病史。无药物及其他过敏史。

查体：T 36.5℃，P 68 次 / 分，R 16 次 / 分，BP 126/73 mmHg。神志清楚，精神差，全身的皮肤黏膜无黄染，双肺呼吸音清，未闻及干湿啰音，心律齐，无杂音。腹软，无压痛，肝脾未触及，肝区无叩击痛，移动性浊音阴性，双下肢无水肿。左侧肋脊角叩击痛，双侧输尿管行程区无压痛，膀胱区无膨隆，无压痛，未扪及包块，外生殖器无畸形，尿道外口无异常分泌物。

辅助检查：

尿常规：白细胞阳性，红细胞阳性；

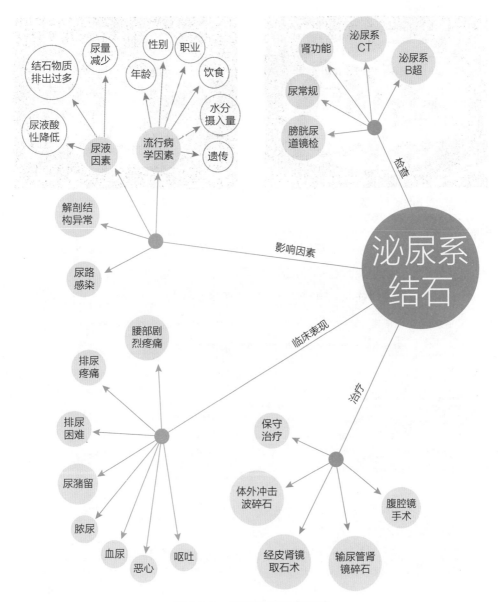

图 8-6-41 泌尿系结石知识图谱

腹部 CT：双肾积水（图 8-6-42），双侧输尿管上端结石（图 8-6-43）；
余检查未见明显异常。

【治疗经过】

根据患者的病史、临床症状以及实验室检查结果，急诊判断为输尿管结石，即行
解痉、镇痛及消炎利尿治疗，建议碎石治疗。

【临床诊断】

输尿管结石

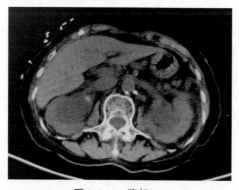 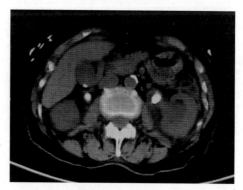

图 8-6-42　腹部 CT　　　　　　　　　　　图 8-6-43　腹部 CT

【智能诊断】

疾病智能诊断系统根据知识图谱急症与相关实体关系，智能辅助判断最可能发生疾病的诊断流程和结果，智能诊断流程图示如下：

第 1 步：选择主诉症状 - 一侧腰部疼痛（图 8-6-44）。

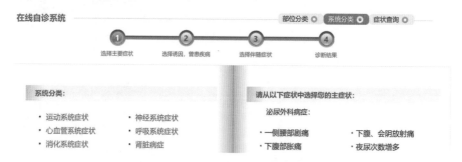

图 8-6-44　泌尿系结石智能诊断流程 1

第 2 步：选择诱因、频率、曾患疾病（图 8-6-45）。

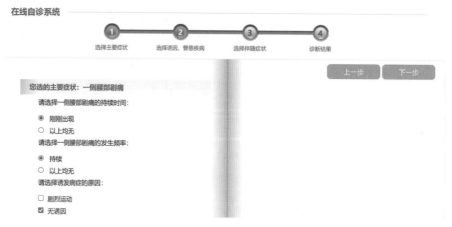

图 8-6-45　泌尿系结石智能诊断流程 2

第 3 步：选择伴随症状（图 8-6-46）。

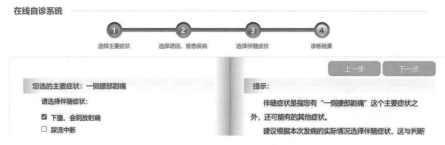

图 8-6-46　泌尿系结石智能诊断流程 3

第 4 步：诊断结果（图 8-6-47）。

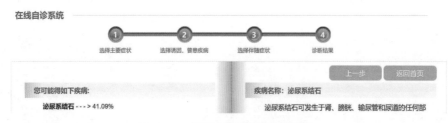

图 8-6-47　泌尿系结石智能诊断流程 4

【小结】

泌尿结石是泌尿系的常见病。结石可见于肾、膀胱、输尿管和尿道的任何部位。但以肾与输尿管结石为常见。临床表现因结石所在部位不同而有异。肾与输尿管结石的典型表现为肾绞痛与血尿，膀胱结石主要表现是排尿困难和排尿疼痛。肾、输尿管结石的常见并发症是梗阻和感染，不少病例因尿路感染症状就医。梗阻则可引起肾积水，出现上腹部或腰部肿块。有时沿输尿管行程有压痛。肾、输尿管结石治疗目的不仅是解除病痛，保护肾脏功能，而且应尽可能找到并解除病因，防止结石复发。患者初步诊断泌尿系结石，疼痛考虑因结石引起，应用止痛药物，结石较大需体外碎石或者手术治疗，结石嵌顿有引起肾积水、肾周围炎、急性肾功能不全、输尿管炎等等可能，严重疼痛有诱发心脑血管意外的可能。

8.7　急性头痛概论

8.7.1　急性头痛概论知识图谱说明

急性头痛是指额、顶、颞和枕部的疼痛，可以是单一的疾病，也可以是多功能性的。引起头痛的原因包括颅内病变、颅外病变、全身性疾病，以及神经官能症、精神疾病。

全身性疾病引起的头痛包括高血压危象或高血压急症。疼痛发作主要是通过颅内外血管收缩舒张、颅外肌肉收缩、颅内外神经炎症及耳鼻喉器官疾病牵扯痛引起。临床诊断注意头痛的临床特点，例如：疼痛起病方式、程度性质、部位、持续时间，有无意识障碍、局部神经定位体征、脑膜刺激征等，注意与功能性疼痛、偏头痛、颅内出血、

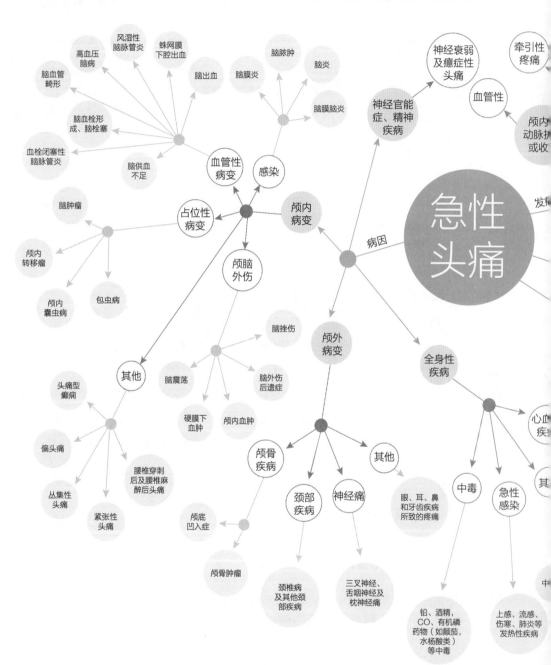

肿瘤、高血压脑病等进行鉴别。明确诊断需要完善颅脑影像学检查及腰椎穿刺脑脊液检查。急性头痛的急诊诊治主要是尽快明确病因，对症处理，及时处理颅内高压。

8.7.2 急性头痛概论知识图谱（图 8-7-1、图 8-7-2）

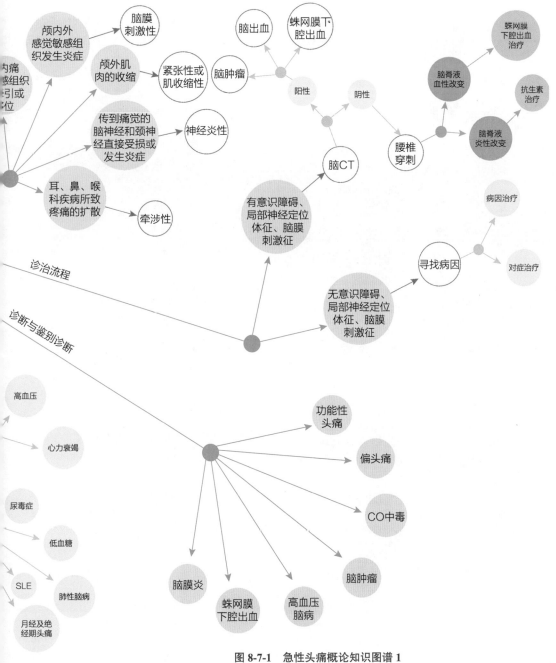

图 8-7-1 急性头痛概论知识图谱 1

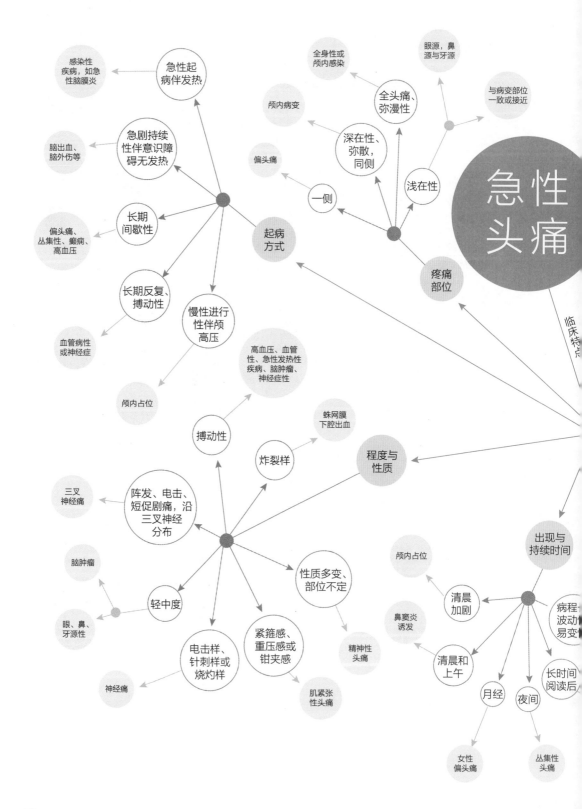

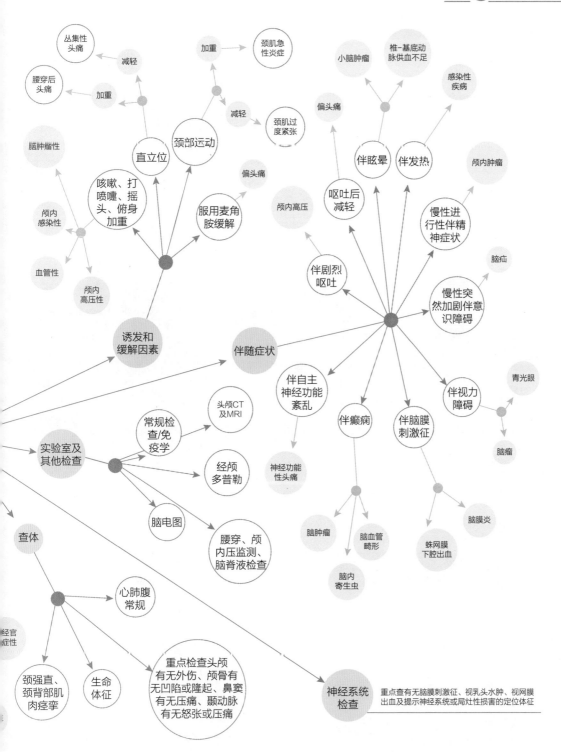

图 8-7-2 急性头痛概论知识图谱 2

8.8 高血压危象

8.8.1 高血压危象

1. 高血压危象知识图谱说明

高血压危象由寒冷、内分泌失调、过度劳累及精神创伤等因素诱发，临床出现血

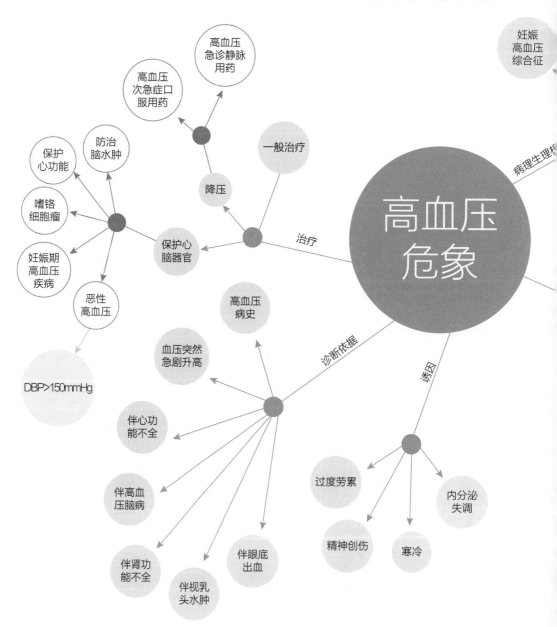

压突然升高、交感神经强烈兴奋、靶器官功能急性损伤表现、高血压急症症状等表现。临床诊断主要依据高血压病史，血压急剧升高，出现靶器官功能障碍。治疗主要是降低血压，保护靶器官功能。

2. 高血压危象知识图谱（图 8-8-1）

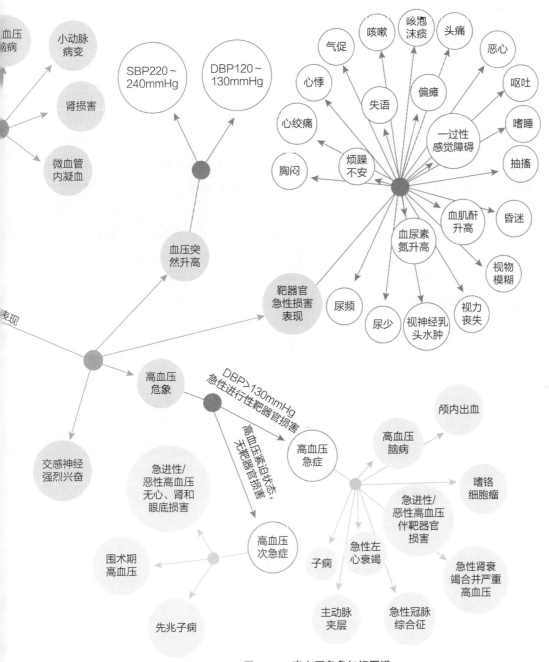

图 8-8-1 高血压危象知识图谱

3. 高血压危象病例

【病例简介】

患者男性，67 岁，主因"发现高血压 8 年，骤然加重 2 天"急诊来诊。患者 8 年前体检时发现血压高达"150/100 mmHg"，一天监测血压 3 次，均高于正常，给予口服"卡托普利片"，血压控制可。近 2 天患者血压突然升高达"220/100mmHg"，伴剧烈头痛，无恶心，无呕吐，无头晕、耳鸣、视物模糊，无发热、大汗，无胸闷、胸痛，血压持续升高，为进一步治疗急诊来诊。患者自发病来，精神可，食欲欠佳，睡眠及二便均正常。体重无明显变化。

既往史：体健。否认糖尿病、慢性支气管炎病史。

查体：T 36.4℃，P 61 次 / 分，R 17 次 / 分，BP 190/110 mmHg。发育正常，营养中等，神清语利，查体合作。全身皮肤黏膜无黄染皮疹及出血点。双肺呼吸音清晰，未闻及干湿啰音。心脏浊音界不大，心率 61 次 / 分，律齐，无杂音。腹软，无压痛，双下肢无水肿。神经科查体：五官端正，双侧眼裂等大，无眼球震颤，眼底未查。双侧瞳孔等大等圆，对光反射灵敏。下颌不偏，额纹对称，鼻唇沟对称，口角无歪斜，无声嘶，无饮水呛咳，吞咽反射正常存在，腭居中。四肢肌力、肌张力正常。双侧肱二头肌、肱三头肌反射、桡骨膜反射、膝腱反射正常。双侧霍夫曼（Hoffmann）征（−）、Babinski 征（−）。脑膜刺激征：颈无抵抗，克尼格（Kernig）征阴性，布鲁津斯基（Brudzinski）征阴性。

辅助检查：

血常规：WBC 4.04×10^9/L，NE% 76%，Hb 123 g/L，PLT 127×10^9/L，CRP 2.6 mg/dL；

动脉血气：pH 7.42，PaO_2 166mmHg，$PaCO_2$ 42mmHg，Glu 5.9 mmol/L；

心肌损伤标志物三项：CKMB 1.5 ng/mL，Myo 63.0 ng/mL，TnT ＜ 0.05 ng/mL；

血生化：GPT 22 U/L，GOT 32 U/L，Amy 45 U/L，Lip 43 U/L，TB 10.4 μmol/L，DBl 6.8 μmol/L，BNP 219.5 pg/mL；

头颅 CT 示：未见明显异常；

余检查未见明显异常。

【治疗经过】

根据患者临床表现、血压值及病史，诊断为高血压危象。给予静脉泵入降压药物平稳降压治疗。

【临床诊断】

高血压 3 级（极高危）

【智能诊断】

疾病智能诊断系统根据知识图谱急症与相关实体关系，智能辅助判断最可能发生疾病的诊断流程和结果，智能诊断流程图示如下：

第 1 步：选择主诉症状 - 血压骤升（图 8-8-2）。

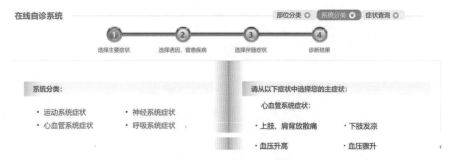

图 8-8-2 高血压危象智能诊断流程 1

第 2 步：选择诱因、频率、曾患疾病（图 8-8-3）。

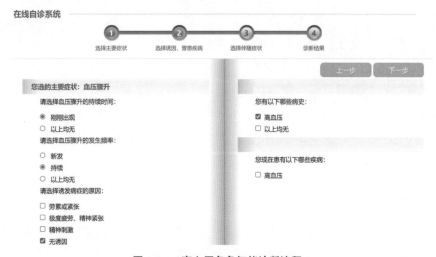

图 8-8-3 高血压危象智能诊断流程 2

第 3 步：选择伴随症状（图 8-8-4）。

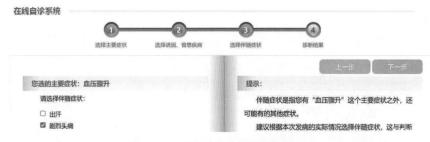

图 8-8-4 高血压危象智能诊断流程 3

第 4 步：诊断结果（图 8-8-5）。

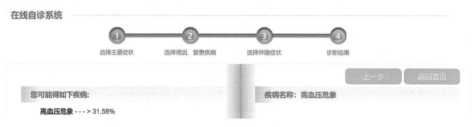

图 8-8-5　高血压危象智能诊断流程 4

【小结】

高血压危象就是指高血压的患者在一些特别的诱因作用下血压突然性、显著性增高，发生急剧性恶化，有可能出现进行性心、脑、肾和视网膜等重要脏器损害。如果有这些脏器的损害出现称为高血压急症，如果没有这些脏器损害的出现而仅仅是急剧性、恶化性、血压性变化，称为高血压亚急症，而高血压急症和高血压亚急症共同构成高血压危象。高血压危象的这种危险程度其实不是由血压的高低来决定，而是由受损的靶器官的多少以及哪个靶器官受损来决定，也决定了治疗方式和患者的预后。如果血压值突然性变化，变化幅度越高，对机体脏器所产生的损害就越大，比持续性这种处于高值的血压对机体的损害更大。最佳的治疗是既能使血压迅速下降到安全水平，以预防进行性或不可逆性靶器官损害，又不使血压下降过快或过低，否则会引起局部或全身灌注不足。高血压急降压目的是在静脉滴注降压药后 1 小时平均动脉血压下降，但不超过 25%，2 ～ 6 小时内血压约降至 160/100 ～ 110 mmHg。

8.8.2　颅内压增高

1. 颅内压增高知识图谱说明

颅内压增高原因有颅腔容积变小、颅腔内容物体积变大、颅内占位性病变。临床特点为头痛、呕吐、视神经乳头水肿。需要完善颅脑影像学检查及眼底检查以明确诊断。治疗主要行原发病治疗及降低颅压治疗。降颅压治疗要注意限制液体入量及速度，给予高渗性脱水剂及利尿剂，过度换气、亚低温治疗，必要时行脑室引流术及去骨瓣手术治疗。

2. 颅内压增高知识图谱（图 8-8-6）

3. 颅内压增高病例

【病例简介】

患者男性，53 岁，主因"头痛 1 个月，加重 7 天"急诊来诊。1 个月前无诱因出现头痛，为全颅间断性剧烈胀痛，呈进行性加重，伴视物不清，无恶心、呕吐、发热，

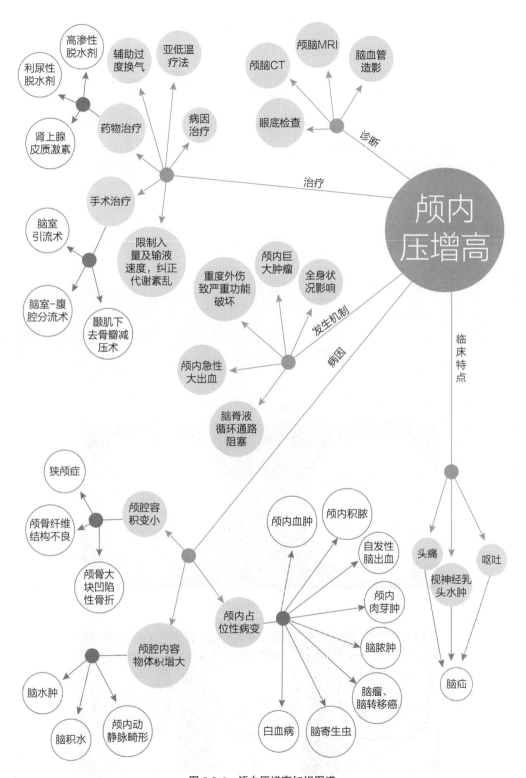

图 8-8-6 颅内压增高知识图谱

无大小便障碍及意识不清。口服药物治疗，具体用药、用量不详，头痛症状减轻。7天前右枕部隐痛，呈持续性，时轻时重，仍视物不清，伴喷射性呕吐，为求进一步诊治来诊。患者自发病以来，精神、饮食、睡眠、二便正常。

既往史：既往体健，否认高血压、糖尿病，否认手术、外伤史。

查体：T 36.3℃，P 55 次 / 分，R 20 次 / 分，BP 106/65 mmHg，全身皮肤、黏膜无黄染、水肿、出血点。双肺呼吸音清，未闻及干湿啰音。心界不大，心率 55 次 / 分，律齐，各瓣膜听诊区未闻及杂音。腹软，肝脾肋下未及。神清，语利，双瞳孔正大等圆，直径为 3.5 mm，对光反射灵敏，双眼视乳头水肿，双眼球活动自如，未见眼震，无视野缺损，双侧面纹对称，伸舌居中，四肢肌力 V 级，四肢肌张力正常，双侧腱反射（++），双侧感觉、共济查体未见明显异常，颈软、无抵抗。

辅助检查：

血、尿、便常规、血生化全项、凝血未见明显异常；

心电图：窦性心律不齐；

眼光学相干断层扫描（OCT）：双眼视神经乳头、盘周视网膜水肿，神经轻度萎缩；

颅脑 CT（图 8-8-7）：颞叶密度增高影；

脑 MRI（图 8-8-8）：T$_2$ 加权像颞叶密度增高影；

脑血管造影（图 8-8-9）：海绵窦动静脉瘘。

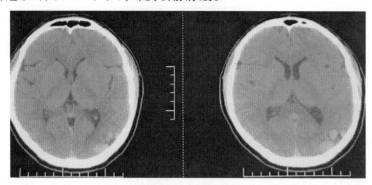

图 8-8-7　颅脑 CT

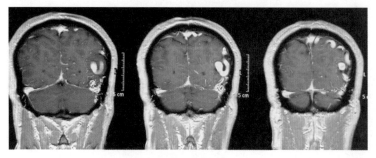

图 8-8-8　脑 MRI

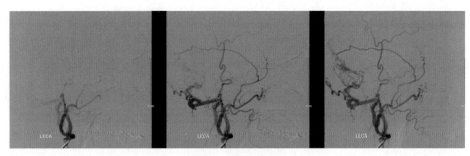

图 8-8-9　脑血管造影

【治疗经过】

根据患者的病史、临床症状以及实验室检查结果，急诊判断为海绵窦动静脉瘘，给予行血管封堵术（图 8-8-10）。术后头痛症状缓解。

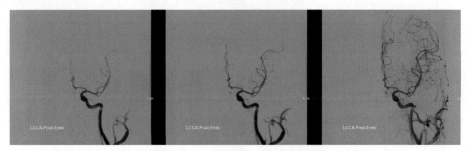

图 8-8-10　血管封堵术后脑血管造影

【临床诊断】

①颅内海绵窦动静脉瘘；②颅内压增高综合征。

【智能诊断】

疾病智能诊断系统根据知识图谱急症与相关实体关系，智能辅助判断最可能发生疾病的诊断流程和结果，智能诊断流程图示如下：

第 1 步：选择主诉症状 - 头痛（图 8-8-11）。

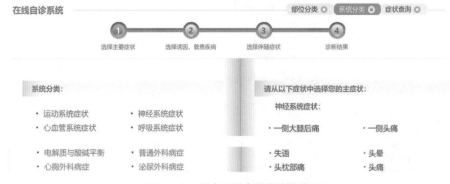

图 8-8-11　颅内压增高智能诊断流程 1

第 2 步：选择诱因、频率、曾患疾病（图 8-8-12）。

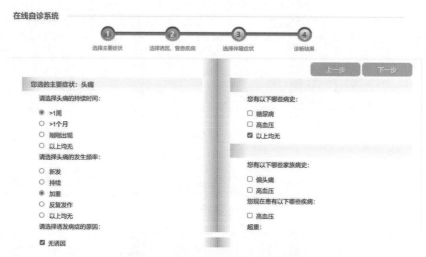

图 8-8-12　颅内压增高智能诊断流程 2

第 3 步：选择伴随症状（图 8-8-13）。

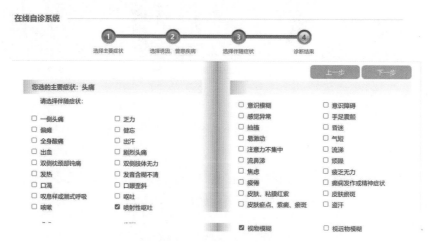

图 8-8-13　颅内压增高智能诊断流程 3

第 4 步：诊断结果（图 8-8-14）。

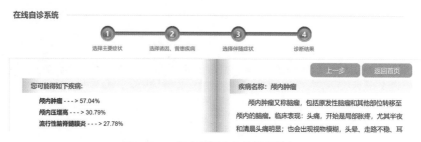

图 8-8-14　颅内压增高智能诊断流程 4

【小结】

颅内压增高是神经外科常见临床病理综合征，是颅脑损伤、脑肿瘤、脑血流增加、脑积水和颅内炎症等共有的征象，由于上述疾病使颅腔内容物体积增加，导致颅内压持续在 2.0 kPa（200 mmH$_2$O）以上，从而引起的相应的综合征，称为颅内压增高。临床表现包括头痛、呕吐、视神经乳头水肿、脉搏、血压及呼吸的变化、意识及精神障碍，以及癫痫人发作、眩晕、一侧或两侧外展神经麻痹、双侧病理反射或抓握反射阳性等。头痛多以额、颞、枕部明显，常呈胀痛或搏动性疼痛，一般为持续性，可阵发性加重，清晨和夜间尤甚，咳嗽、屈颈等用力的动作使疼痛加剧，在头痛剧烈时伴发，典型者呈喷射性呕吐，之前多无恶心症状。颅内压增高会引发脑疝危象，可使患者因呼吸循环衰竭而死亡，因此对颅内压增高及时诊断和正确处理，十分重要。颅内压增高有急性、亚急性和慢性之分。一般病程缓慢的疾病多有头痛、呕吐、视神经乳头水肿等症状，初步诊断颅内压增高不难。而急性、亚急性脑疾病由于病程短，病情发展较快，多伴有不同程度的意识障碍，且无明显视神经乳头水肿，此时确诊有无颅内压增高常较困难，需要行眼底检查、影像学检查以及脱水试验治疗等。

8.8.3 偏头痛

1. 偏头痛知识图谱说明

偏头痛病因包括饮食、内分泌、精神因素及遗传因素。发作机制包括血管学说、三叉神经血管学说、皮质扩散性抑制学说。临床表现为先兆型、无先兆型、基底动脉型、咽肌麻痹型、复杂型。依据临床表现、家族史、神经专科查体及颅脑影像学检查诊断，要与丛集性头痛、紧张性头痛、非偏头痛性血管性疼痛相鉴别。治疗主要是终止发作和缓解疼痛，给予药物镇痛和镇静治疗。

2. 偏头痛知识图谱（图 8-8-15）

3. 偏头痛病例

【病例简介】

患者男性，27 岁，主因"因间断性头痛 17 年，发作半天"急诊来诊。17 年前开始出现头痛间断性发作，多于劳累、紧张后出现，多为前额部胀痛，程度中至重度，持续半小时以上，可伴有恶心、呕吐，进入睡眠后可消失。发作前 10 ~ 20 分钟可出现认知和感觉障碍，或者词不达意、视野缩小，或感觉一侧口角、上肢麻木等先兆症状。未予系统诊治。来诊前半天头痛再次发作，性质同前，持续半小时以上，发作前半小时内出现言语表达障碍，词不达意，伴有发热，体温 38℃，睡眠后头痛消失。发作后不能回忆发作时的事情，无肢体抽搐，无寒战，无呼吸困难，无心悸胸痛胸闷。为明确诊断来诊。患者自发病来，精神、睡眠、饮食可，大小便正常。

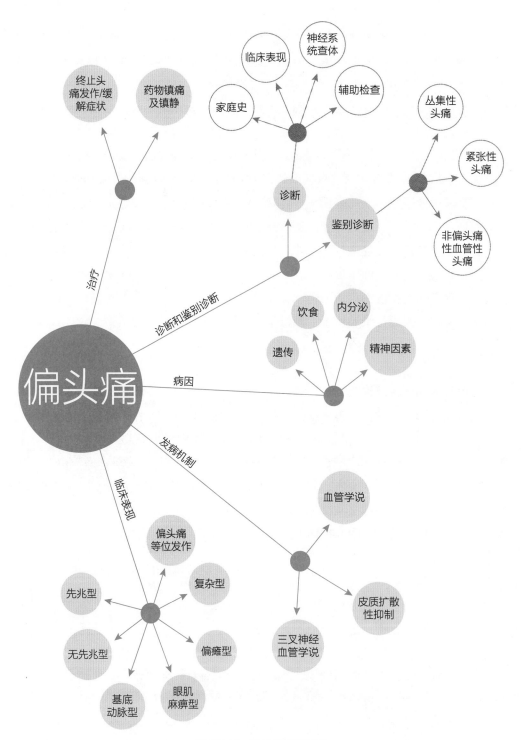

图 8-8-15　偏头痛知识图谱

既往史：既往体健，否认高血压病及外伤病史。

家族史：患者父亲有类似症状，未明确诊断。

查体：T 37℃，P 77 次 / 分，R 18 次 / 分，BP 112/64 mmHg，神志清楚，言语流利。心肺听诊无异常，腹平软，无压痛，双下肢无水肿。专科查体：颅神经（－），高级神经功能正常，四肢肌力肌张力正常，腱反射（＋＋），双侧病理征（－），感觉及共济正常。

辅助检查：

颅脑 MRI 及 MRA：未见异常；

心电图、心脏彩超：未见异常；

凝血功能、血生化、血尿便常规、肿瘤标志物、感染性标志物系列、甲状腺功能：未见异常。

【治疗经过】

根据患者的病史、临床症状以及实验室检查结果，青年男性，发作性头痛，程度中重度，伴有恶心、呕吐，劳累、情绪紧张诱发，睡眠后消失，家族史和明确的先兆症状，颅脑 MRI 已排除继发性头痛，初步诊断基底动脉型偏头痛。

【临床诊断】

基底动脉型偏头痛

【智能诊断】

疾病智能诊断系统根据知识图谱急症与相关实体关系，智能辅助判断最可能发生疾病的诊断流程和结果，智能诊断流程图示如下：

第 1 步：选择主诉症状 - 头痛（图 8-8-16）。

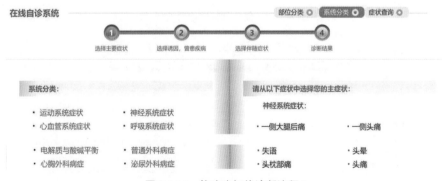

图 8-8-16　偏头痛智能诊断流程 1

第 2 步：选择诱因、频率、曾患疾病（图 8-8-17）。

第 3 步：选择伴随症状（图 8-8-18）。

第 4 步：诊断结果（图 8-8-19）。

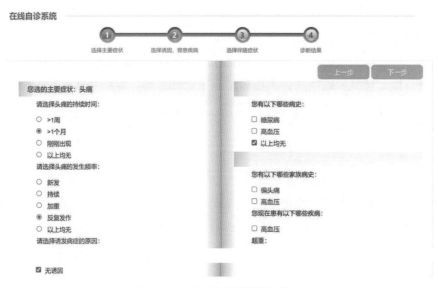

图 8-8-17　偏头痛智能诊断流程 2

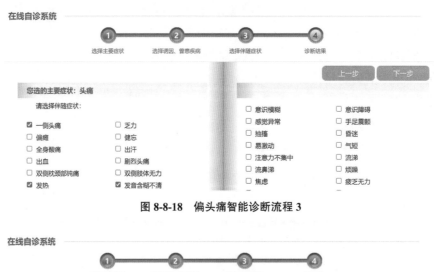

图 8-8-18　偏头痛智能诊断流程 3

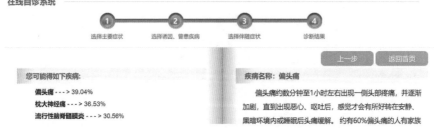

图 8-8-19　偏头痛智能诊断流程 4

【小结】

偏头痛是临床最常见的原发性头痛类型，临床以发作性中重度、搏动样头痛为主要表现，头痛多为偏侧，一般持续 4 ～ 72 小时，可伴有恶心、呕吐，光、声刺激或日常活动均可加重头痛，安静环境、休息后头痛可缓解。偏头痛是一种常见的慢性神经血管性疾患，多起病于儿童和青春期，中青年期达发病高峰，女性多见，男女患者比例为 1 ： 2 ~ 3，人群中患病率为 5% ~ 10%，常有遗传背景。偏头痛的治疗目的是减轻或终止头痛发作，缓解伴发症状，预防头痛复发。治疗包括药物治疗和非药物治疗两个方面。非药物治疗主要是物理疗法可采取用磁疗、氧疗、心理疏导，缓解压力，保持健康的生活方式，避免各种偏头痛诱因。

第 9 章

心律失常

9.1 心律失常概论

本章知识图谱

9.1.1 心律失常概论知识图谱说明

心律失常是指心脏冲动的频率、节律、起源部位、传导速度或激动顺序的电生理异常，临床表现为心悸，可伴有心前区疼痛、发热、晕厥，或抽搐、贫血、呼吸困难，或消瘦及出汗。严重心律失常表现为心源性休克、心绞痛、晕厥，甚至心脏猝死。多见于器质性心脏病，少量见于原发性心电异常。可以分为快速型心律失常和缓慢型心律失常，快速型心律失常包括室上性心动过速、室性心动过速、快速心房纤颤等，缓慢型心律失常包括窦房结传导阻滞、房室结传导阻滞和室内传导阻滞。严重心律失常的急诊诊治包括快速评估临床状况，判断心律失常类型，选择合适的药物治疗或电复律。

9.1.2 严重心律失常概论知识图谱（图 9-1-1）

9.2 心律失常病例

9.2.1 心房颤动（简称房颤）

1. 房颤概论知识图谱说明

快速房颤常由运动、饮酒、情绪激动、甲亢及器质性心脏病诱发。临床表现为心律绝对不规则及第一心音强弱不等。诊断需要心电图检查明确，表现为 P 波消失，心室率绝对不等。可以并发房速、房扑、室速、房室传导阻滞及血栓栓塞。临床分为 5 种类型，即首诊房颤、阵发性房颤、持续性房颤、长期持续性房颤、永久性房颤。治疗主要是治疗原发病及诱发因素，对于首诊及阵发性房颤应以转复并维持窦性心律治疗为主，持续性房颤及永久性房颤应以控制心室率及抗凝预防血栓治疗为主。

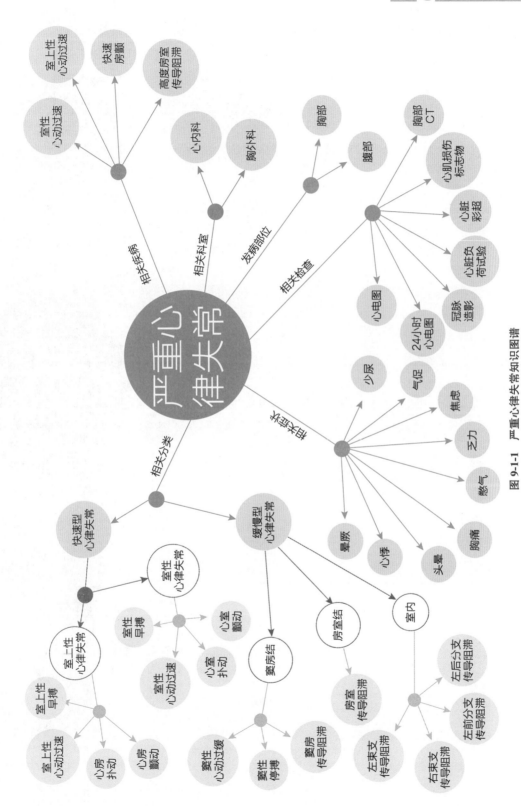

图 9-1-1　严重心律失常知识图谱

2. 快速房颤概论知识图谱（图 9-2-1）

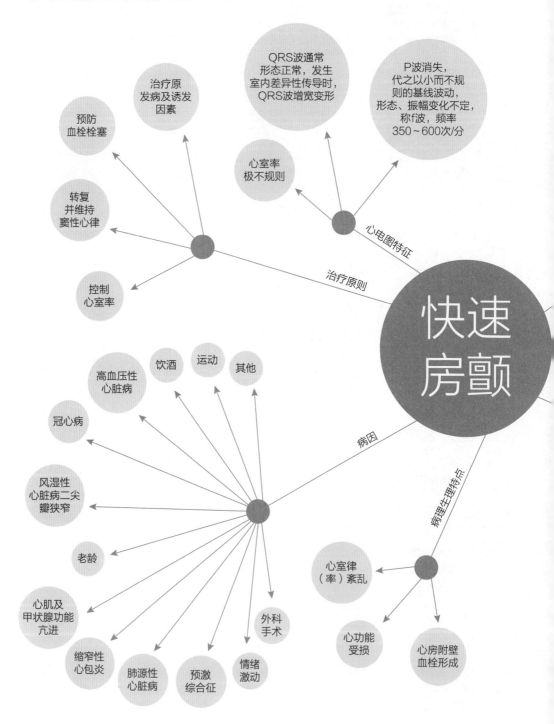

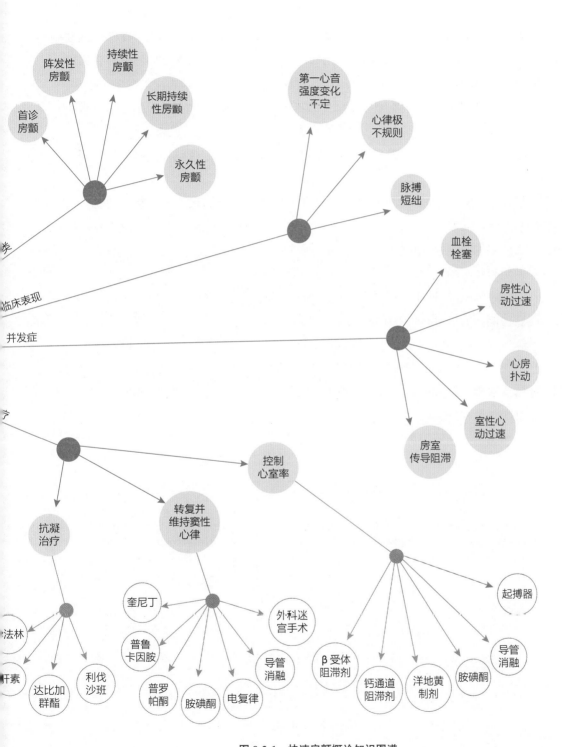

图 9-2-1 快速房颤概论知识图谱

3. 快速房颤病例

【病例简介】

患者男性，50 岁，主因"阵发性心悸 1 年，加重 1 小时"急诊来诊。1 年前出现劳累后心悸、乏力，伴胸闷，无胸痛，无气促，无头晕头痛，持续 20 ~ 30 分钟后可自行缓解。此后心悸、乏力反复出现，未予重视及就诊。1 小时前再次出现上述症状，脉搏不规律，持续无缓解，伴胸闷头晕，无黑蒙、晕厥，无胸痛、呼吸困难，为求进一步诊治来诊。

既往史：自述 3 年前患有"风湿性心脏病、二尖瓣狭窄、主动脉瓣狭窄"。否认有高血压、糖尿病史。

查体：T 36.6℃，P 78 次 / 分，R 18 次 / 分，BP 110/86 mmHg，神志清楚，精神可，双肺呼吸音清，无湿啰音。心界不大，心率 120 次 / 分，律不齐，第一心音强弱不等。腹软，无压痛。双下肢无水肿。

辅助检查：

血常规：WBC 7.5×10^9/L，NE% 50%，Hb 129 g/L，PLT 233×10^9/L；

凝血功能：血 D-dimer 0.01 μg/mL；

动脉血气分析：pH 7.40，$PaCO_2$ 38mmHg，PaO_2 93mmHg，Lac 0.2 mmol/L；

血生化：Glu 4.4 mmol/L，GPT 26.7 U/L，K^+ 4.1 mmol/L，Na^+ 136 mmol/L，LDH 55.6 U/L，TNT 0.001 ng/mL，CK 67.5U/L，CK-MB 11.2 U/L，BNP 89 pg/mL；

心电图（图 9-2-2）：心房纤颤；

心脏彩超：左房扩大，轻度二尖瓣狭窄伴反流，主动脉瓣狭窄，EF：60%。

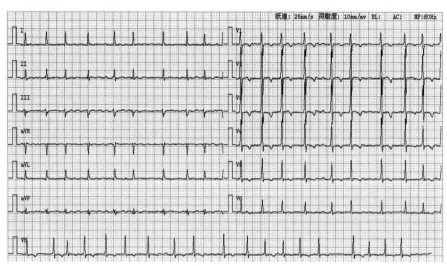

图 9-2-2　心电图

【治疗经过】

胺碘酮转复心律，同时予以抗凝治疗。建议择期行射频消融术。

【临床诊断】

①心房纤颤；②风湿性心脏病。

【智能诊断】

疾病智能诊断系统根据知识图谱急症与相关实体关系，智能辅助判断最可能发生疾病的诊断流程和结果，智能诊断流程图如下：

第 1 步：选择主诉症状 - 心悸（图 9-2-3）。

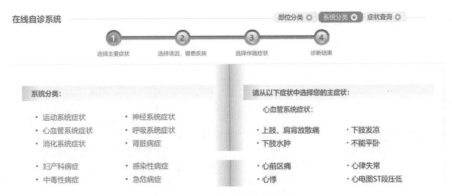

图 9-2-3　房颤智能诊断流程 1

第 2 步：选择诱因、频率、曾患疾病（图 9-2-4）。

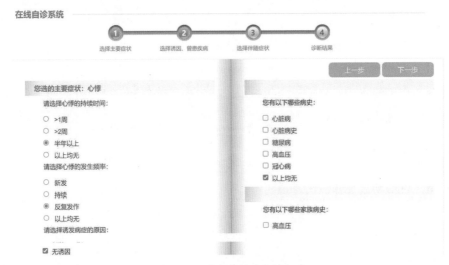

图 9-2-4　房颤智能诊断流程 2

第 3 步：选择伴随症状（图 9-2-5）。

第 4 步：诊断结果（图 9-2-6）。

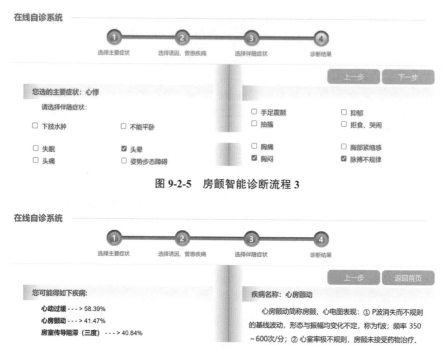

图 9-2-5 房颤智能诊断流程 3

图 9-2-6 房颤智能诊断流程 4

【小结】

房颤是最常见的持续性心律失常。随着年龄增长房颤的发生率不断增加，75 岁以上人群可达 10%。房颤时心房激动的频率达 300 ~ 600 次 / 分，心跳频率往往快而且不规则，心房失去有效的收缩功能。病因包括高血压病、冠心病、风湿性心脏病（风心病）、瓣膜病、心力衰竭、心肌病、先天性心脏病、肺动脉栓塞、甲状腺功能亢进症等。可出现心悸、劳累、眩晕、胸闷、气短等症状。可根据患者既往病史、症状、体征以及心电图检查予以确诊。应积极治疗原发病，恢复和维持窦性心律，控制心室率以及预防血栓栓塞并发症。

9.2.2 室上性心动过速

1. 室上性心动过速知识图谱说明

室上性心动过速广义上分类包括窦性快速型心律失常、房性心动过速、房室结折返性心动过速、房室折返性心动过速、自律性交界性心动过速、非阵发性交界性心动过速；狭义上分类包括房室结折返性心动过速和房室折返性心动过速。房室结折返性心动过速通常发生在无器质性心脏病患者中，不同性别和年龄均可出现。临床表现突发突止，持续时间长短不一，心律绝对规整，可出现心悸、胸闷、头晕、心绞痛、晕厥等表现，病情严重程度与患者心脏基本疾病、持续时间长短及心室率快慢有关。需要进一步完善心电图和心脏电生理检查明确诊断。心电图表现为起始突然，P波逆行，心室率150～250次/分，节律规整，QRS波形态和时限正常。电生理检查可以发现房室结双径路。急性发作期治疗可以刺激迷走神经、给予抗心律失常药物、食管心房调搏术；预防发作除给予抗心律失常药物外，可行介入射频消融术。

房室折返性心动过速通常发生于预激综合征患者或有器质性心脏病患者中，例如冠心病、心肌病患者。临床表现阵发性心悸，可并发充血性心衰、低血压、室颤、猝死。需要进一步完善心电图和心脏电生理检查明确诊断。心电图表现为起始突然，窦性心律PR间期＜0.12秒，部分QRS波时限超过0.12秒（起始部粗钝），ST-T波与QRS主波方向相反。可以通过电生理检查及激发试验诱发发作进行危险分层，急性发作期治疗和预防发作治疗与房室结折返性心动过速相似。

2. 室上性心动过速知识图谱（图 9-2-7）

3. 室上性心动过速病例

【病例简介】

患者男性，52岁，主因"阵发性胸闷心悸半年加重1小时"急诊来诊。患者半年前无诱因出现阵发性胸闷心悸，每次持续20分钟，表现为突发突止，无胸痛、呼吸困难。以后反复发作，均突发突止。1小时前无诱因再次出现胸闷，伴心悸头晕，无胸痛、晕厥、大汗，无呼吸困难，无恶心、呕吐。自服"硝酸甘油"不能缓解，遂急诊就诊。

既往史：既往体健，否认冠心病、糖尿病、高血压病史。

查体：T 36.5℃，P 158次/分，R 17次/分，BP 130/85 mmHg，神志清楚，查体合作，全身皮肤黏膜无黄染，甲状腺无肿大，双肺呼吸音正常，未闻及干湿啰音。心率158次/分，律齐，各瓣膜听诊区未闻及杂音。腹软，无压痛。双下肢无水肿。

辅助检查：

血常规：WBC 4.8×10^9/L，NE% 65%，Hb 135 g/L，PLT 240×10^9/L；

凝血功能：血 D-dimer 0.03 μg/mL；

动脉血气分析：pH 7.42，$PaCO_2$ 35mmHg，PaO_2 98mmHg，Lac 0.2 mmol/L；

血生化：Glu 6.4 mmol/L，GPT 28.7 U/L，K^+ 3.9 mmol/L，Na^+ 140 mmol/L，Ca^{2+} 1.9mmol/L，LDH 84.5 U/L，TNT 0.001 ng/mL，CK 83.9U/L，CK-MB 20.1 U/L，BNP 75 pg/mL；

心电图（图 9-2-8）：室上性心动过速。

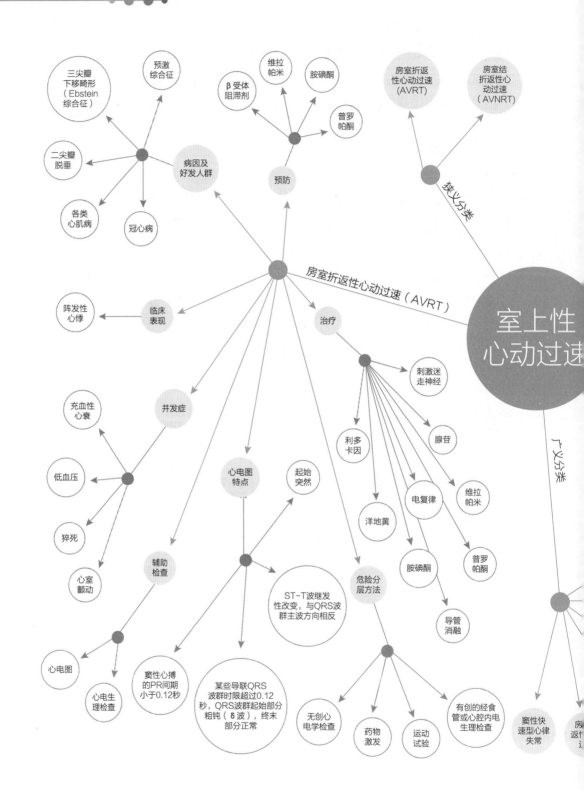

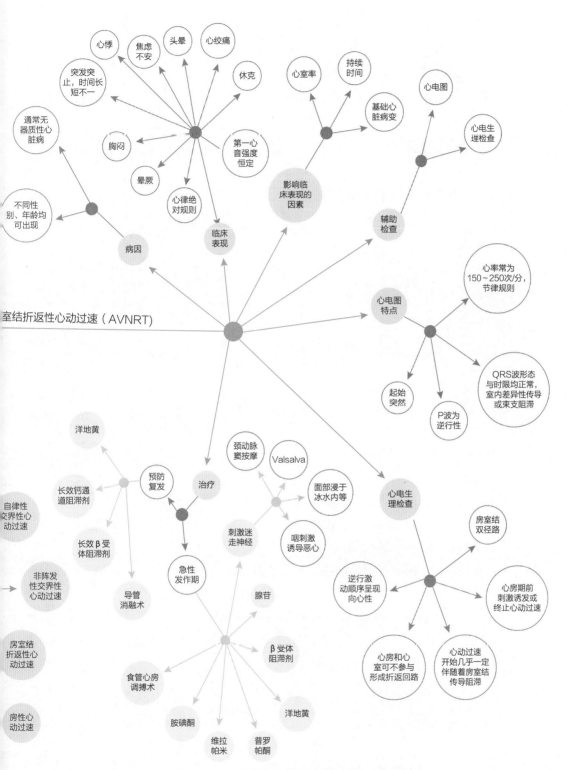

图 9-2-7 室上性心动过速知识图谱

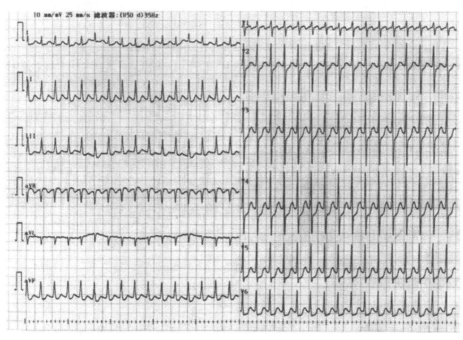

图 9-2-8　心电图

【治疗经过】

予盐酸胺碘酮注射液静脉输注，30 分钟后患者恢复窦性心律。

【临床诊断】

①室上性心动过速；②冠心病。

【智能诊断】

疾病智能诊断系统根据知识图谱急症与相关实体关系，智能辅助判断最可能发生疾病的诊断流程和结果，智能诊断流程图如下：

第 1 步：选择主诉症状 - 胸闷（图 9-2-9）。

第 2 步：选择诱因、频率、曾患疾病（图 9-2-10）。

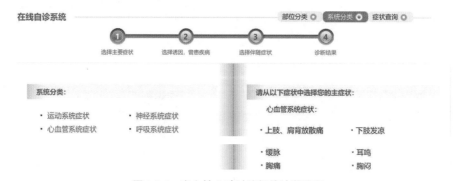

图 9-2-9　室上性心动过速智能诊断流程 1

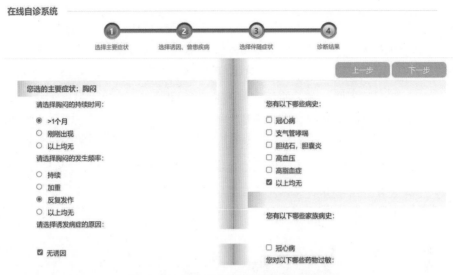

图 9-2-10　室上性心动过速智能诊断流程 2

第 3 步：选择伴随症状（图 9-2-11）。

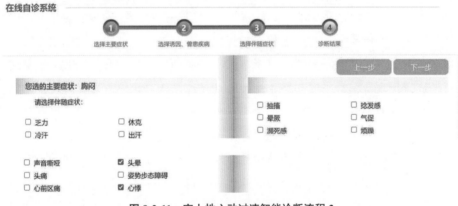

图 9-2-11　室上性心动过速智能诊断流程 3

第 4 步：诊断结果（图 9-2-12）。

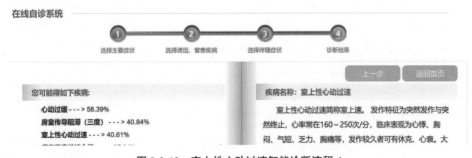

图 9-2-12　室上性心动过速智能诊断流程 4

【小结】

室上性心动过速是指异位激动形成的部位或折返环路在希氏束（心脏传导系统中的一员）分叉以上的一组快速性心律失常。心动过速的起始和终止常较突然，无器质性心脏病的年轻患者，频率＜200 次 / 分，且持续时间较短的，大多仅有突然心悸感，有时伴恐惧、不安和多尿；有器质性心脏病基础的患者，频率＞200 次 / 分，且持续时间较久的，可引起心脑等器官供血不足，导致血压下降、头晕、黑矇、心绞痛、心力衰竭等。脉搏细弱，听诊可闻快速、规则而匀整的心律，颈动脉搏动与心率一致。可根据患者既往病史、症状、体征以及心电图检查予以确诊。积极治疗原发病，消除诱因。可应用腺苷、β 受体阻滞剂、洋地黄、胺碘酮等药物治疗，可行导管消融术等预防和治疗室上性心动过速。

9.2.3　室性心动过速

1. 室性心动过速知识图谱说明

室性心动过速患者常有器质性心脏病或存在严重水、电解质酸碱失衡，少数患者有遗传背景。例如，临床上冠心病、心肌病、心瓣膜病、严重电解质紊乱患者常发生室性心律失常。临床常表现为心悸、气促、低血压、心绞痛、晕厥、少尿，可以并发心源性晕厥、心室纤维颤动、心脏骤停和猝死。需要进一步完善心电图及心脏电生理检查以明确诊断。心电图表现为心室率 100 ~ 250 次 / 分钟、房室分离、3 个或以上室性早搏连续出现。治疗主要是终止室性心动过速发作和预防复发。终止发作措施主要根据是否存在血流动力学障碍，如血流动力学不稳定者需要及时采取电复律治疗，稳定者可以静脉注射抗心律失常药物治疗。预防主要是针对病因治疗，给予抗心律失常药物治疗，必要时可以植入心律转复除颤器。临床必须关注两个特殊类型室性心动过速，即尖端扭转型室性心动过速和加速性室性自主心律，其治疗有别于普通室性心动过速，要及时识别。

2. 室性心动过速知识图谱（图 9-2-13）

3. 室性心动过速病例

【病例简介】

患者男性，61 岁，主因"阵发性心悸伴气短半小时"急诊来诊。患者半小时前情绪激动后出现心悸，伴胸闷胸痛、气短、大汗、头晕，无咳嗽、咳痰。自服"速效救心丸"，症状持续不能缓解，遂来诊。

既往史：冠心病病史 2 年余，否认其他病史。否认药物服用史。

查体：T 36.5℃，P 160 次 / 分，R 25 次 / 分，BP 100/80 mmHg。神志清楚，精神可，双肺呼吸音清，无湿啰音。心率 160 次 / 分，心律齐，无杂音。腹软，无压痛。双下

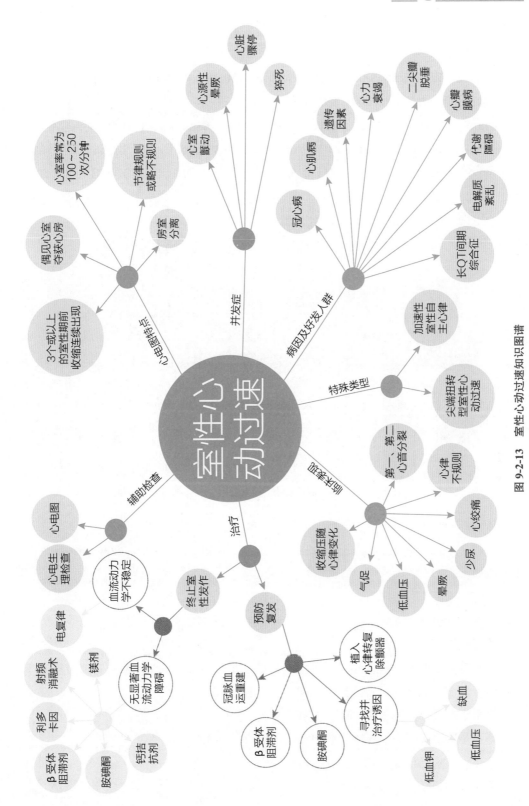

图 9-2-13 室性心动过速知识图谱

肢无水肿。

辅助检查：

血常规：WBC 7.5×10^9/L，NE% 56%，Hb 130 g/L，PLT 157×10^9/L；

凝血功能：血 D-dimer 0.02 μg/mL；

动脉血气分析：pH 7.41，$PaCO_2$ 34mmHg，PaO_2 83mmHg，Lac 0.1 mmol/L；

血生化：Glu 6.6 mmol/L，GPT 35.2 U/L，K^+ 4.1 mmol/L，Na^+ 142 mmol/L，Ca^{2+} 1.98 mmol/L，LDH 64.4 U/L，TNT 0.001 ng/mL，CK 85.4 U/L，CK-MB 11.2 U/L，BNP 105 pg/mL；

心电图（图9-2-14）：室性心动过速。

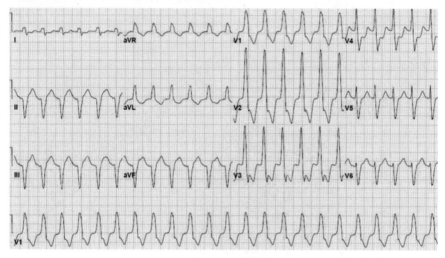

图 9-2-14　心电图

【治疗经过】

予利多卡因注射液 100 mg 静脉推注，续以 1 mg/min 静脉滴注，30 分钟后恢复窦性心律。

【临床诊断】

室性心动过速

【智能诊断】

疾病智能诊断系统根据知识图谱急症与相关实体关系，智能辅助判断最可能发生疾病的诊断流程和结果，智能诊断流程图如下：

第1步：选择主诉症状 - 心悸（图9-2-15）。

第2步：选择诱因、频率、曾患疾病（图9-2-16）。

第3步：选择伴随症状（图9-2-17）。

第4步：诊断结果（图9-2-18）。

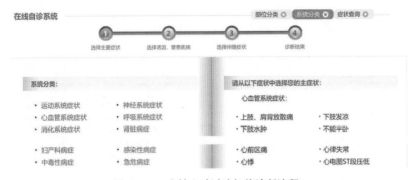

图 9-2-15　室性心动过速智能诊断流程 1

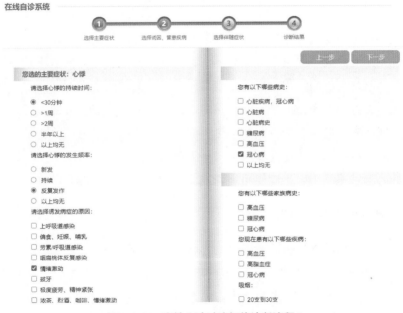

图 9-2-16　室性心动过速智能诊断流程 2

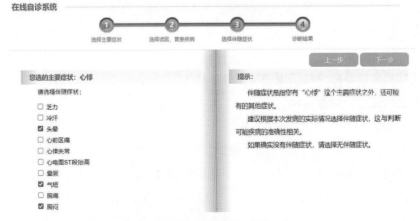

图 9-2-17　室性心动过速智能诊断流程 3

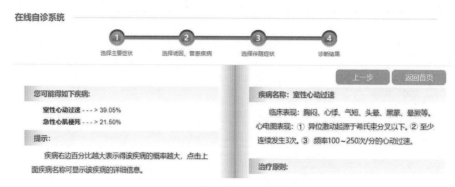

图 9-2-18 室性心动过速智能诊断流程 4

【小结】

室性心动过速指发生在希氏束分叉以下的束支、心肌传导纤维、心室肌的快速性心律失常。可由冠心病、原发性心肌病、二尖瓣脱垂、心肌炎、高血压性心脏病、心脏瓣膜病等器质性心脏病引起。也可由电解质紊乱和酸碱平衡失调、药物等非器质性心脏病引起。患者可出现心慌、胸闷、胸痛，黑蒙、晕厥等症状，发病突然，经治疗或自限性突然消失。可根据患者既往病史、症状、体征以及心电图检查予以确诊。积极治疗原发病、消除诱因、注意低血钾与洋地黄药物的使用，预防室性心动过速的复发，在室性心动过速终止后，应使用药物或非药物措施预防室性心动过速的复发。

9.2.4 高度房室传导阻滞

1. 高度房室传导阻滞知识图谱说明

高度房室传导阻滞指在Ⅱ度房室传导阻滞中，连续 2 个或 2 个以上 P 波不能下传至心室。多发生在器质性心脏病及中毒患者中，临床表现可以是无症状，也可以表现为心悸、乏力、黑蒙、晕厥，甚至意识丧失。完善心电图检查可以明确诊断，表现为散在发生连续 2 个或 2 个以上 P 波不能下传至心室，房室传导比例超过 2∶1 的房室传导阻滞。治疗以提高心室率为主，可以给予阿托品、异丙肾上腺素治疗，甚至植入起搏器治疗。

2. 高度房室传导阻滞知识图谱（图 9-2-19）

3. 高度房室传导阻滞病例

【病例简介】

患者女性，40 岁，主因"反复胸闷 2 个月，晕厥 1 周"来诊。2 个月前患者"感冒"后出现胸闷，伴乏力、气短、头晕，无胸痛及放射痛，无血痰，无头痛、恶心、呕吐，无黑蒙、晕厥。以后症状反复出现，可自行缓解。1 周前再次发作，伴晕厥 1 次，几秒钟后自行苏醒，无抽搐、无出汗、无发热、无呕吐、无偏瘫。急诊来诊。

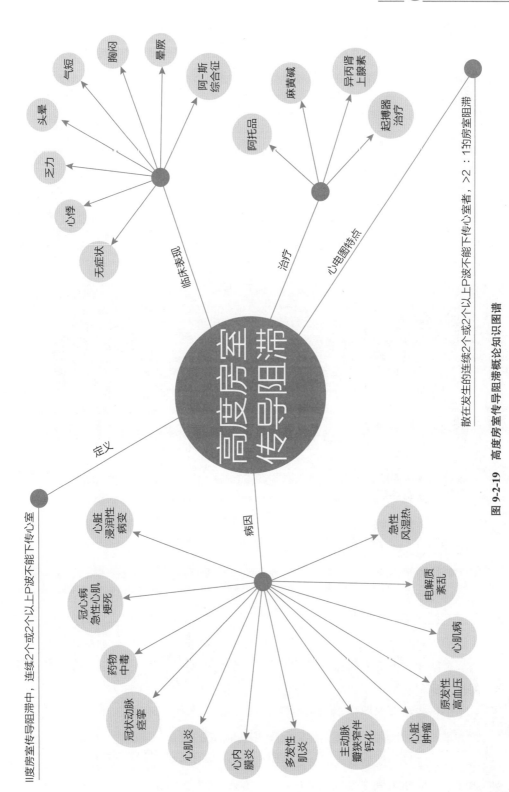

图 9-2-19 高度房室传导阻滞概论知识图谱

既往史：否认高血压、糖尿病病史；否认慢性风湿病史。

查体：T 36.5℃，P 50 次 / 分，R 19 次 / 分，BP 80/60 mmHg，神志清楚，全身皮肤、巩膜无黄染，胸廓正常，双肺呼吸音粗，双下肺未闻及干湿啰音，心界不大，心率 55 次 / 分，节律不齐，无杂音。腹软，无压痛。双下肢无水肿。

辅助检查：

血常规：WBC 6.3×10^9/L，NE% 60%，Hb 132 g/L，PLT 213×10^9/L；

凝血功能：血 D-dimer 0.06 μg/mL；

动脉血气分析：pH 7.38，$PaCO_2$ 36 mmHg，PaO_2 103 mmHg，Lac 0.4 mmol/L；

血生化：Glu 5.4 mmol/L，GPT 30.7 U/L，K^+ 4.3 mmol/L，Na^+ 138 mmol/L，Ca^{2+} 2.0 mmol/L，LDH 94.8 U/L，TNT 0.001 ng/mL，CK 53.4 U/L，CK-MB 10.9 U/L，BNP 125 pg/mL；

心电图（图 9-2-20）：Ⅱ度Ⅱ型房室传导阻滞。

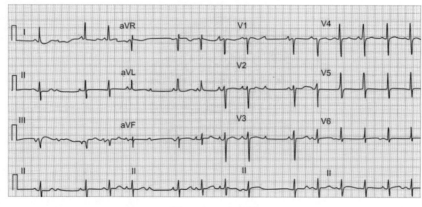

图 9-2-20　心电图

【治疗经过】

给予起搏器植入术。

【临床诊断】

Ⅱ度Ⅱ型房室传导阻滞

【智能诊断】

疾病智能诊断系统根据知识图谱急症与相关实体关系，智能辅助判断最可能发生疾病的诊断流程和结果，智能诊断流程图如下：

第 1 步：选择主诉症状 - 胸闷（图 9-2-21）。

第 2 步：选择诱因、频率、曾患疾病（图 9-2-22）。

第 3 步：选择伴随症状（图 9-2-23）。

第 4 步：诊断结果（图 9-2-24）。

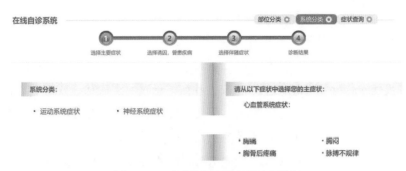

图 9-2-21　房室传导阻滞智能诊断流程 1

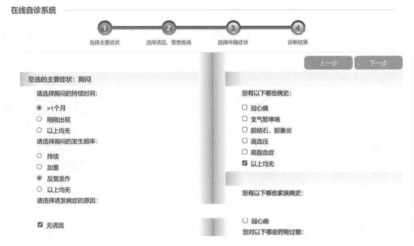

图 9-2-22　房室传导阻滞智能诊断流程 2

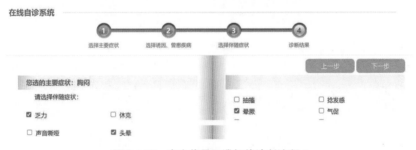

图 9-2-23　房室传导阻滞智能诊断流程 3

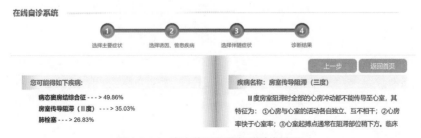

图 9-2-24　房室传导阻滞智能诊断流程 4

【小结】

高度房室传导阻滞是指房室传导比例超过 2：1 的房室传导阻滞，表现为 3：1、4：1、5：1 等。高度房室传导阻滞往往是Ⅲ度房室传导阻滞的先兆，其严重性和临床意义与Ⅲ度房室传导阻滞相似。大多数患者在休息时可无症状，或有心悸感。在体力活动时可有心悸、头晕、乏力、胸闷、气短。如心室率过于缓慢，尤其是心脏同时有明显的缺血或其他病变，或并发于急性广泛前壁心肌梗死或急性重症心肌炎者，则症状严重，可出现心力衰竭或休克，或因大脑供血不足而发生反应迟钝或神志模糊，进而发展为晕厥（发生率可达 60%）、阿 - 斯综合征等。可根据患者既往病史、症状、体征以及心电图检查予以确诊。积极治疗原发病，及时控制、消除原因和诱因是治疗和预防本病的关键。症状明显者，可使用阿托品和异丙肾上腺素。并发于急性心肌炎、急性心肌梗死或心脏手术损伤后，需安置临时心脏起搏器治疗。

第 10 章

意识障碍

10.1 意识障碍概论

本章知识图谱

10.1.1 意识障碍概论知识图谱说明

意识障碍是指人对周围环境以及自身状态的识别和觉察能力出现障碍。可以是兴奋点降低，也可以是兴奋点增高。起病原因包括重症全身急性感染、颅内非感染性疾病、内分泌与代谢性疾病、心血管疾病、电解质紊乱、外源性中毒、物理性及缺氧性损害等。临床表现为以意识内容改变为主的谵妄、意识模糊；以意识水平改变为主的嗜睡、昏睡和昏迷；特殊类型的植物状态和去皮层综合征。常伴发神经系统症状，如眩晕、复视、共济失调、癫痫等，心血管系统症状，如胸痛、心悸；高颅压症状，如头痛、呕吐。体格检查可以发现生命体征变化及神经系统改变。需要进一步完善血常规、血糖、毒物检测、脑脊液等检验，心电图、影像学等检查。鉴别诊断应注意两个方面，影像学检查提示异常伴神经功能损伤，多为脑组织结构改变导致意识障碍；影像学检查未见异常且无神经功能损伤，多为全身性疾病累及中枢神经功能障碍或为脑膜感染、蛛网膜下腔出血。意识障碍急诊诊治主要是稳定生命体征，明确病因，针对病因治疗。

10.1.2 意识障碍概论知识图谱（图 10-1-1）

10.2 出血病例

10.2.1 脑出血

1.脑出血知识图谱说明

脑出血是脑动脉、静脉或毛细血管引起的脑实质内和脑室内出血，其中动脉破裂

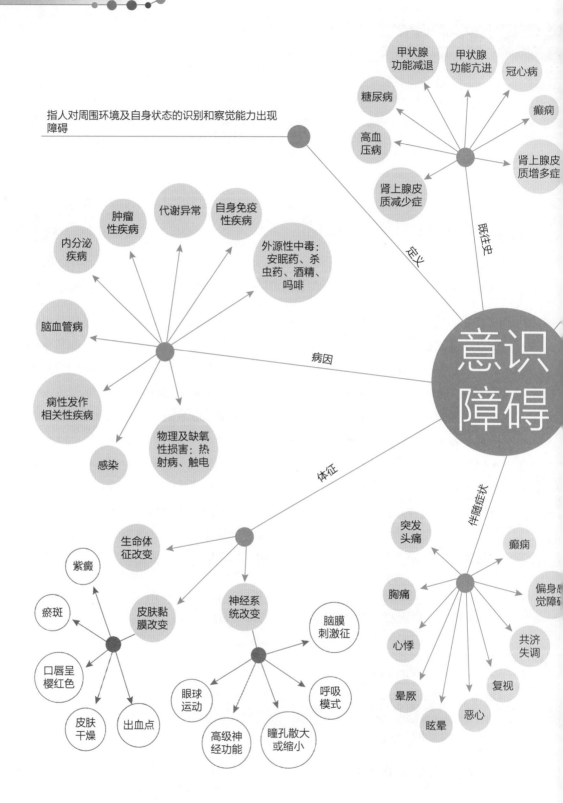

指人对周围环境及自身状态的识别和察觉能力出现障碍

甲状腺功能减退
甲状腺功能亢进
冠心病
癫痫
糖尿病
肾上腺皮质增多症
高血压病
肾上腺皮质减少症

既往史

定义

肿瘤性疾病
代谢异常
自身免疫性疾病
内分泌疾病
外源性中毒：安眠药、杀虫药、酒精、吗啡
脑血管病

病因

痫性发作相关性疾病
物理及缺氧性损害：热射病、触电
感染

意识障碍

体征

伴随症状

生命体征改变

紫癜
瘀斑
皮肤黏膜改变
神经系统改变
脑膜刺激征
口唇呈樱红色
眼球运动
皮肤干燥
出血点
高级神经功能
瞳孔散大或缩小
呼吸模式

突发头痛
癫痫
胸痛
偏身感觉障碍
心悸
共济失调
晕厥
复视
眩晕
恶心

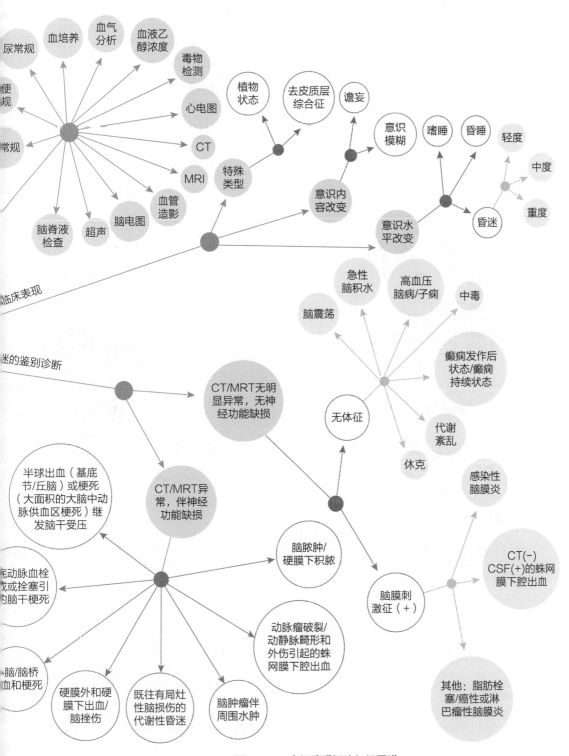

图 10-1-1 意识障碍概论知识图谱

出血最为常见。高代谢综合征和吸烟等不良生活习惯是危险因素，脑出血多在剧烈运动、情绪激动、血压波动、气候变化时诱发。病因包括脑血管本身病变、全身疾病导致凝血功能障碍及颅内肿瘤、酒精中毒、交感神经兴奋药物等。出血前多无前兆，高血压脑出血多发生在 50 ~ 70 岁男性，脑血管畸形出血多发生在青中年，临床症状及体征与出血部位和出血量相关，半数患者出现头痛伴呕吐，病情危重者迅速出现意识障碍或昏迷。颅脑影像学检查可以明确诊断，无条件时可以行腰椎穿刺脑脊液检查。

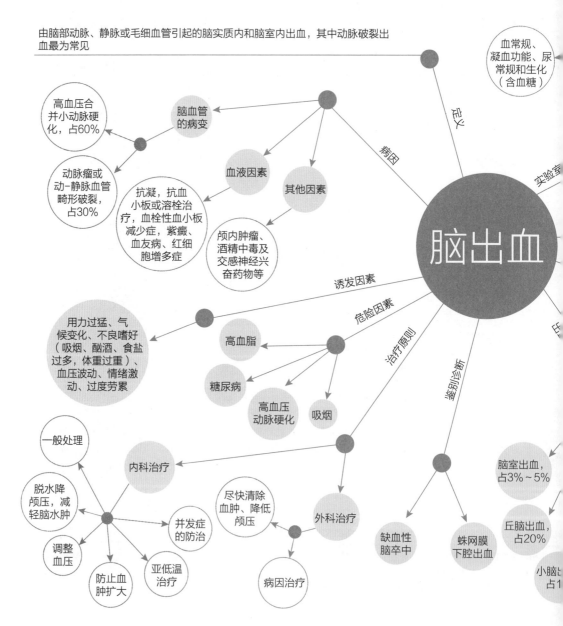

危重程度评估至关重要，及时发现及时处置，能减少死亡率和致残率。重症表现为发病急、迅速出现意识障碍或抽搐、血压急剧增高或高颅压表现、双侧瞳孔不等大、呼吸不规则。治疗主要是病因治疗，脱水降颅压、血压管理、防止血肿扩大，危重患者应尽快进行手术治疗以清除血肿降颅压，昏迷者给予亚低温治疗保护中枢神经功能。

2. 脑出血知识图谱（图 10-2-1）

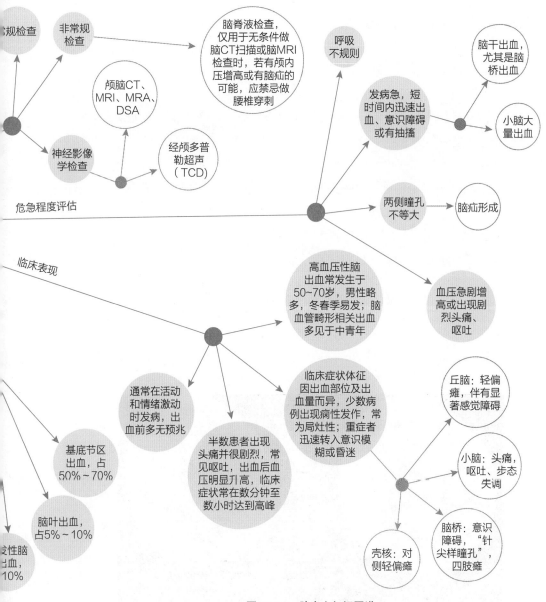

图 10-2-1 脑出血知识图谱

3. 脑出血病例

【病例简介】

患者女性，67 岁，主因"突发左侧肢体活动障碍，伴进行性意识障碍 3 小时"急诊来诊。患者于 3 小时前洗澡时突发左侧半身麻木，家人予穿衣过程中快速进展为左侧肢体无力并言语障碍，口角向左侧歪斜，无大、小便失禁，无双眼上翻、四肢抽搐及口吐白沫，无呕吐。伴进行性意识障碍，呼之不应。家属拨打"120"后送至我院急诊。

既往史：高血压病多年，未监测血压，未规律治疗，心绞痛史 4 个月。

查体：T 37℃，P 106 次 / 分，R 22 次 / 分，BP 148/75 mmHg，身高 158 cm，体重 65 kg，BMI 26.04 kg/m²。心肺听诊无异常，腹软，无压痛。嗜睡，失语，被动卧位，双侧瞳孔等大等圆，直径约 3 mm，对光反应迟钝，无凝视，左侧鼻唇沟变浅，双侧额纹对称，肢体感觉检查不配合。右侧肢体肌力约 5 级，左侧上肢肌力 3 级，左侧下肢肌力 1 级，肌张力不高，左侧 Babinski 征未引出。

辅助检查：

血常规：WBC 10.3×10^9/L，NE% 64%，Hb 129 g/L，PLT 192×10^9/L；

凝血功能：D-dimer 1.12 μg/mL；

血生化：Glu 9.4 mmol/L，GPT 45.2 U/L，LDH 54.2 U/L，K^+ 3.97 mmol/L，Na^+ 137 mmol/L，Ca^{2+} 1.98 mmol/L，TNT 0.001 ng/mL，CK 82.3 U/L，CK-MB 20.8 U/L，BNP 154 pg/mL；

头颅 CT（图 10-2-2，入院第 1 天）示：右侧基底节区脑出血。

头颅 CT（图 10-2-3，入院第 8 天）示：右侧基底节区可见不规则高密度出血影，局部与脑干分界欠清，周围可见低密度水肿影，右侧侧脑室受压。左侧基底节区可见腔隙性低密度影，边界不清。大脑中线尚居中。

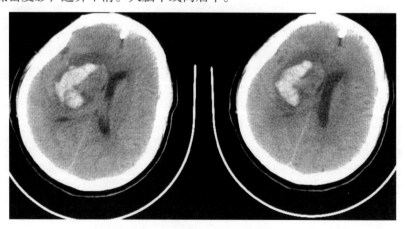

图 10-2-2　头颅 CT（入院第 1 天）

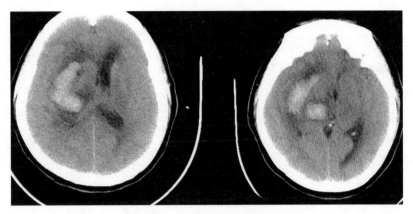

图 10-2-3 头颅 CT（入院第 8 天）

头颅 CT（图 10-2-4，入院第 18 天）示：较前片对比出血略有吸收，左侧基底节区腔隙性脑梗死。

头颅 CT（图 10-2-5，入院第 25 天）示：较前片对比出血有所吸收，左侧基底节区腔隙性脑梗死。

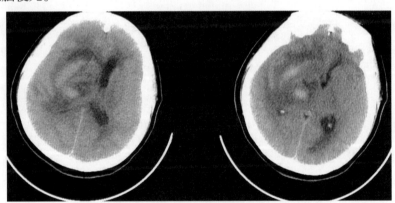

图 10-2-4 头颅 CT（入院第 18 天）

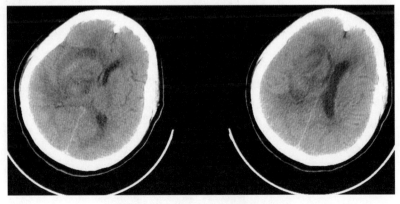

图 10-2-5 头颅 CT（入院第 25 天）

【治疗经过】

患者入院后行头颅 CT 提示：右侧基底节区可见不规则高密度出血影，大小约 4.9 cm×3.6 cm，CT 值约 60.7 HU，大约累及 10 个层面。患者脑出血诊断明确，出血量约 20 mL，给予脱水、抑酸及营养支持等治疗。住院期间继续给予脱水、营养支持，同时动态复查头颅 CT。患者目前恢复良好，体温正常。出院继续行康复治疗。

【临床诊断】

①脑出血（基底节区，右侧）；②高血压。

【智能诊断】

疾病智能诊断系统根据知识图谱急症与相关实体关系，智能辅助判断最可能发生疾病的诊断流程和结果，智能诊断流程图示如下：

第 1 步：选择主诉症状 - 意识障碍（图 10-2-6）。

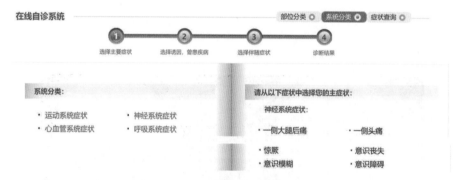

图 10-2-6　脑出血智能诊断流程 1

第 2 步：选择诱因、频率、曾患疾病（图 10-2-7）。

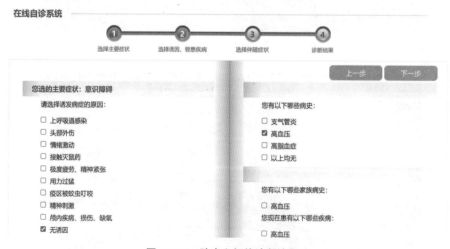

图 10-2-7　脑出血智能诊断流程 2

第 3 步：选择伴随症状（图 10-2-8）。

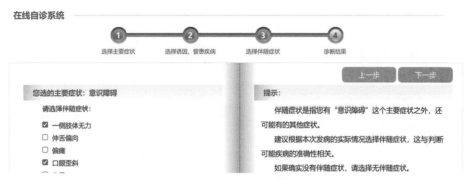

图 10-2-8　脑出血智能诊断流程 3

第 4 步：诊断结果（图 10-2-9）。

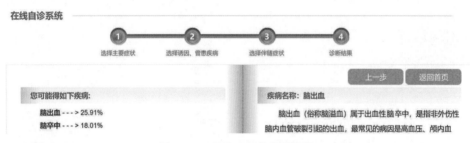

图 10-2-9　脑出血智能诊断流程 4

【小结】

脑出血是指由脑部动脉、静脉或毛细血管破裂引起的脑实质内和脑室内出血，其中脑动脉破裂出血最为常见。多发生于 50 岁以上，有高血压病史的患者，发病突然，出血前多数无前驱症状，出血后的临床表现轻重与出血的原发动脉、血肿扩展的方向、脑实质破坏的程度、出血量以及是否破入脑室有关。CT 是急性脑出血的首选检查方法。内科的治疗原则是维持生命体征、止血和防止再出血，减轻和控制脑水肿，预防和治疗各种并发症。目前，尚无急诊手术治疗指征统一的标准。

10.2.2　脑梗死

1. 脑梗死知识图谱说明

脑梗死又称缺血性脑卒中，是脑动脉闭塞导致脑组织梗死，出现相应的神经功能缺陷。是急诊常见的危重症，占全部脑血管病的 70%。危险因素包括高代谢综合征和吸烟、饮酒等不良生活习惯，常见病因包括小动脉闭塞性脑梗死、心源性脑栓塞、大动脉粥样硬化性脑梗死。需要完善颅脑影像学检查除外脑出血，血生化检查除外中毒、酒精过量等其他可以导致意识障碍疾病。依据神经功能缺损症状和体征，脑影像学检查除外脑出血，可以明确诊断。脑梗死危重程度评估至关重要，及时发现及时处置，能减少死亡率和致残率。重症表现为发病急、迅速出现意识障碍，或抽搐、血压急剧增高，或高颅压表现、双侧瞳孔不等大、呼吸不规则、评估量表均提示高危。治疗分为一般性治疗及特殊治疗，一般性治疗包括血压管理、血糖管理、深静脉血栓防

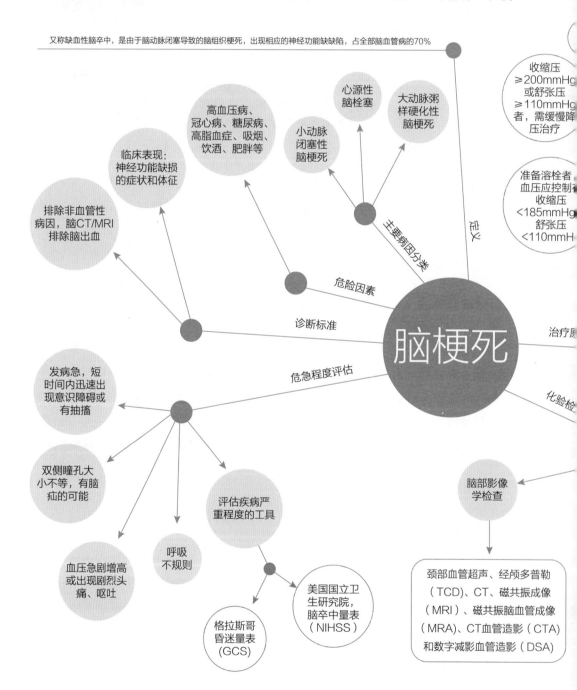

治及其他脏器功能保护；特殊治疗包括早期溶栓、抗血小板、抗凝、调节血脂、保护神经功能、防止出血转化、手术或介入治疗。

2. 脑梗死知识图谱（图 10-2-10）

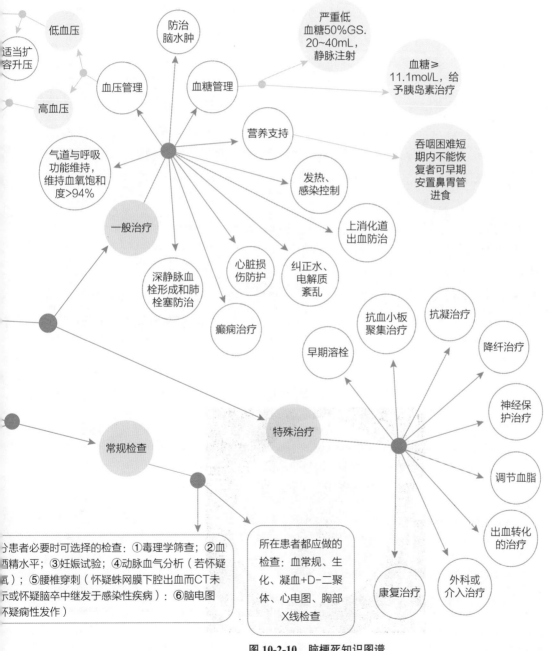

图 10-2-10 脑梗死知识图谱

3. 脑梗死病例

【病例简介】

患者男性，59岁，主因"言语不清伴右侧肢体活动不利1天"来诊。患者晨起时家属发现其言语不清，词不达意。伴右侧肢体活动不利，右上肢明显。无头晕、头痛，无恶心、呕吐，无意识丧失，无视物旋转、视物模糊，遂就诊。

既往史：高血压5年，长期服用"复方利血平氨苯蝶啶片"，血压控制情况不详；高血脂2年，未服药物治疗；糖尿病20年，长期服用"二甲双胍、格列喹酮"治疗，血糖控制情况不详。

查体：T 36.5℃，P 113次/分，R 20次/分，BP 153/101 mmHg。神清，混合性失语。双肺呼吸音清，心率113次/分，律齐，无杂音。腹软，无压痛。双下肢无水肿。不能配合记忆力、理解力、计算力测试，右侧肢体肌力4级、左侧肢体肌力5级，双侧肢体肌张力正常，双侧指鼻试验、跟膝胫试验不能配合，双侧音叉震动觉、痛温觉不能配合，双侧肢体腱反射（++），右侧Babinski征（+），左侧Babinski征（−），颈软，Kernig征（−）。

辅助检查：

血常规：WBC 6.3×10^9/L，NE% 59%，Hb 121 g/L，PLT 196×10^9/L；

凝血功能：血D-dimer 2.3 μg/mL；

动脉血气分析：pH 7.39，$PaCO_2$ 37 mmHg，PaO_2 83 mmHg，Lac 0.5 mmol/L；

血生化：Glu 8.73 mmol/L，GPT 47.5 U/L，LDH 143 U/L，UA 513 μmol/L，TC 6.4 mmol/L，TG 1.9 mmol/L，K^+ 3.6mmol/L，Na^+ 136 mmol/L，TNT 0.001 ng/mL，CK 375U/L，CK-MB 20.8 U/L，BNP 222 pg/mL；糖化血红蛋白（HbA1c）9.1%；

头颅CT检查（图10-2-11）：双侧基底节区腔隙性脑梗死；

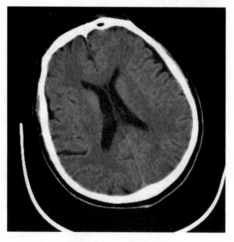

图 10-2-11　头颅CT

头颅核磁共振检查（图10-2-12）：左侧额叶、左侧顶叶、左侧脑室后角旁、左侧岛叶、左侧丘脑、左侧颞叶急性脑梗塞，脑内多发腔隙性脑梗死；

颈部血管彩超示：双侧颈动脉硬化伴右侧多发斑块形成，双侧颈动脉、椎动脉血流未见明显异常。

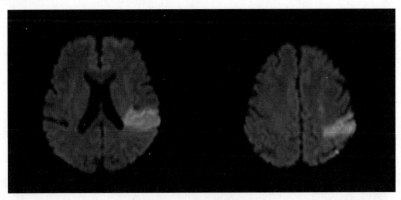

图10-2-12 头颅核磁共振

【治疗经过】

给予抗血小板聚集、控制血压、降脂稳定斑块、控制血糖及营养支持等对症治疗，患者恢复良好，出院后复查头颅核磁共振（图10-2-13），见中风囊。

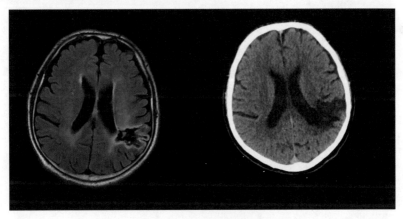

图10-2-13 头颅核磁共振

【临床诊断】

①急性脑梗死；②2型糖尿病；③高血压病；④高脂血症；⑤动脉粥样硬化。

【智能诊断】

根据知识图谱急症与相关实体关系，智能辅助判断最可能发生疾病的诊断流程和结果，智能诊断流程图示如下：

第1步：选择主诉症状 - 言语障碍（图10-2-14）。

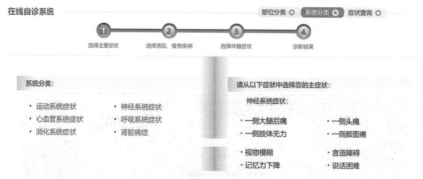

图 10-2-14　脑梗死智能诊断流程 1

第 2 步：选择诱因、频率、曾患疾病（图 10-2-15）。

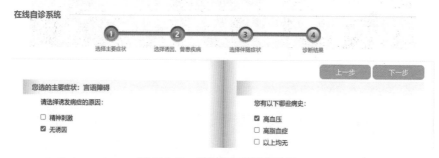

图 10-2-15　脑梗死智能诊断流程 2

第 3 步：选择伴随症状（图 10-2-16）。

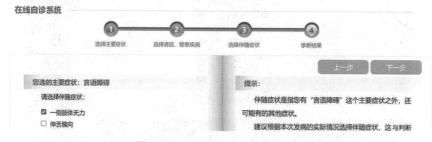

图 10-2-16　脑梗死智能诊断流程 3

第 4 步：诊断结果（图 10-2-17）。

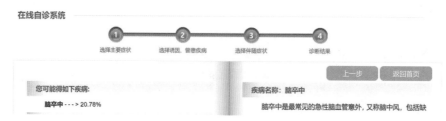

图 10-2-17　脑梗死智能诊断流程 4

【小结】

急性脑梗死可根据临床表现、神经系统查体及影像学表现明确诊断。主要病因为小血管闭塞性脑梗死与大动脉粥样硬化性脑梗死，此外，需要与心源性脑梗死进行鉴别，此类引起脑梗死的栓子来源于心脏，引起脑栓塞的常见心脏病有心房颤动、心瓣膜病、感染性心内膜炎、心肌梗死、心肌病、心脏手术、先心病、心脏黏液瘤等。急性脑梗死的处理应强调早期诊断、早期治疗、早期康复和早期预防再发，急性期合理诊疗对减少残疾、死亡及降低复发率具有至关重要的作用。

10.2.3 蛛网膜下腔出血

1. 蛛网膜下腔出血知识图谱说明

蛛网膜下腔出血是脑底部血管瘤或脑动静脉畸形破裂，血液直接流入蛛网膜下腔所致。少数患者安静时发病，大部分患者在剧烈运动、用力咳嗽、饮酒等情况下发病。临床表现为预警性头痛、突然剧烈性头痛，伴恶心、呕吐。体格检查可发现脑膜刺激征阳性及意识障碍。脑脊液检查及头颅 CT、脑血管造影检查可明确诊断。常并发脑血管痉挛、脑再出血、癫痫、急性或亚急性脑积水，其中脑血管痉挛是死亡和伤残的重要原因。需与高血压脑出血、颅内感染、缺血性脑卒中进行鉴别诊断。对病情进行评估分层后，给予积极治疗。治疗主要针对降颅压、再出血、防治脑积水、防治脑血管痉挛。防治脑血管痉挛需要维持血容量和血压，早期给予钙离子通道拮抗剂，早期行手术治疗或介入治疗。

2. 蛛网膜下腔出血知识图谱（图 10-2-18）

3. 蛛网膜下腔出血病例

【病例简介】

患者女性，51 岁，主因"突发头痛头晕伴呕吐 4 小时"急诊来诊。患者于 4 小时前睡觉时突发头痛，程度重，持续无缓解，伴头晕及喷射样呕吐，呕吐胃内容物，无四肢抽搐、大小便失禁及意识障碍等。为进一步诊治来诊。

既往史：否认高血压病史、糖尿病及冠心病病史。否认外伤手术史。

查体：T 36.6℃，P 82 次 / 分，R 18 次 / 分，BP 138/78 mmHg。神志清楚，言语流利，对答准确，记忆力、理解力、定向力及计算力正常。双肺呼吸音清，心率 82 次 / 分，律齐，无杂音。腹软，无压痛。双下肢无水肿。嗅觉粗测正常；双侧视力、视野粗测正常；双侧瞳孔等大等圆，直径 3.0 mm，对光反射灵敏，双眼活动自如；双侧面部针刺觉灵敏，角膜反射正常，鼓腮不漏气；眼球无震颤；双侧鼻唇沟对称；双侧听力正常；声音无音调改变，腭居中，咽反射正常，饮水无呛咳；耸肩有力；伸舌居中。四肢肌力 5 级，肌张力正常，膝腱反射正常，颈抵抗（+），双侧 Babinski 征（-）。

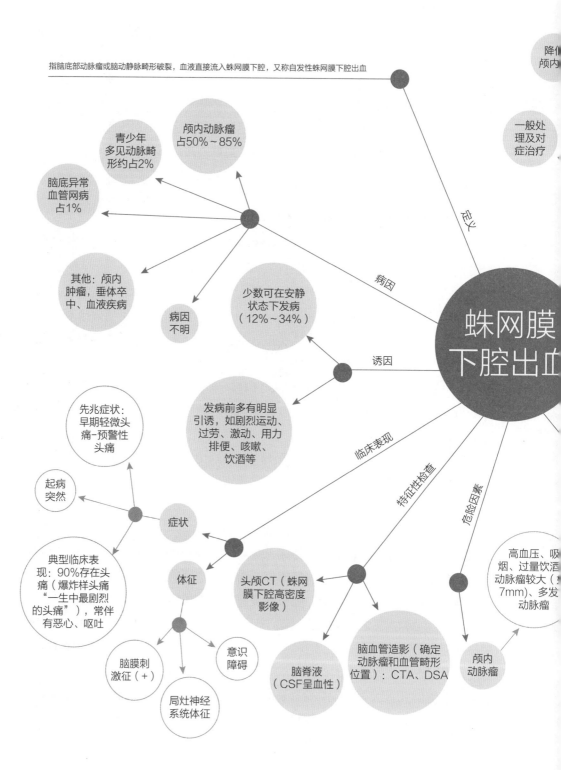

指脑底部动脉瘤或脑动静脉畸形破裂，血液直接流入蛛网膜下腔，又称自发性蛛网膜下腔出血

降低
颅内

一般处
理及对
症治疗

定义

青少年
多见动脉畸
形约占2%

颅内动脉瘤
占50%～85%

脑底异常
血管网病
占1%

病因

其他：颅内
肿瘤，垂体卒
中、血液疾病

少数可在安静
状态下发病
（12%～34%）

病因
不明

蛛网膜
下腔出血

诱因

先兆症状：
早期轻微头
痛-预警性
头痛

发病前多有明显
引诱，如剧烈运动、
过劳、激动、用力
排便、咳嗽、
饮酒等

临床表现

起病
突然

症状

特征性检查

危险因素

典型临床表
现：90%存在头
痛（爆炸样头痛
"一生中最剧烈
的头痛"），常伴
有恶心、呕吐

体征

头颅CT（蛛网
膜下腔高密度
影像）

高血压、吸
烟、过量饮酒、
动脉瘤较大（＞
7mm）、多发
动脉瘤

脑膜刺
激征（+）

意识
障碍

脑脊液
（CSF呈血性）

脑血管造影（确定
动脉瘤和血管畸形
位置）：CTA、DSA

颅内
动脉瘤

局灶神经
系统体征

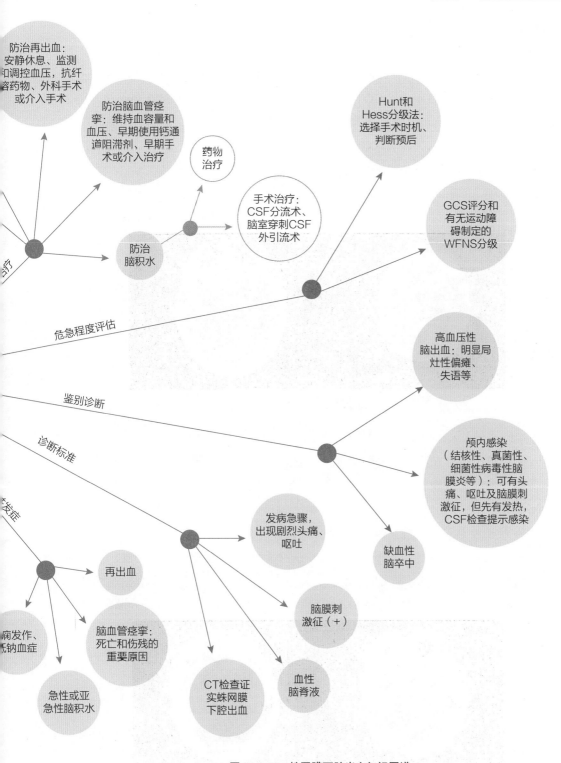

防治再出血：
安静休息、监测
和调控血压，抗纤
溶药物、外科手术
或介入手术

防治脑血管痉
挛：维持血容量和
血压、早期使用钙通
道阻滞剂、早期手
术或介入治疗

药物
治疗

手术治疗：
CSF分流术、
脑室穿刺CSF
外引流术

防治
脑积水

Hunt和
Hess分级法：
选择手术时机、
判断预后

GCS评分和
有无运动障
碍制定的
WFNS分级

危急程度评估

鉴别诊断

诊断标准

高血压性
脑出血：明显局
灶性偏瘫、
失语等

颅内感染
（结核性、真菌性、
细菌性病毒性脑
膜炎等）：可有头
痛、呕吐及脑膜刺
激征，但先有发热，
CSF检查提示感染

发病急骤，
出现剧烈头痛、
呕吐

再出血

脑膜刺
激征（＋）

缺血性
脑卒中

痫发作、
低钠血症

脑血管痉挛：
死亡和伤残的
重要原因

CT检查证
实蛛网膜
下腔出血

血性
脑脊液

急性或亚
急性脑积水

图 10-2-18　蛛网膜下腔出血知识图谱

辅助检查：

血常规：WBC 5.4×10^9/L，NE% 54%，Hb 124 g/L，PLT 237×10^9/L；

动脉血气分析：pH 7.42，$PaCO_2$ 32 mmHg，PaO_2 112 mmHg，Lac 1.1 mmol/L；

血生化：GPT 23.1 U/L，GOT 15.3 U/L，ALB 39 g/L，TB 14.2 μmol/L，DB 5.9 μmol/L，GLU 7.7 mmol/L，BUN 9.5 mmol/L，Cr 84μmol/L，Ca^{2+} 1.89 mmol/L，Amy 110.9 U/L，Lip 75.3 U/L，BNP 160 pg/mL；

凝血功能：APTT 35.1 s，Fig 3.12 g/L，D-dimer 1.18 μg/mL；

头颅 CT（图 10-2-19）：双侧侧裂、环池可见条状密度增高影，考虑蛛网膜下腔出血。

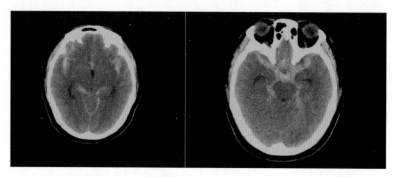

图 10-2-19　头颅 CT

【治疗经过】

入院完善相关检查后，急诊局麻行头颅 DSA 示："左侧眼动脉段动脉瘤"，在全麻下行"颅内动脉瘤支架辅助栓塞术"，手术过程顺利，术中在支架辅助下动脉瘤栓塞满意。术后全麻清醒，安返病房，给予抑酸、止痛止吐、缓解头晕、抗血管痉挛及营养神经等对症治疗，间断行腰椎穿刺释放血性脑脊液。术后复查头颅 CT（图 10-2-20）示鞍区左旁可见致密栓塞影，呈术后改变，桥前池、鞍上池、双侧侧裂池、双侧脑沟内见线样高密度出血影，右侧脑室后角见小片状高密度影，左侧脑室旁见小斑片状低密度影，中线结构居中。入院治疗 20 天后患者恢复良好，顺利出院。

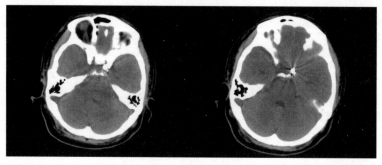

图 10-2-20　头颅 CT（术后）

【临床诊断】

①蛛网膜下腔出血；②颅内动脉瘤（眼动脉段，左侧）。

【智能诊断】

疾病智能诊断系统根据知识图谱急症与相关实体关系，智能辅助判断最可能发生疾病的诊断流程和结果。智能诊断流程图示如下：

第 1 步：选择主诉症状 - 剧烈头痛（图 10-2-21）。

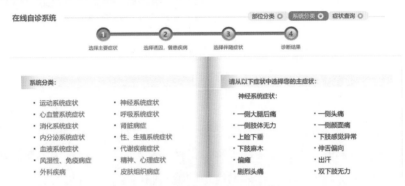

图 10-2-21　蛛网膜下腔出血智能诊断流程 1

第 2 步：选择诱因、频率、曾患疾病（图 10-2-22）。

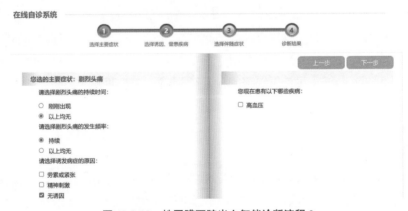

图 10-2-22　蛛网膜下腔出血智能诊断流程 2

第 3 步：选择伴随症状（图 10-2-23）。

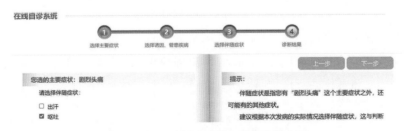

图 10-2-23　蛛网膜下腔出血智能诊断流程 3

第 4 步：诊断结果（图 10-2-24）。

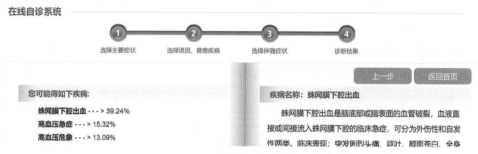

图 10-2-24　蛛网膜下腔出血智能诊断流程 4

【小结】

蛛网膜下腔出血是指各种原因导致颅内出血，血液流入蛛网膜下腔的统称。临床上可分为自发性与外伤性两类，自发性又分为原发性与继发性两种。由各种原因引起软脑膜血管破裂血液流入蛛网膜下腔者称原发性蛛网膜下腔出血；因脑实质出血，血液穿破脑组织流入蛛网膜下腔者称继发性蛛网膜下腔出血。一般情况下蛛网膜下腔出血仅指原发性蛛网膜下腔出血，约占急性脑血管病的 15%。其中，自发性蛛网膜下腔出血约 80% 为颅内动脉瘤破裂所致，第一次出血死亡率约 30%，第二次出血死亡率约 70%，为避免再次出血导致严重后果，入院应尽早行脑血管造影术，以明确发病原因，并进行病因治疗。吸烟史及高血压病史可导致动脉粥样硬化等血管病变。头痛、恶心、呕吐及查体时的颈抵抗都属于该病的典型临床表现。治疗原则主要是控制继续出血和防止再出血，解除血管痉挛，祛除病因，防治并发症。

10.2.4　低血糖症

1. 低血糖症知识图谱说明

低血糖是血浆葡萄糖水平降低，引发相应症状及体征的临床综合征。其发生原因包括内源性、外源性胰岛素增加，胰岛素代谢障碍、进食少、机体消耗大。临床症状分轻度、中度、重度，可表现为心悸、饥饿、出汗等轻微症状至视物模糊、昏迷等危重症状。完善血液和影像学相关检查，可以明确低血糖病因诊断，需与精神 - 神经异常及交感神经兴奋进行鉴别诊断。即刻血糖 < 2.8 mmol/L 可以明确低血糖诊断。其危急程度与低血糖值密切相关，血糖 < 2.8 mmol/L 即出现低血糖症状，< 2.2 mmol/L 可出现昏迷伴癫痫发作，< 0.55 mmol/L 可出现脑死亡。急诊处置包括迅速升高血糖治疗、实施紧急复苏措施、治疗原发病。

2. 低血糖症知识图谱（图 10-2-25）

3. 低血糖症病例

【病例简介】

患者男性，63 岁，主因"多食易饥 1 年，意识不清 30 分钟"来诊。1 年前出现多食易饥，消瘦，伴头晕、乏力，无心悸、大汗。头晕乏力多于餐前、空腹时发作，口服含糖饮料后可缓解，患者未系统诊治。近两个月患者上述症状发作频繁，日间及凌晨均有发作（凌晨 1~2 时明显），嗜睡，口服"可乐"可缓解。今日 2 时于睡眠中突发喊叫，呼之不应，伴全身大汗，无呕血、黑便，间断出现四肢肌肉紧张。为进一步诊治急诊来院。

既往史：体健。否认药物服用史，否认外伤手术史。

查体：T 36℃，P 84 次 / 分，R 18 次 / 分，BP 140/86 mmHg，意识不清，无贫血貌，双侧瞳孔等大约 4 mm，光反射灵敏。全身皮肤无黄染，大汗，双肺呼吸音清，心率 84 次 / 分，律齐，无杂音。腹软，无压痛。双下肢无水肿。

辅助检查：

快速血糖测定：1.62 mmol/L；

血常规：WBC 7.5×10^9/L，NE% 67%，Hb 128 g/L，PLT 115×10^9/L；

凝血功能：血 D-dimer 0.06 μg/mL；

动脉血气分析：pH 7.36，$PaCO_2$ 30 mmHg，PaO_2 126 mmHg，Lac 1.4 mmol/L；

血生化：Glu 1.54 mmol/L，GPT 33.7 U/L，K^+ 4.3 mmol/L，Na^+ 136 mmol/L，TNT 0.001 ng/mL，CK 95.3U/L，CK-MB 9.8 U/L，BNP 85 pg/mL；

心电图：窦性心律，ST-T 无异常；

脑 CT：未发现急性出血。

【治疗经过】

考虑低血糖症。给予 20% 葡萄糖注射液静脉输注，补糖治疗后患者意识恢复，症状缓解。进一步完善血沉、C- 反应蛋白、肿瘤标记物、垂体性激素七项（血）、甲状腺游离激素三项未见明显异常。建议住院完善糖尿病相关检验。

【临床诊断】

低血糖症

【智能诊断】

根据疾病智能诊断系统，分析图谱病因及诊断流程，辅助判断该例最可能为低血糖症发作，智能诊断流程图示如下：

第 1 步：选择主诉症状 - 昏迷（图 10-2-26）。

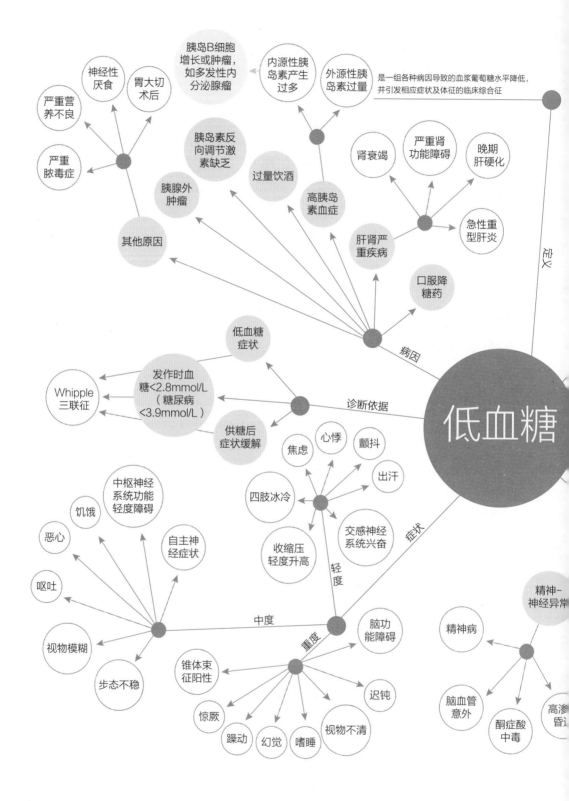

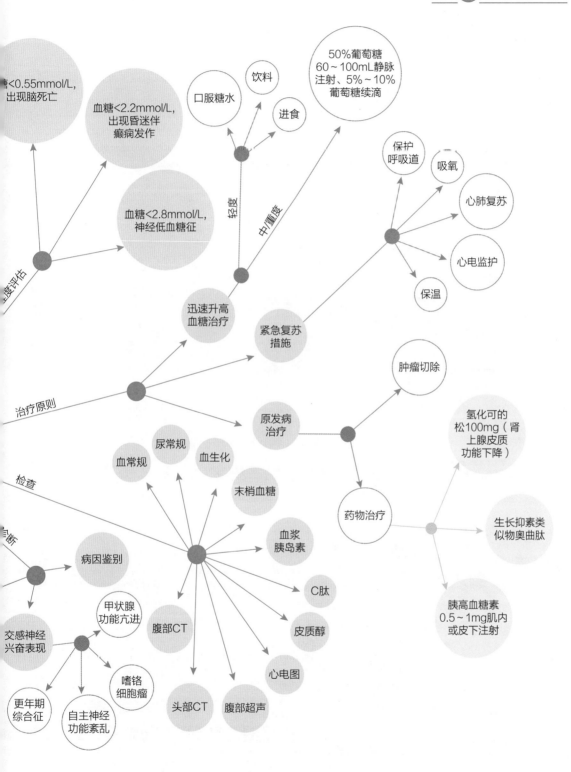

图 10-2-25 低血糖症知识图谱

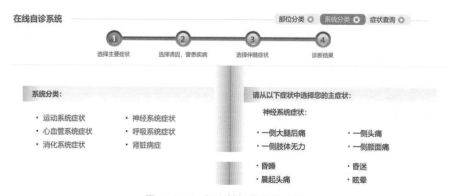

图 10-2-26　低血糖智能诊断流程 1

第 2 步：选择诱因、频率、曾患疾病（图 10-2-27）。

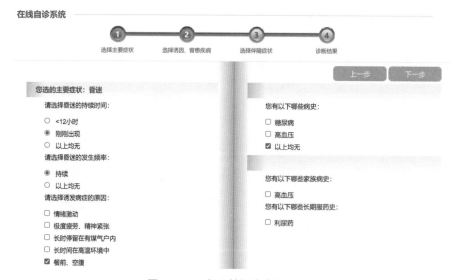

图 10-2-27　低血糖智能诊断流程 2

第 3 步：选择伴随症状（图 10-2-28）。

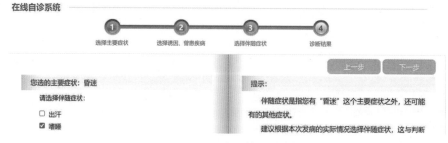

图 10-2-28　低血糖智能诊断流程 3

第 4 步：诊断结果（图 10-2-29）。

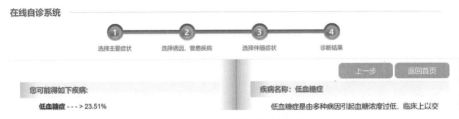

图 10-2-29 低血糖智能诊断流程 4

【小结】

低血糖是急诊常见的急症，需要及时诊断、治疗。长时间低血糖可能造成脑死亡或中枢神经系统不可逆性损伤。该病病因复杂，需完善相关辅助检查，进行鉴别诊断。器质性低血糖症包括内分泌性低血糖症、甲状腺功能减退症、肝源性低血糖症、胰外肿瘤性低血糖症、肾源性低血糖症、胰岛素自身免疫综合征性低血糖症、酮症性低血糖症、酒精性低血糖症、药物性低血糖症等。功能性低血糖症包括原因不明性自发性功能性低血糖症、胃肠手术史的滋养性低血糖症等。引起低血糖症的药物包括胰岛素，胰岛素治疗中的苏木杰（Somogyi）现象也是夜间低血糖发作的因素；口服降糖药中，磺脲类过量引起的低血糖症较常见，老年人或伴有肝肾功能不全时不宜应用，否则常致严重顽固的低血糖症。严重持久的低血糖症常以脑功能障碍为主，需要与癫痫、精神分裂症、脑血管痉挛、脑血管意外、痴呆、癔症等疾病进行鉴别诊断。

10.2.5 癫痫发作

1. 癫痫发作知识图谱说明

癫痫发作是神经内科常见急症，可以发生在不同年龄，但多发生在儿童和青少年时期。是不同原因引起的脑部神经元过度放电，引起的一种急性、反复发作、阵发性的中枢神经系统功能紊乱。病因包括中枢神经系统感染、自身免疫相关疾病、遗传代谢性疾病、脑外伤等，但儿童、青少年和成人具体发病病因各有其特点。癫痫发作分为原发性和继发性发作，临床表现分为局灶性发作和全面发作。局灶性发作伴有或不伴有认知障碍；全面性发作，包括阵挛性发作、强直性发作、失张力性发作、肌阵挛发作、失神发作（小发作）、强直 - 阵挛发作（大发作）。不同年龄患者的临床表现形式不同。需要进一步完善神经系统影像学检查除外器质性病变、脑脊液检查除外颅内感染、脑电图检查可以明确诊断。临床表现形式多样，病情危重程度不同，有必要进行危急程度评估。全身性发作、发作持续时间长、出现意识障碍、呼吸道梗阻、高热、休克、循环衰竭及其他脏器功能障碍者提示病情危重。需要与精神障碍性疾病、短暂脑缺血、运动障碍类疾病、睡眠障碍类疾病、代谢紊乱进行鉴别，应特别注意与儿童患者呼吸暂停、瞳行症（梦游症）、屏气等进行鉴别。紧急处理包括一般性治疗和抗癫痫治疗。前者要求注意气道保护防误吸、防跌伤等处置；后者强调病因治疗，

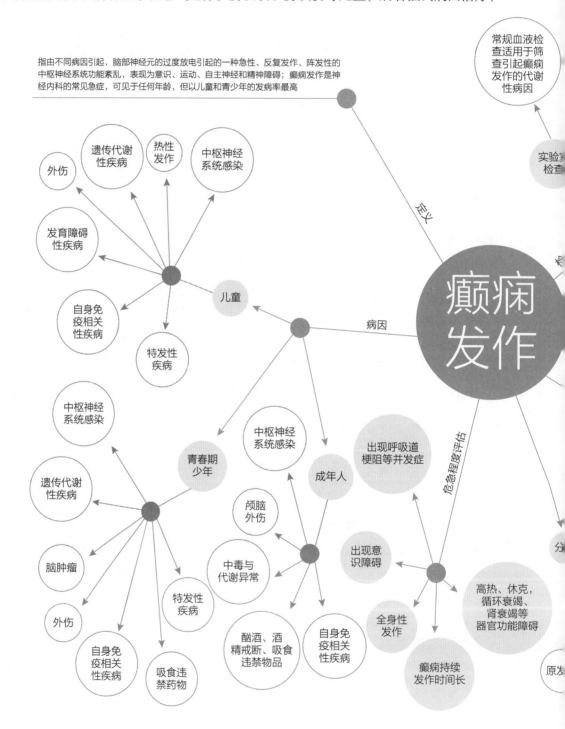

指由不同病因引起，脑部神经元的过度放电引起的一种急性、反复发作、阵发性的中枢神经系统功能紊乱，表现为意识、运动、自主神经和精神障碍；癫痫发作是神经内科的常见急症，可见于任何年龄，但以儿童和青少年的发病率最高

常规血液检查适用于筛查引起癫痫发作的代谢性病因

实验室检查

癫痫发作

定义

病因

危急程度评估

儿童

青春期少年

成年人

外伤

遗传代谢性疾病

热性发作

中枢神经系统感染

发育障碍性疾病

自身免疫相关性疾病

特发性疾病

中枢神经系统感染

遗传代谢性疾病

脑肿瘤

外伤

自身免疫相关性疾病

吸食违禁药物

特发性疾病

中枢神经系统感染

颅脑外伤

中毒与代谢异常

酗酒、酒精戒断、吸食违禁物品

自身免疫相关性疾病

出现呼吸道梗阻等并发症

出现意识障碍

全身性发作

癫痫持续发作时间长

高热、休克，循环衰竭、肾衰竭等器官功能障碍

原发

分

要求迅速给予一线、二线抗癫痫药物终止发作。

2. 癫痫发作知识图谱（图 10-2-30、10-2-31）

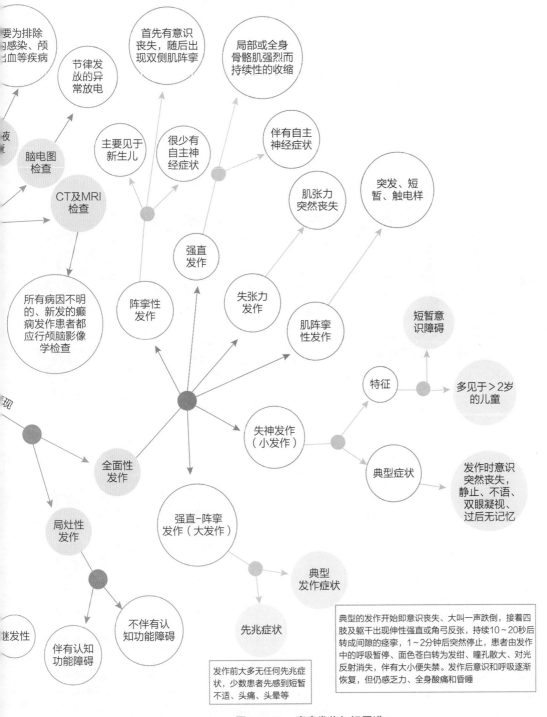

图 10-2-30 癫痫发作知识图谱 1

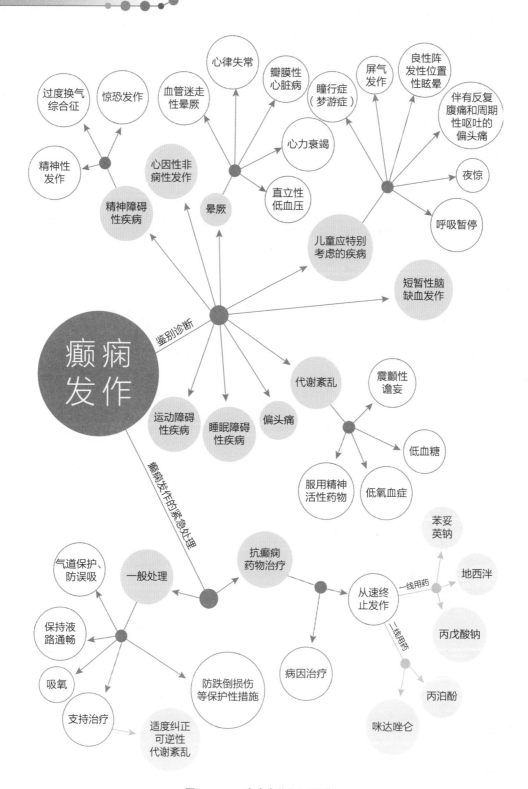

图 10-2-31　癫痫发作知识图谱 2

3. 癫痫发作病例

【病例简介】

患者女性，54 岁，主因"发作性意识丧失伴抽搐 1 天"来诊。1 天前患者于凌晨 1：00 睡眠中无明显诱因突然出现大喊大叫，伴嘴唇发绀、肌肉强直，呼之不应，家属给予牙垫保护，持续约 2 分钟后症状缓解，意识恢复。发作期间无大小便失禁，无肢体偏瘫，无发热、全身大汗，为进一步治疗来诊。

既往史：高血压病史 5 年。

查体：T 36.5℃，P 82 次 / 分，R 16 次 / 分，BP 106/67 mmHg。神志清楚，精神可。双肺呼吸音清，心率 82 次 / 分，律齐，各瓣膜听诊区未闻及杂音。腹软，无压痛。四肢活动灵活，肌力正常，双下肢无水肿。

辅助检查：

血常规：WBC 6.5×10^9/L，NE% 62%，Hb 135 g/L，PLT 215×10^9/L。

血生化：GPT 97 U/L，GOT 62 U/L，TB 16.4 μmol/L，DB 5.2 μmol/L，GLU 10.85 mmol/L，BUN 6.4 mmol/L，Cr 86 μmol/L，Ca^{2+} 2.06 mmol/L，TNT 0.001 ng/mL，CK 1 328.4 U/L，CK-MB 6.79 U/L，BNP 129 pg/mL。

ECG：窦性心律，ST-T 无异常。

颈部血管彩超：双侧颈动脉硬化伴右侧斑块形成，右侧锁骨下动脉斑块形成，双侧颈动脉、椎动脉血流未见明显异常。

腹部超声：脂肪肝。

心脏超声：二尖瓣、三尖瓣少量反流，心内结构及心功能未见明显异常。

头颅 CT：未见明显异常。

头颅 MRI：未见明显异常。

清醒脑电图：

（1）基本波动：枕区基本节律为 9 ～ 11 Hza 节律，波幅为 30 ～ 50 μV，波形欠整齐，调幅、调节不良，两侧半球对称；额颞部可见散在 θ、δ 波动，波幅为 20 ～ 40 μV，两侧半球大致对称；广泛经常可见 16 ～ 22 Hza 节律，波幅为 5 ～ 15 μV，两侧半球大致对称。

（2）广泛经常可见 3 ～ 5 Hza 波动，波幅为 30 ～ 55 μV，两侧半球大致对称。左侧前颞可见少量中 - 高波幅棘波发放，可波及后颞部。

（3）诱发试验：睁闭眼试验（－）。脑电地形图描述：δ 频段能量稍增高、θ 频段能量稍增高、α 枕区优势、β 频段能量正常。

【治疗经过】

予以丙戊酸钠片 0.2 g 口服进行抗癫痫治疗；苯磺酸氨氯地平片 5 mg 口服降压、

酒石酸美托洛尔片 12.5 mg 口服稳定心室率；二甲双胍缓释片 0.5 g 口服控制血糖。患者未再发生意识障碍和抽搐。

【临床诊断】

①癫痫；②高血压 2 级（中危）；③2 型糖尿病。

【智能诊断】

疾病智能诊断系统根据知识图谱急症与相关实体关系，智能辅助判断最可能发生疾病的诊断流程和结果，智能诊断流程图示如下：

第 1 步：选择主诉症状 - 意识丧失（图 10-2-32）。

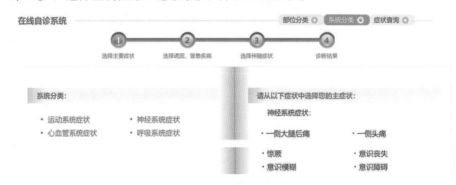

图 10-2-32　癫痫智能诊断流程 1

第 2 步：选择诱因、频率、曾患疾病（图 10-2-33）。

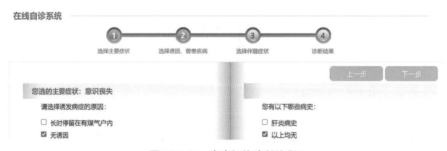

图 10-2-33　癫痫智能诊断流程 2

第 3 步：选择伴随症状（图 10-2-34）。

第 4 步：诊断结果（图 10-2-35）。

【小结】

癫痫可见于任何年龄，大多起病于青壮年之后，其特点是：

（1）症状具有多样性，由于脑神经元异常入电的部位和传布的范围不同，癫痫发作的症状是多种多样的。可以表现为单一意识、精神、运动、感觉或植物神经的功能紊乱，也可以兼有之，即表现为两种或多种症状的发作。有的仅表现为失神，有的表现为意识障碍和全身抽搐，有的则表现为精神障碍等。

（2）发作的反复性。如未得到及时、正确地治疗，在病程中则会反复发作，而不同类型的发作频度、持续时间不同。

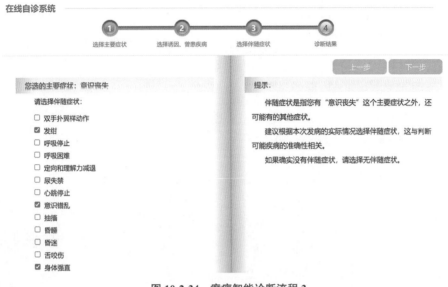

图 10-2-34　癫痫智能诊断流程 3

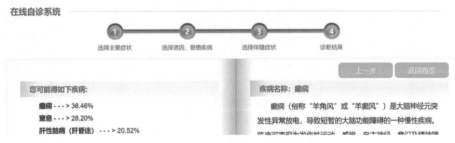

图 10-2-35　癫痫智能诊断流程 4

10.2.6　糖尿病酮症酸中毒

1. 糖尿病酮症酸中毒知识图谱说明

糖尿病酮症酸中毒是糖尿病的急性并发症。常见诱因有感染、应激、妊娠、药物因素、胰岛素治疗不当等。临床表现为口干、恶心、呕吐、乏力、早期多尿及后期少尿、呼气中有"烂苹果"味，体格检查主要有脱水改变、意识障碍。动脉血气分析明确酸中毒、尿常规酮体阳性、血糖明显增高可明确诊断。需要与其他酮症及意识障碍进行鉴别，病情危急程度评估主要是血钾高低、酸中毒程度、血糖水平、脱水程度、昏迷情况等。治疗是病因治疗、去诱因、尽快液体复苏、降血糖、纠正水和电解质酸碱平衡，防治并发症。

2. 糖尿病酮症酸中毒知识图谱（图 10-2-36）

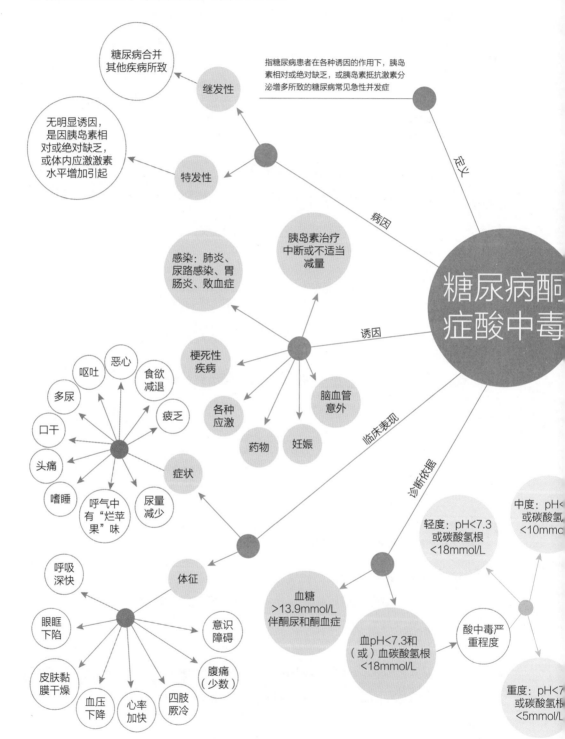

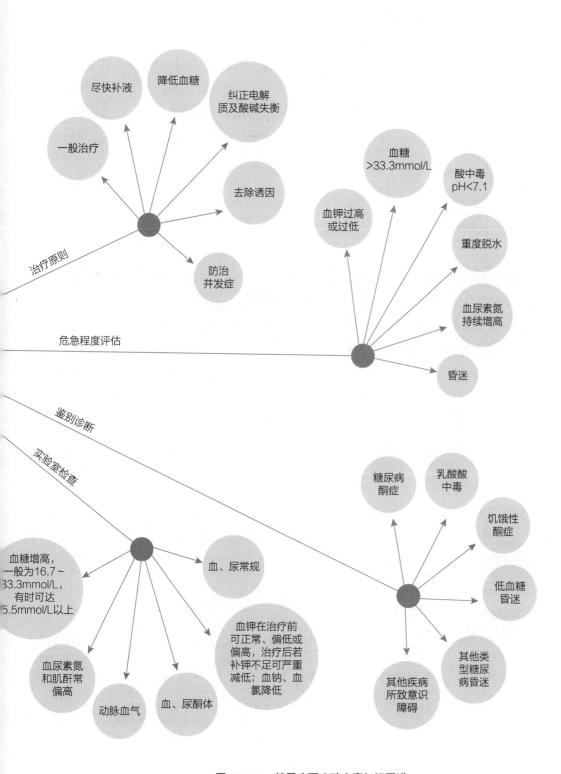

图 10-2-36 糖尿病酮症酸中毒知识图谱

3. 糖尿病酮症酸中毒病例

【病例简介】

患者男性，31岁。主因"多饮、多尿1个月，嗜睡1天"急诊来诊。患者1个月前无诱因出现口渴、多饮、多尿症状，饮水量较大，尿量与饮水量相当，伴有尿泡沫增多，体重无明显减轻。当地医院诊断"糖尿病"，未服用药物治疗。昨日开始出现乏力、嗜睡，无发热、呼吸困难，无心悸出汗。为进一步诊治，急诊来院。

既往史：体健。

查体：T 36.9℃，P 100次/分，R 16次/分，BP 120/90 mmHg。嗜睡，深大呼吸，呼吸可闻及"烂苹果"味，双肺呼吸音清，未闻及干湿啰音。心率100次/分，律齐，无杂音。腹软，无压痛。双下肢无水肿。

辅助检查：

动脉血气分析：pH 7.126，PCO_2 14.2 mmHg，PO_2 127.0 mmHg，HCO_3^- 4.5 mmol/L，BE -25.2 mmol/L，血钾 4.6 mmol/L，血糖升高测不出；

血生化：Glu 17.41 mmol/L，UA 678μmol/L，TG 3.79 mmol/L，BUN 9.8 mmol/L，K^+ 4.6mmol/L，Na^+ 139 mmol/L；HBA1C 11.9%；

尿常规：尿糖 ++++，尿蛋白 +-，尿酮体 +++，尿红细胞 5个/μL，尿白细胞 14个/μL；

腹部超声：肝、胆、胰、脾、双肾未见明显异常；

胸部 X 线：未见明显异常。

【治疗经过】

给予补液扩容，先盐后糖，改善循环血容量和组织灌注；微量泵持续泵入胰岛素控制血糖、降酮，控制血糖和血浆渗透压至正常水平，平稳清除血、尿中酮体；补充钾，纠正水和电解质紊乱。复查动脉血气正常、尿常规酮体阴性，逐渐停用胰岛素，加用二甲双胍、西格列汀口服，血糖控制较好。

【临床诊断】

①糖尿病，糖尿病酮症酸中毒；②高脂血症；③高尿酸血症。

【智能诊断】

疾病智能诊断系统根据知识图谱急症与相关实体关系，智能辅助判断最可能发生疾病的诊断流程和结果，智能诊断流程图示如下：

第1步：选择主诉症状-嗜睡（图10-2-37）。

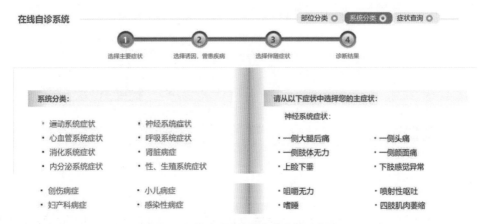

图 10-2-37　糖尿病酮症酸中毒智能诊断流程 1

第 2 步：选择诱因、频率、曾患疾病（图 10-2-38）。

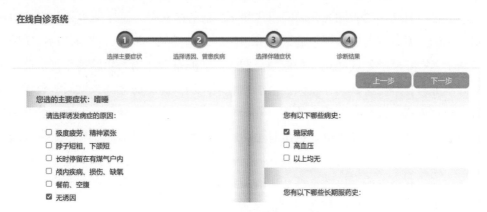

图 10-2-38　糖尿病酮症酸中毒智能诊断流程 2

第 3 步：选择伴随症状（图 10-2-39）。

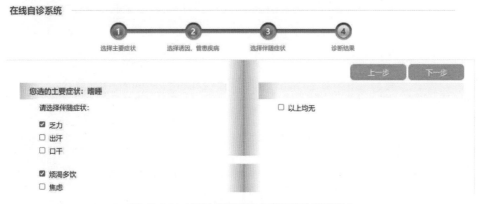

图 10-2-39　糖尿病酮症酸中毒智能诊断流程 3

第 4 步：诊断结果（图 10-2-40）。

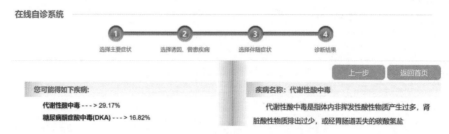

图 10-2-40　糖尿病酮症酸中毒智能诊断流程 4

【小结】

糖尿病酮症酸中毒是糖尿病最常见的急性并发症，以发病急、病情重、变化快为特点，是由胰岛素缺乏所引起的以高血糖、高酮血症和代谢性酸中毒为主要生化改变的临床综合征，1 型糖尿病易发生，2 型糖尿病在有诱因时可发生。许多患者的诱因不是单一的，10% ~ 30% 的患者可无明确诱因而突然发病。任何加重胰岛素绝对或相对不足的因素，均可成为糖尿病酮症酸中毒的发病诱因，常见的诱因包括：①胰岛素使用不当，突然减量或随意停用或胰岛素失效，亦有因体内产生胰岛素抵抗而发生酮症酸中毒者；②感染；③饮食失控，进食过多高糖、高脂肪食物或饮酒等；④精神因素，精神创伤、过度激动或劳累等；⑤应激、外伤、手术、麻醉、妊娠、脑卒中、心肌梗死、甲状腺功能亢进等，应用肾上腺皮质激素治疗也可引起酮症酸中毒。酸中毒对机体的损害是多方面的，其中对脑细胞的损害尤为突出。治疗原则主要是补液，小剂量胰岛素降糖消酮，以改善循环血容量和组织灌注，控制血糖和血浆渗透压至正常水平，平稳清除血、尿中酮体，纠正水、电解质紊乱，祛除发病诱因。

第11章

中 毒

11.1 中毒概论

11.1.1 中毒概论图谱说明

中毒是有毒化学物质进入人体，达到中毒量而产生损害的全身性疾病。中毒原因有生活性中毒，即意外或有意服用超剂量药物，以及职业性中毒，即在生产、保管、使用、运输时接触毒物中毒。按接触毒物毒性、剂量和时间情况将中毒分为急性中毒和慢性中毒；按毒物来源和用途将中毒分为农药中毒、药物中毒、工业性毒物中毒、有毒动植物中毒。毒物发病机制与个体易感性、毒物理化性质、毒物在人体代谢、吸收和排出有关。诊断依据病史、临床表现及评估确定。治疗上应即刻脱离中毒现场，及时清除进入人体内已经被吸收或未被吸收的毒物，应用特效解毒药解毒，对症治疗，保护其他脏器功能。预防为主，要加强宣传教育，加强毒物管理，预防误服和药物过量，预防地方性中毒。

11.1.2 中毒概论知识图谱（图 11-1-1、图 11-1-2）

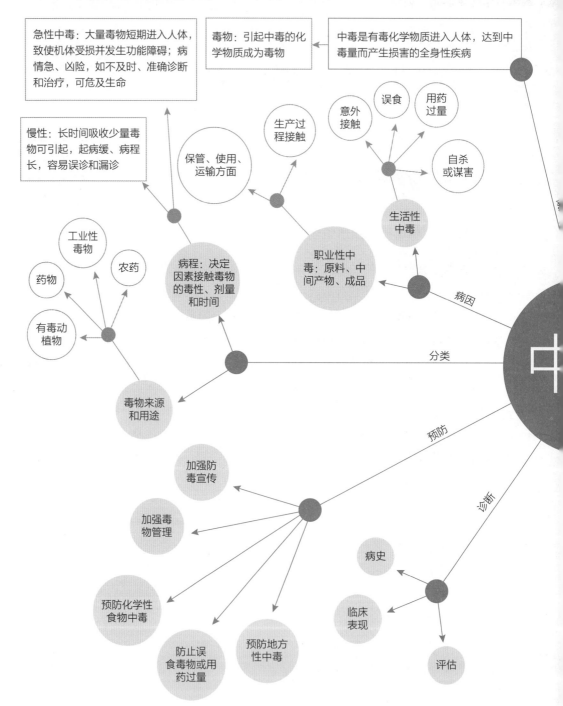

急性中毒：大量毒物短期进入人体，致使机体受损并发生功能障碍；病情急、凶险，如不及时、准确诊断和治疗，可危及生命

毒物：引起中毒的化学物质成为毒物

中毒是有毒化学物质进入人体，达到中毒量而产生损害的全身性疾病

慢性：长时间吸收少量毒物可引起，起病缓、病程长，容易误诊和漏诊

保管、使用、运输方面

生产过程接触

意外接触

误食

用药过量

自杀或谋害

生活性中毒

职业性中毒：原料、中间产物、成品

病程：决定因素接触毒物的毒性、剂量和时间

工业性毒物

农药

药物

有毒动植物

毒物来源和用途

病因

分类

预防

诊断

中

加强防毒宣传

加强毒物管理

预防化学性食物中毒

防止误食毒物或用药过量

预防地方性中毒

病史

临床表现

评估

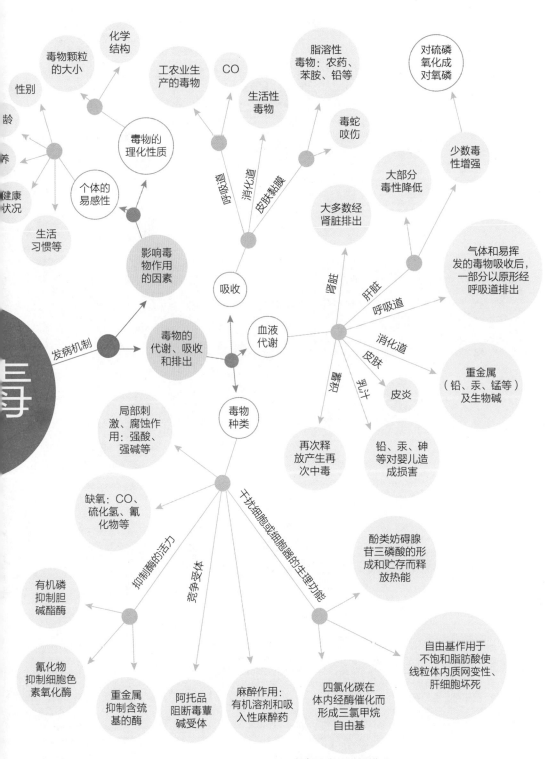

图 11-1-1 中毒概论知识图谱 1

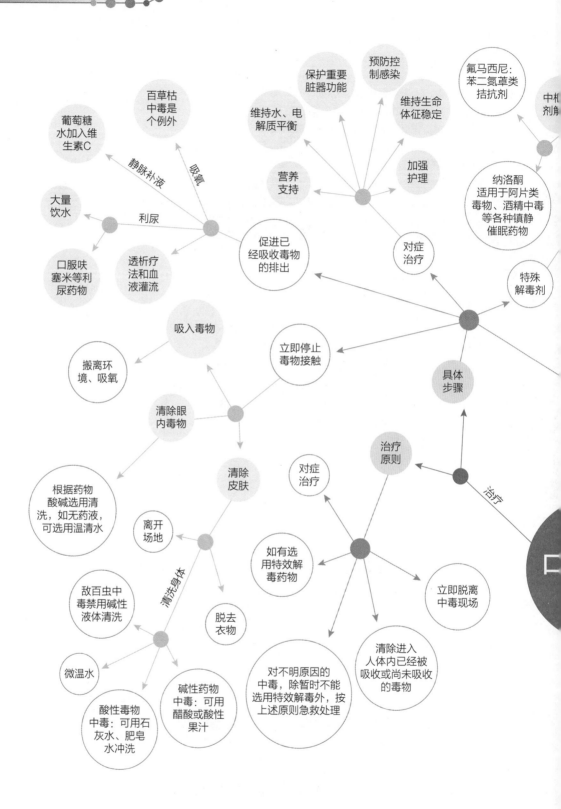

葡萄糖水加入维生素C

百草枯中毒是个例外

保护重要脏器功能

预防控制感染

维持水、电解质平衡

维持生命体征稳定

氟马西尼：苯二氮䓬类拮抗剂

中枢剂触

纳洛酮适用于阿片类毒物、酒精中毒等各种镇静催眠药物

营养支持

加强护理

大量饮水

静脉补液

吸氧

利尿

口服呋塞米等利尿药物

透析疗法和血液灌流

促进已经吸收毒物的排出

对症治疗

特殊解毒剂

吸入毒物

立即停止毒物接触

具体步骤

搬离环境、吸氧

清除眼内毒物

治疗原则

对症治疗

治疗

根据药物酸碱选用清洗，如无药液，可选用温清水

清除皮肤

离开场地

如有选用特效解毒药物

立即脱离中毒现场

口

敌百虫中毒禁用碱性液体清洗

清洗身体

脱去衣物

微温水

酸性毒物中毒：可用石灰水、肥皂水冲洗

碱性药物中毒：可用醋酸或酸性果汁

对不明原因的中毒，除暂时不能选用特效解毒外，按上述原则急救处理

清除进入人体内已经被吸收或尚未吸收的毒物

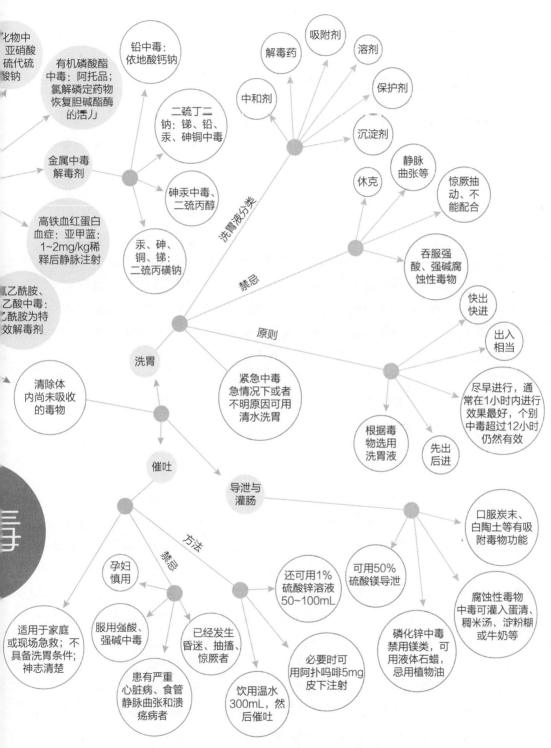

图 11-1-2 中毒知识概论图谱 2

11.2 中毒病例

11.2.1 有机磷中毒及拟除虫菊酯类农药中毒

1. 有机磷中毒及拟除虫菊酯类农药中毒知识图谱说明

有机磷是我国常见的农药，有特征性大蒜臭味。在生活和工作中误服（自服）或意外接触会导致有机磷中毒。有机磷按毒性分为剧毒类、高毒类、中度毒类和低毒类。病情严重程度按胆碱酯酶活力和临床症状分为轻度中毒、中度中毒和重度中毒。轻度中毒是胆碱酯酶活力 50% ～ 70%，临床出现毒蕈碱样症状（M 样症状）；中度中毒是胆碱酯酶活力 30% ～ 50%，临床出现肌纤维颤动表现的烟碱样症状（N 样症状）；重度中毒是胆碱酯酶活力 < 30%，临床上既有毒蕈碱样症状也有烟碱样症状，可出现肺水肿、呼吸衰竭、脑水肿和昏迷等表现。诊断主要根据有机磷接触史、急性胆碱能危象临床表现和胆碱酯酶活力检测。注意中间综合征、迟发性多发性神经病的发生。需要与急性胃肠炎、中暑、食物中毒和中枢神经系统疾病相鉴别。治疗原则和其他中毒治疗类似，主要为脱离中毒现场、清除已经吸收毒物和排出尚未吸收毒物、对症治疗及特异性解毒药物治疗。特异性解毒药主要针对有机磷中毒机制，采用胆碱能受体阻断剂和胆碱酯酶复能剂治疗，用药原则：早用、用全、用足、重复使用。预防主要是加强药物管控、加强教育宣传、缓解矛盾和加强职业防护。

拟除虫菊酯类农药为人工合成的类似天然除虫菊素化学结构的一类农药。分为生活性中毒和生产性中毒，生活中溴氰菊酯、氯氰菊酯、氰戊菊酯中毒最为常见。临床表现与毒物进入人体途径和剂量有关，生产性中毒多为轻度中毒，口服可导致重度中毒。生产性中毒：皮肤吸收引起体表污染区感觉异常，皮肤黏膜刺激症状；呼吸道吸收引起喷嚏、流涕、咳嗽；眼内污染引起眼痛、畏光、流泪、球结膜充血；全身症状轻微，多为头痛、头晕、乏力、肌束震颤，严重者可出现流涎、肌肉抽动、意识障碍甚至昏迷。口服中毒：出现消化道症状，重者可出现抽搐、昏迷。实验室检查胆碱酯酶活力正常，可与有机磷中毒相鉴别。临床评估分为轻度中毒、中度中毒和重度中毒。轻度中毒临床出现毒蕈碱样症状；中度中毒临床出现肌纤维颤动表现的烟碱样症状，毒蕈碱样症状加重；重度中毒临床上既有毒蕈碱样症状也有烟碱样症状，可以出现肺水肿、呼吸衰竭、脑水肿和昏迷等表现。需要与急性胃肠炎、中暑、食物中毒和出血性疾病进行鉴别诊断。治疗原则和其他中毒治疗类似，脱离中毒现场、清除已经吸收毒物和排出尚未吸收毒物、对症治疗。目前无特效解毒药，可以给予中枢性肌松剂缓解抽搐症状，给予阿托品缓解流涎和出汗症状。预防措施主要有加强药物管控、加强教育宣传、缓解矛盾和加强职业防护。

2. 急性有机磷中毒及拟除虫菊酯类农药中毒知识图谱（图 11-2-1 ~ 图 11-2-4）

3. 有机磷中毒病例

【病例简介】

患者女性，35 岁，主因"意识障碍 1 小时"急诊来诊。1 小时前患者因与家人吵架，自服"有机磷农药"200 mL，并把药瓶打碎扔掉。5 分钟后出现腹痛、恶心、呕吐，吐出物为胃内容物，有大蒜味。逐渐出现神志不清，伴大小便失禁，全身大汗、流涎、抽搐。急送来诊。

既往史：体健。无药物过敏史，无服用药物史。

查体：T 36.5℃，P 60 次 / 分，R 30 次 / 分，BP 110/80 mmHg，平卧位，神志不清，呼之不应，压眶上有反应。皮肤湿冷，肌肉颤动。巩膜无黄染，瞳孔呈针尖样，对光反射弱。口腔流涎，两肺可闻及哮鸣音和散在湿啰音。心界无扩大，心律 60 次 / 分，律齐，无杂音。腹平软，肝脾未触及，下肢不水肿。

辅助检查：

血常规：WBC 8.3×10^9/L，NE% 68%，Hb 123 g/L，PLT 239×10^9/L；

血 生 化：GPT 35.4 U/L，GOT 30.1 U/L，ALB 41 g/L，TB 11.5 μmol/L，DB 5.6 μmol/L，GLU 5.4 mmol/L，BUN 7.54 mmol/L，Cr 59 μmol/L，K^+ 3.7 mmol/L，Amy 47.5 U/L，Lip 110.3 U/L，BNP 146 pg/mL；血胆碱酯酶 6 U/L，胆碱酯酶活力 54.8%；

动脉血气分析：pH 7.35，$PaCO_2$ 44 mmHg，PaO_2 75 mmHg，Lac 2.84 mmol/L；

凝血功能：APTT 35.4 s，Fig 1.87 g/L，D-dimer 0.05 μg/mL；

毒物检测：血液敌敌畏含量 12.23 mg/kg，胃液敌敌畏含量 21.99 mg/kg，尿液敌敌畏含量 3.61 mg/kg。

【治疗经过】

给予气管插管气道保护；采取清洗皮肤、理发、脱衣、洗胃、灌肠等措施减少有机磷摄入，6 小时后重复洗胃；早期、联合、足量使用特效解毒剂，给予复能剂氯磷定、阿托品抑制毒蕈碱样症状 M 样疱状，并达到阿托品化（口干、皮肤干、潮红、肺部啰音减少、瞳孔扩大）；血液灌流。

【临床诊断】

重度有机磷中毒

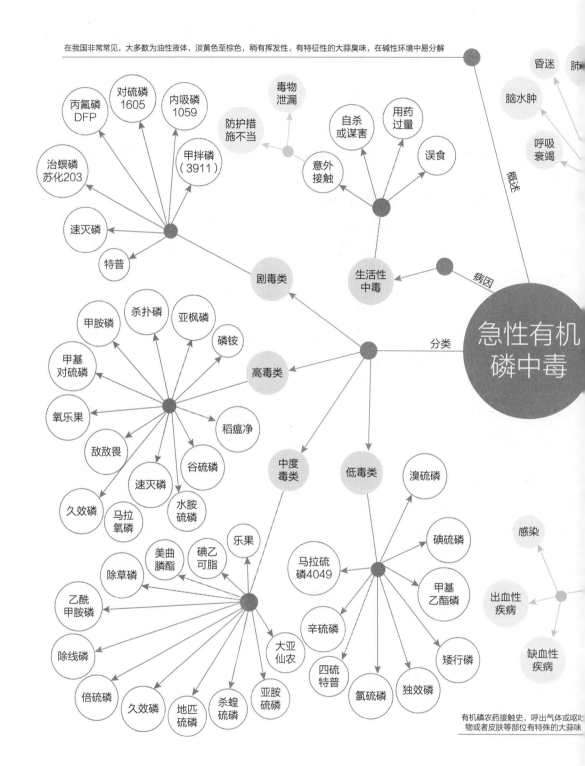

在我国非常常见，大多数为油性液体，淡黄色至棕色，稍有挥发性，有特征性的大蒜臭味，在碱性环境中易分解

有机磷农药接触史，呼出气体或呕吐物或者皮肤等部位有特殊的大蒜味

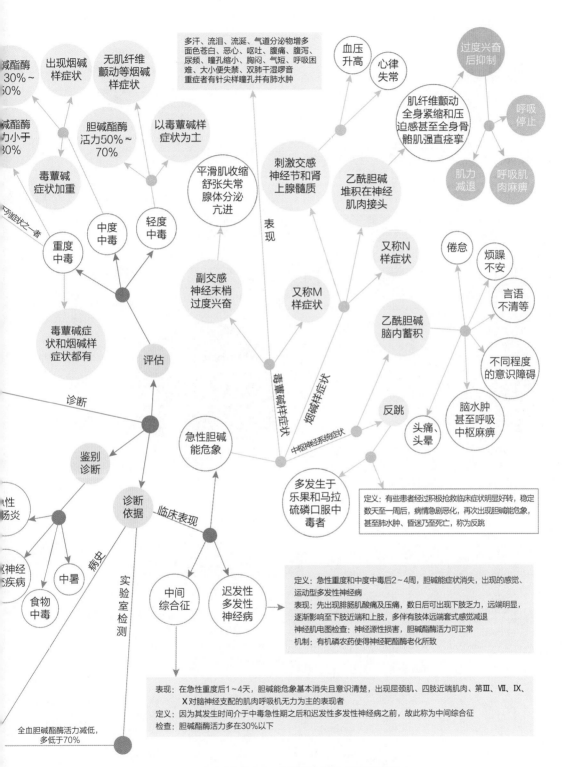

图 11-2-1 急性有机磷中毒知识图谱 1

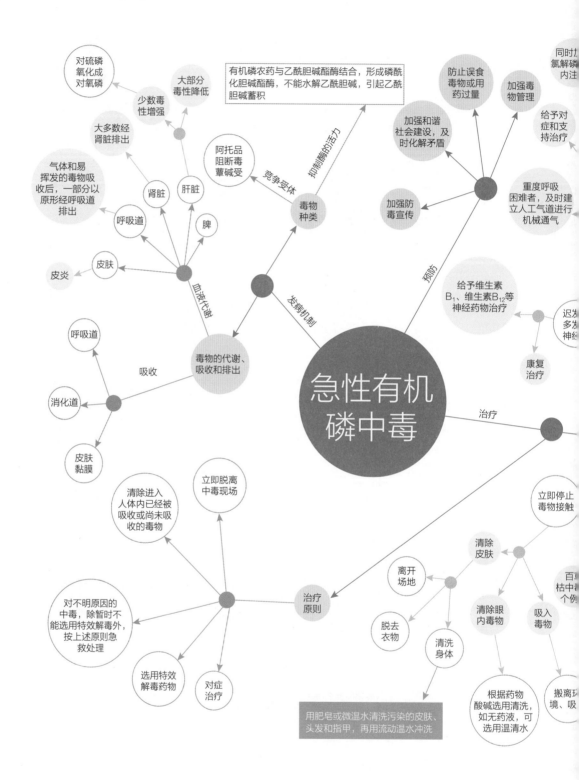

急性有机磷中毒

对硫磷氧化成对氧磷

少数毒性增强

大部分毒性降低

大多数经肾脏排出

气体和易挥发的毒物吸收后，一部分以原形经呼吸道排出

肾脏

肝脏

呼吸道

脾

皮肤

皮炎

血液代谢

毒物的代谢、吸收和排出

吸收

呼吸道

消化道

皮肤黏膜

有机磷农药与乙酰胆碱酯酶结合，形成磷酰化胆碱酯酶，不能水解乙酰胆碱，引起乙酰胆碱蓄积

阿托品阻断毒蕈碱受

竞争受体

毒物种类

抑制酶的活力

发病机制

防止误食毒物或用药过量

加强毒物管理

加强和谐社会建设，及时化解矛盾

加强防毒宣传

同时加氯解磷内注

给予对症和支持治疗

重度呼吸困难者，及时建立人工气道进行机械通气

预防

给予维生素 B_1、维生素 B_{12} 等神经药物治疗

迟发多发神经

康复治疗

治疗

立即脱离中毒现场

清除进入人体内已经被吸收或尚未吸收的毒物

对不明原因的中毒，除暂时不能选用特效解毒外，按上述原则急救处理

选用特效解毒药物

对症治疗

治疗原则

离开场地

脱去衣物

清洗身体

清除皮肤

清除眼内毒物

吸入毒物

百草枯中毒个例

根据药物酸碱选用清洗，如无药液，可选用温清水

搬离环境、吸

用肥皂或微温水清洗污染的皮肤、头发和指甲，再用流动温水冲洗

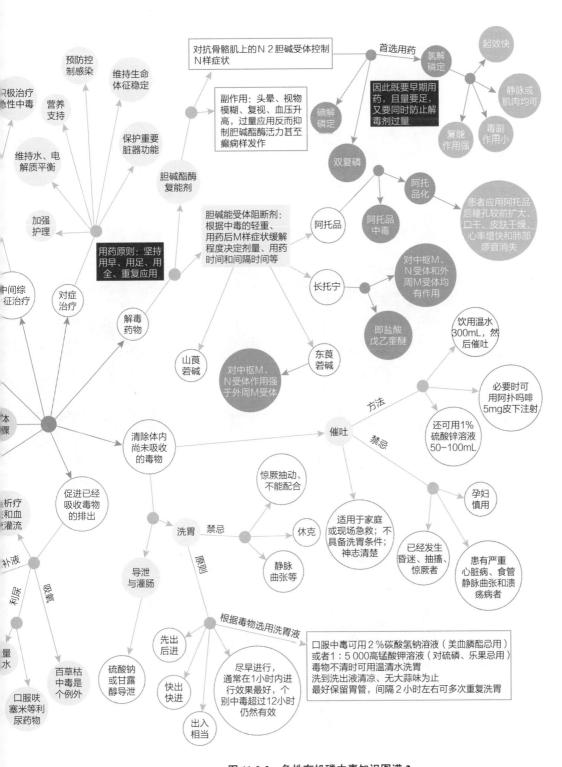

图 11-2-2 急性有机磷中毒知识图谱 2

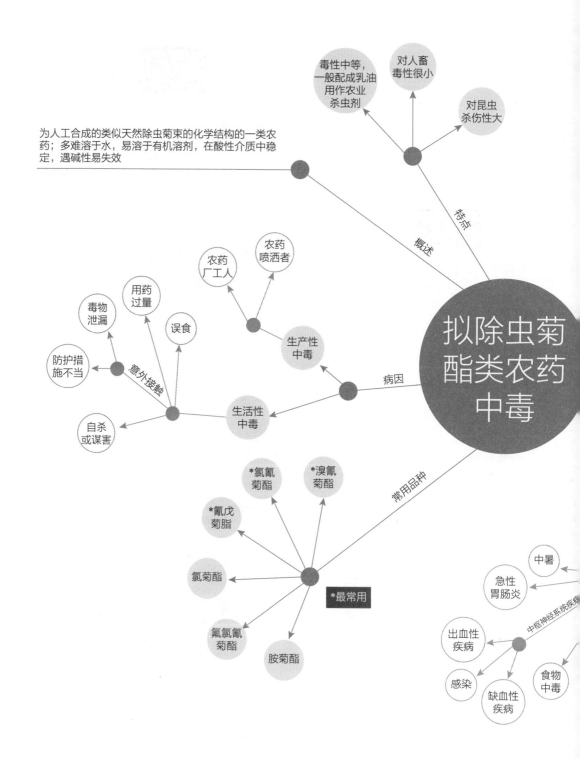

为人工合成的类似天然除虫菊束的化学结构的一类农药；多难溶于水，易溶于有机溶剂，在酸性介质中稳定，遇碱性易失效

毒性中等，一般配成乳油用作农业杀虫剂

对人畜毒性很小

对昆虫杀伤性大

特征

概述

拟除虫菊酯类农药中毒

农药喷洒者

农药厂工人

用药过量

误食

毒物泄漏

防护措施不当

意外接触

生产性中毒

病因

自杀或谋害

生活性中毒

*氯氰菊酯

*溴氰菊酯

*氰戊菊脂

氯菊酯

常用品种

*最常用

氟氯氰菊酯

胺菊酯

中暑

急性胃肠炎

中枢神经系统疾病

出血性疾病

感染

缺血性疾病

食物中毒

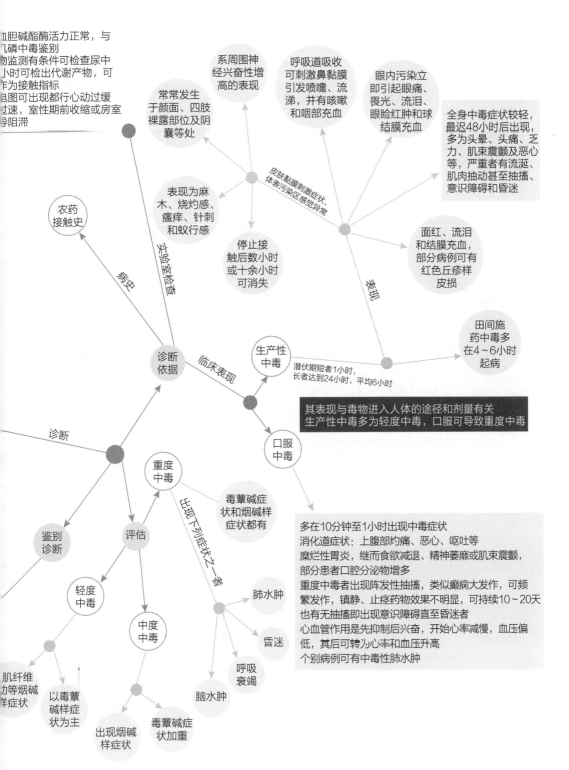

ⅡⅡ胆碱酯酶活力正常，与
飞磷中毒鉴别
物监测有条件可检查尿中
小时可检出代谢产物，可
作为接触指标
图可出现都行心动过缓
过速，室性期前收缩或房室
导阻滞

系周围神
经兴奋性增
高的表现

呼吸道吸收
可刺激鼻黏膜
引发喷嚏、流
涕，并有咳嗽
和咽部充血

眼内污染立
即引起眼痛、
畏光、流泪、
眼睑红肿和球
结膜充血

全身中毒症状较轻，
最迟48小时后出现，
多为头晕、头痛、乏
力、肌束震颤及恶心
等，严重者有流涎、
肌肉抽动甚至抽搐、
意识障碍和昏迷

常常发生
于颜面、四肢
裸露部位及阴
囊等处

表现为麻
木、烧灼感、
瘙痒、针刺
和蚁行感

皮肤黏膜刺激症状、
体表污染区感觉异常

农药
接触史

实验室检查

病史

诊断
依据

临床表现

停止接
触后数小时
或十余小时
可消失

面红、流泪
和结膜充血，
部分病例可有
红色丘疹样
皮损

表现

生产性
中毒

潜伏期短者1小时，
长者达到24小时，平均6小时

田间施
药中毒多
在4～6小时
起病

诊断

其表现与毒物进入人体的途径和剂量有关
生产性中毒多为轻度中毒，口服可导致重度中毒

重度
中毒

口服
中毒

毒蕈碱症
状和烟碱样
症状都有

多在10分钟至1小时出现中毒症状
消化道症状：上腹部灼痛、恶心、呕吐等
糜烂性胃炎，继而食欲减退、精神萎靡或肌束震颤，
部分患者口腔分泌物增多
重度中毒者出现阵发性抽搐，类似癫痫大发作，可频
繁发作，镇静、止痉药物效果不明显，可持续10～20天
也有无抽搐即出现意识障碍直至昏迷者
心血管作用是先抑制后兴奋，开始心率减慢，血压偏
低，其后可转为心本和血压升高
个别病例可有中毒性肺水肿

鉴别
诊断

评估

出现下列症状之一者

肺水肿

昏迷

轻度
中毒

中度
中毒

呼吸
衰竭

肌纤维
力等烟碱
样症状

以毒蕈
碱样症
状为主

出现烟碱
样症状

脑水肿

毒蕈碱症
状加重

图 11-2-3　拟除虫菊酯类农药中毒知识图谱 1

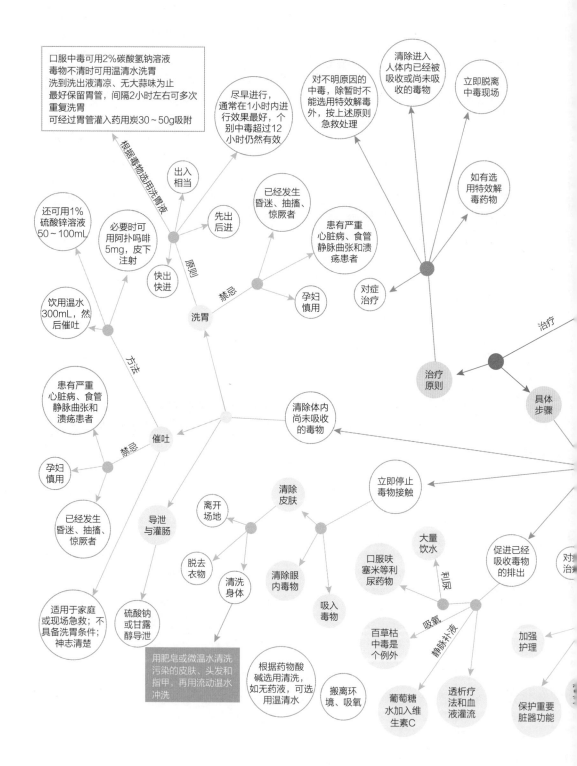

口服中毒可用2%碳酸氢钠溶液
毒物不清时可用温清水洗胃
洗到洗出液清凉、无大蒜味为止
最好保留胃管，间隔2小时左右可多次重复洗胃
可经过胃管灌入药用炭30～50g吸附

根据毒物选用洗胃液

还可用1%硫酸锌溶液50～100mL

必要时可用阿扑吗啡5mg，皮下注射

出入相当

先出后进

快出快进

原则

尽早进行，通常在1小时内进行效果最好，个别中毒超过12小时仍然有效

已经发生昏迷、抽搐、惊厥者

患有严重心脏病、食管静脉曲张和溃疡患者

对不明原因的中毒，除暂时不能选用特效解毒外，按上述原则急救处理

清除进入人体内已经被吸收或尚未吸收的毒物

立即脱离中毒现场

如有选用特效解毒药物

饮用温水300mL，然后催吐

方法

患有严重心脏病、食管静脉曲张和溃疡患者

催吐

禁忌

孕妇慎用

已经发生昏迷、抽搐、惊厥者

适用于家庭或现场急救；不具备洗胃条件；神志清楚

洗胃

禁忌

孕妇慎用

对症治疗

治疗原则

治疗

具体步骤

治疗

清除体内尚未吸收的毒物

导泻与灌肠

离开场地

清除皮肤

立即停止毒物接触

大量饮水

促进已经吸收毒物的排出

对症治疗

脱去衣物

清洗身体

清除眼内毒物

吸入毒物

口服呋塞米等利尿药物

利尿

吸氧

静脉补液

加强护理

硫酸钠或甘露醇导泻

用肥皂或微温水清洗污染的皮肤、头发和指甲，再用流动温水冲洗

根据药物酸碱选用清洗，如无药液，可选用温清水

百草枯中毒是个例外

搬离环境、吸氧

葡萄糖水加入维生素C

透析疗法和血液灌流

保护重要脏器功能

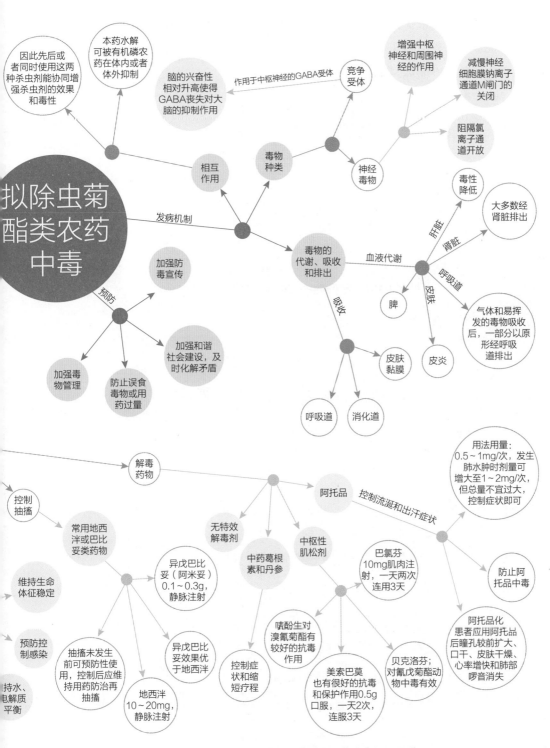

图 11-2-4 拟除虫菊酯类农药中毒知识图谱 2

【智能诊断】

根据疾病智能诊断系统，分析图谱病因及诊断流程，辅助判断该例最可能为有机磷中毒。智能诊断流程图示如下：

第1步：选择主诉症状 - 意识障碍（图11-2-5）。

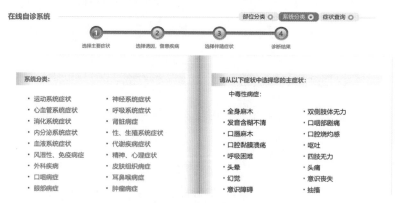

图 11-2-5　有机磷中毒智能诊断流程 1

第2步：选择诱因、频率、曾患疾病（图11-2-6）。

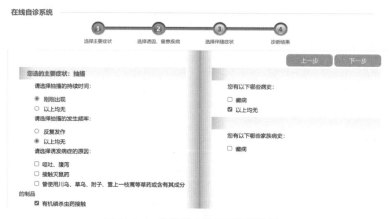

图 11-2-6　有机磷中毒智能诊断流程 2

第3步：选择伴随症状（图11-2-7）。

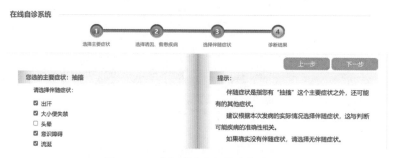

图 11-2-7　有机磷中毒智能诊断流程 3

第 4 步：诊断结果（图 11-2-8）。

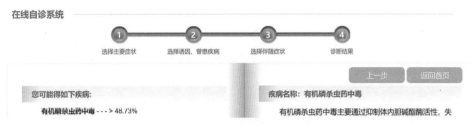

图 11-2-8　有机磷中毒智能诊断流程 4

【小结】

有机磷农药是全球使用最广泛、用量最大的杀虫剂之一，急性有机磷农药中毒（AOPP）为临床常见疾病。AOPP 起病急、进展快，及时、规范的干预及救治可明显降低 AOPP 的死亡率。AOPP 临床救治主要包括早期积极的净化排毒、特效解毒药物与血液净化技术的应用。其发病机制为有机磷与胆碱酯酶结合，使其分解乙酰胆碱的能力丧失，导致体内乙酰胆碱大量蓄积，胆碱能神经持续冲动，产生先兴奋后抑制的一系列 M 样症状、烟碱样症状（N 样症状）以及中枢神经系统症状，严重者常死于呼吸衰竭。胆碱酯酶活性变化并不能完全解释 AOPP 的所有症状，其高低也并不完全与病情严重程度相平行。临床中出现肺水肿、呼衰、昏迷、脑水肿等症状时，需考虑重度中毒。早期足量给予复能剂和阿托品，以免中间综合征和迟发型神经病发生。

11.2.2　百草枯中毒

1. 百草枯中毒知识图谱说明

百草枯（paraquat，PQ）是世界范围内普遍使用的速效触杀型脱叶剂及除草剂，毒性较强，成人摄入 20% 溶液 10 ~ 20 mL 即可致命，目前无特效药解毒治疗，中毒死亡率高。中毒原因与误服、自杀、意外接触有关。可以通过皮肤黏膜和消化道吸收，其中口服吸收迅速。吸收入血后不与蛋白结合，迅速分布到全身多个脏器。具有嗜肺性，肺部毒物浓度是血液毒物浓度的 10 ~ 90 倍，引起肺纤维化，最终毒物以原形从肾脏排出。毒物可引起皮肤红肿糜烂，口腔、咽喉、消化道和呼吸道糜烂出血局部损害表现，亦可引起肺纤维化和全身多脏器功能衰竭损害表现。临床根据毒物接触史，毒物引起的局部和全身损害表现，低氧血症，影像学检查发现的肺纤维化或肺不张，可以考虑诊断。血液和尿液中检测出百草枯可以明确诊断。百草枯治疗包括立即停止毒物接触、促进已吸收毒物排出、清除体内尚未吸收毒物及对症支持治疗。目前无特效解毒药物，可以给予激素和免疫抑制剂、抗自由基药物；注意合理氧疗，只在后期低氧血症时给予低流量氧气，必要时给予机械通气。

2. 百草枯中毒知识图谱（图 11-2-9、图 11-2-10）

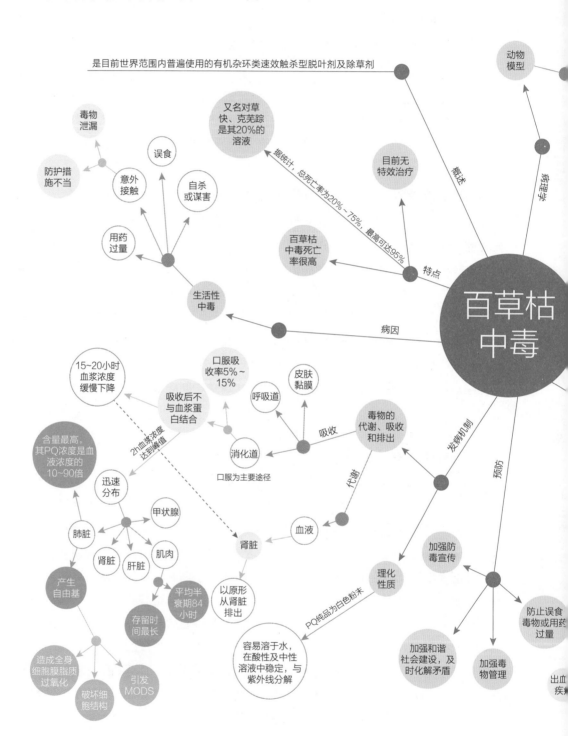

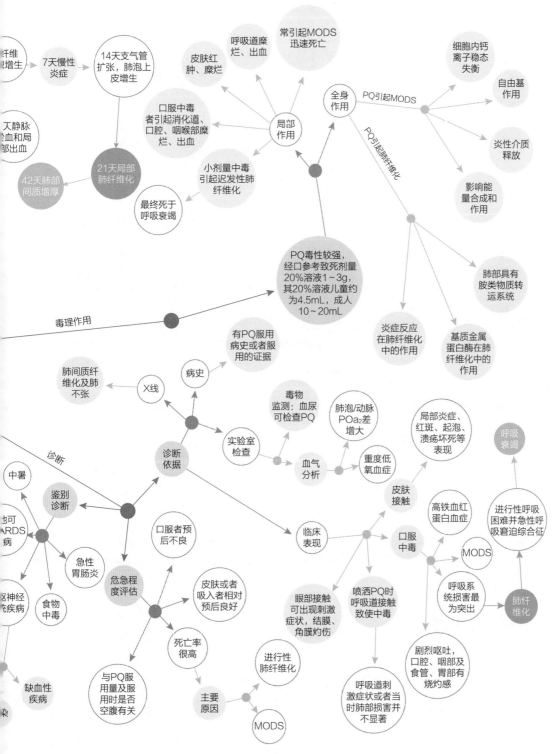

图 11-2-9　百草枯中毒知识图谱 1

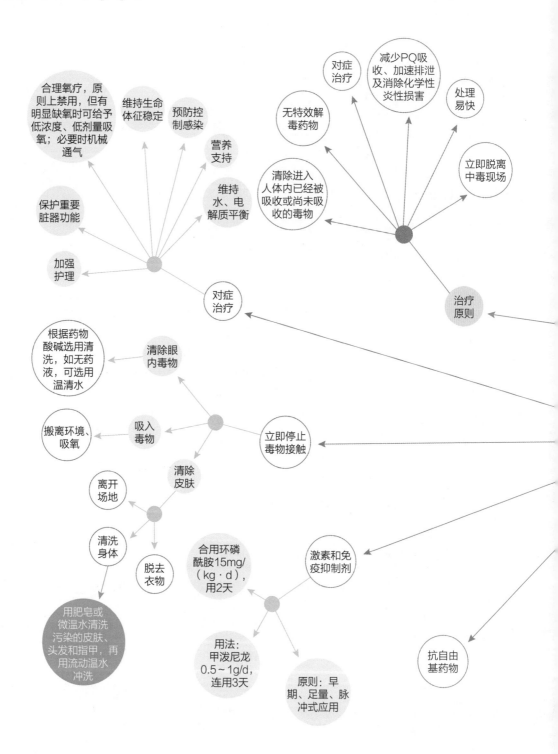

合理氧疗，原则上禁用，但有明显缺氧时可给予低浓度、低剂量吸氧；必要时机械通气

维持生命体征稳定

预防控制感染

营养支持

维持水、电解质平衡

保护重要脏器功能

加强护理

对症治疗

对症治疗

无特效解毒药物

减少PQ吸收、加速排泄及消除化学性炎性损害

处理易快

立即脱离中毒现场

清除进入人体内已经被吸收或尚未吸收的毒物

治疗原则

根据药物酸碱选用清洗，如无药液，可选用温清水

清除眼内毒物

搬离环境、吸氧

吸入毒物

立即停止毒物接触

离开场地

清除皮肤

清洗身体

脱去衣物

合用环磷酰胺15mg/（kg·d），用2天

激素和免疫抑制剂

用肥皂或微温水清洗污染的皮肤、头发和指甲，再用流动温水冲洗

用法：甲泼尼龙0.5～1g/d，连用3天

原则：早期、足量、脉冲式应用

抗自由基药物

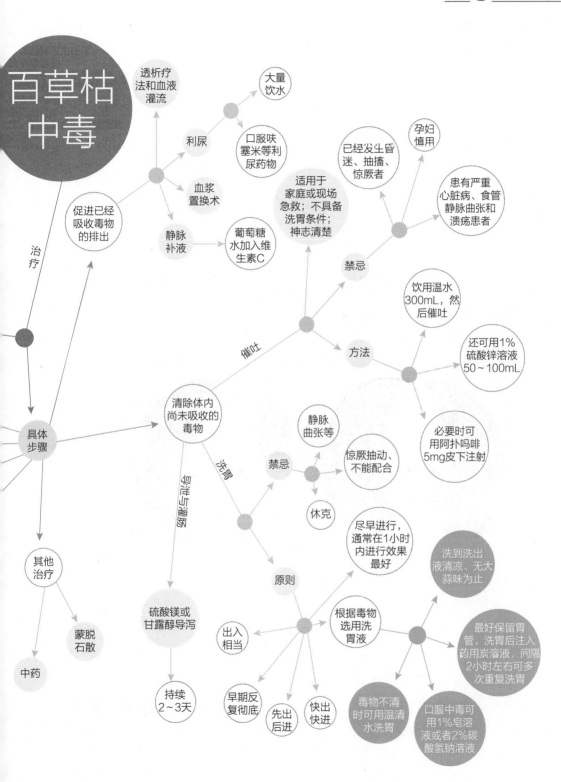

图 11-2-10 百草枯中毒知识图谱 2

3. 百草枯中毒病例

【病例简介】

患者男性，27 岁，主因"吞服农药 1 小时"急诊来诊。1 小时前与家人吵架，吞服"百草枯"80 mL，后出现恶心、呕吐，腹痛，无呕血，无胸闷、胸痛，无呼吸困难，无抽搐、流涎、大汗。家人给予大量饮水催吐后送诊。

既往史：体健。

查体：T 36.5℃，P 90 次 / 分，R 18 次 / 分，BP 110/70 mmHg，SaO_2 98%。神情，口咽红，双肺呼吸音清，心率 90 次 / 分，律齐，无杂音。腹软，上腹部轻压痛，无反跳痛肌紧张。双下肢无水肿。

辅助检查：

血常规、血生化：无异常；

动脉血气分析：pH 7.43，PaO_2 86 mmHg，$PaCO_2$ 35 mmHg；

毒物检查：血液中百草枯浓度 1.12 μg/mL；

肺 CT 检查（图 11-2-11）：当日无异常；第 5 天表现为肺内渗出灶，以双肺野外带为主（A）；第 13 天表现为实变为主，伴部分病灶纤维化（B）。

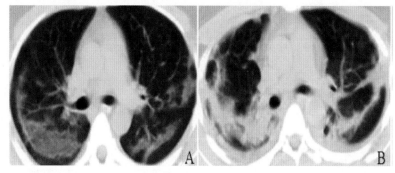

图 11-2-11　胸部 CT

【治疗经过】

洗胃催吐；补液利尿；早期连续性肾脏替代治疗（CRRT）治疗；对症支持治疗。

【临床诊断】

百草枯中毒

【智能诊断】

根据疾病智能诊断系统，分析图谱病因及诊断流程，辅助判断该例最可能为百草枯农药中毒。智能诊断流程图示如下：

第 1 步：选择主诉症状 - 呕吐（图 11-2-12）。

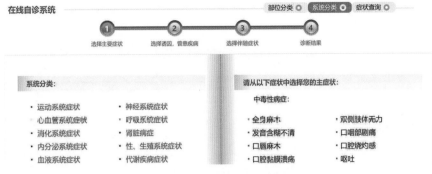

图 11-2-12　百草枯中毒智能诊断流程 1

第 2 步：选择诱因、频率、曾患疾病（图 11-2-13）。

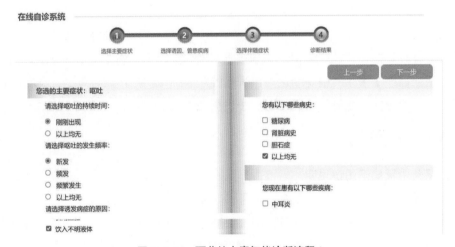

图 11-2-13　百草枯中毒智能诊断流程 2

第 3 步：选择伴随症状（图 11-2-14）。

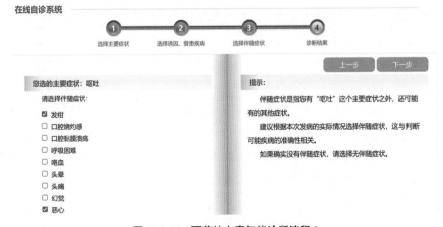

图 11-2-14　百草枯中毒智能诊断流程 3

第 4 步：诊断结果（图 11-2-15）。

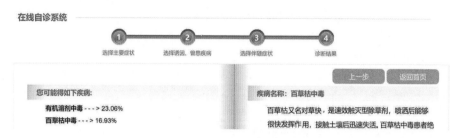

图 11-2-15　百草枯中毒智能诊断流程 4

【小结】

百草枯是世界范围内普遍使用的速效脱叶剂及除草剂，毒性较强，目前无特效药解毒治疗，中毒死亡率高。在全身可以引起肺纤维化、全身多脏器功能衰竭导致死亡。百草枯中毒肺部损伤的典型改变是渗出—实变—纤维化的病理过程，CT 表现与其病理过程具有较好的一致性。早期主要分布于肺外周胸膜下，病变范围逐渐从外向内进展，早中期以渗出为主，中晚期逐渐出现纤维化。临床治疗注意合理氧疗，只在后期低氧血症时给予低流量氧气，必要时给予机械通气。

11.2.3　鼠药中毒

1. 鼠药中毒知识图谱说明

目前国家有多种灭鼠药，最常见的是抗凝血杀鼠剂和致痉挛剂。通过消化道、呼吸道和皮肤黏膜吸收入血，经肝脏代谢，肾脏排泄，还有部分经皮肤和呼吸道排出。抗凝血杀鼠剂是最常用的慢性杀鼠剂，主要通过肝脏干扰维生素 K 代谢，导致凝血因子合成障碍，凝血时间和凝血酶原时间延长。致痉挛剂主要有四亚甲基二砜四胺和氟乙酰胺，属于剧毒类杀鼠剂，国家已开始限制或禁止使用。主要引起强烈的致惊厥作用，氟乙酰胺还会导致心脏损害，出现严重心律失常。不同杀鼠剂的临床症状不同，主要是全身自发性出血和抽搐、心律失常。临床考虑灭鼠药中毒时要注意询问患者精神创伤史、共同生活者有无类似症状，有无食用鼠药毒死禽畜肉引起二次中毒可能。需与不明原因出血和引起突发呕吐抽搐中枢神经系统疾病进行鉴别诊断。实验室检查主要关注肝肾功能及凝血指标，特别要注意收集标本进行毒物检查以确诊，标本包括呕吐物、血液、尿便、可疑食物和水、剩余毒物。治疗原则和其他中毒治疗类似，脱离中毒现场、清除已经吸收毒物和排出尚未吸收毒物、对症治疗及特异性解毒药物治疗。抗凝血杀鼠剂的特效解毒剂为维生素 K_1，重症患者可以补充新鲜血液、血浆、冷沉淀或凝血酶原复合物补充凝血因子。氟中毒患者早期给予乙酰胺治疗，毒鼠强无特效解毒剂，二巯基丙磺酸钠和大剂量维生素 B_6 可能有效，血液灌流可以加快药物排出。

2. 急性鼠药中毒知识图谱（图 11-2-16 ～图 11-2-18）

3. 急性灭鼠剂中毒病例

【病例简介】

患者男性，51 岁，主因"口腔黏膜出血 12 天，腹痛伴少尿 1 天"急诊来诊。12 天前食月饼后出现口腔左侧血泡，自行挑破后出血不止。当地医院给予"云南白药粉"及压迫止血，效果欠佳。以后口腔间断出血，伴全身多处瘀斑、黑便，未治疗。1 天前出现下腹部阵发性剧烈疼痛、少尿、血尿，伴鼻腔出血、左侧腓肠肌压痛，无发热、便血。为进一步诊治急诊来诊。

既往史：高血压病史 2 年，最高 150/90 mmHg，未服用阿司匹林及其他药物；吸烟史二十余年，10 支 / 天，戒烟 1 年。否认疫区旅游及居住史，否认家族遗传病史。

查体：T 36.8℃，P 120 次 / 分，R 20 次 / 分，BP 100/60 mmHg。神清，贫血貌，全身多处瘀斑，双上肢前臂、双侧臀部外侧及左侧膝前约 5 cm×6 cm 大小的皮下瘀斑，左侧口腔可见约 2 cm×3 cm 大小的黏膜下瘀斑。双下肺湿啰音，心脏听诊无明显异常。腹软，脐周轻压痛，无反跳痛肌紧张，肝脾未触及，肾区叩击痛（–），未闻及血管杂音。双下肢无水肿。

辅助检查：

血常规：WBC 13.2×10^9/L，NE% 81%，Hb 60 g/L，PLT 150×10^9/L；

血生化：GPT 54.3 U/L，GOT 34.9 U/L，ALB 32 g/L，TB 24.7 μmol/L，DB 8.1μmol/L，GLU 4.5 mmol/L，BUN 12.14 mmol/L，Cr 932.3 μmol/L，K^+ 4.4 mmol/L，Amy 86.2 U/L，Lip 114.5U/L，BNP 80 pg/mL；

动脉血气分析：pH 7.35，$PaCO_2$ 32 mmHg，PaO_2 79 mmHg，Lac 1.92 mmol/L；

凝血功能：PT 40.50s，INR 4.03，APTT 70.7s，PA 30.8%，Fig 1.39 g/L，D-dimer 2.45 μg/mL；

毒物检测：血液溴敌隆含量 112 μmol/L；

腹腔盆腔超声：肝、胆、胰、脾未见异常，腹腔未见游离液体；双肾增大伴弥漫性损害；前列腺增生。

【治疗经过】

一般治疗：补液，输红细胞 4 U，输血浆 2 U/ 天，连续 3 天；

特殊治疗：维生素 K_1 注射液肌内注射，每天 40 mg，至 INR 恢复正常，血液灌流。腹痛逐渐缓解。

【临床诊断】

①获得性维生素 K 缺乏症（溴敌隆中毒所致）；②急性肾损伤 AKI Ⅲ期；③贫血；④高血压病 1 级，高危。

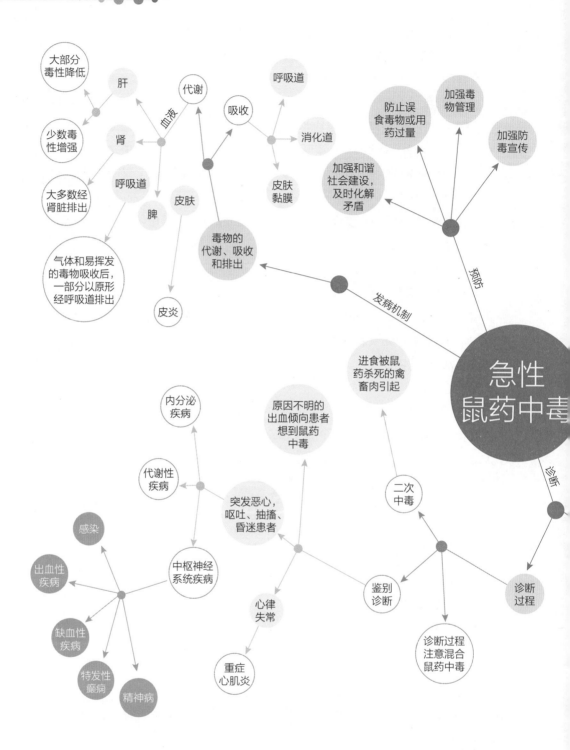

大部分毒性降低

肝

代谢

吸收

呼吸道

防止误食毒物或用药过量

加强毒物管理

加强防毒宣传

少数毒性增强

肾

血液

消化道

加强和谐社会建设，及时化解矛盾

大多数经肾脏排出

呼吸道

脾

皮肤

皮肤黏膜

毒物的代谢、吸收和排出

气体和易挥发的毒物吸收后，一部分以原形经呼吸道排出

皮炎

发病机制

预防

进食被鼠药杀死的禽畜肉引起

急性鼠药中毒

内分泌疾病

原因不明的出血倾向患者想到鼠药中毒

诊断

代谢性疾病

突发恶心，呕吐、抽搐、昏迷患者

二次中毒

感染

中枢神经系统疾病

诊断过程

出血性疾病

鉴别诊断

缺血性疾病

心律失常

诊断过程注意混合鼠药中毒

特发性癫痫

精神病

重症心肌炎

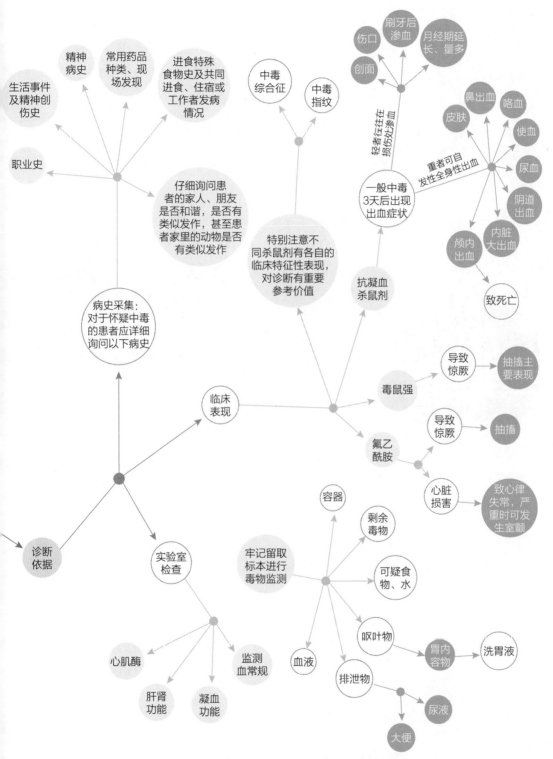

图 11-2-16　急性鼠药中毒知识图谱 1

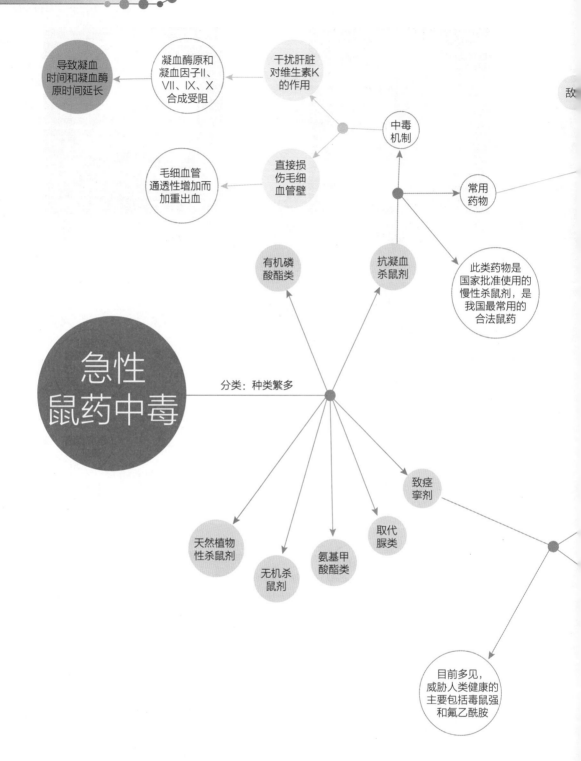

导致凝血时间和凝血酶原时间延长

凝血酶原和凝血因子Ⅱ、Ⅶ、Ⅸ、Ⅹ合成受阻

干扰肝脏对维生素K的作用

中毒机制

毛细血管通透性增加而加重出血

直接损伤毛细血管壁

常用药物

有机磷酸酯类

抗凝血杀鼠剂

此类药物是国家批准使用的慢性杀鼠剂，是我国最常用的合法鼠药

急性鼠药中毒

分类：种类繁多

致痉挛剂

天然植物性杀鼠剂

无机杀鼠剂

氨基甲酸酯类

取代脲类

目前多见，威胁人类健康的主要包括毒鼠强和氟乙酰胺

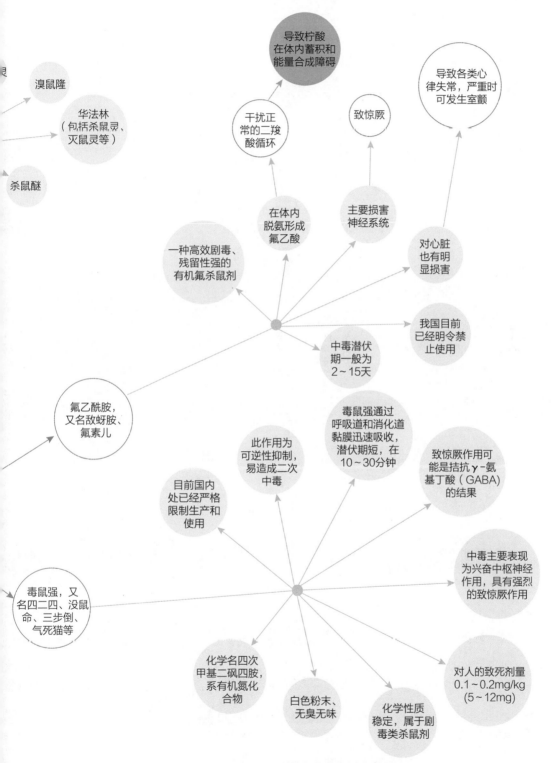

图 11-2-17 急性鼠药中毒知识图谱 2

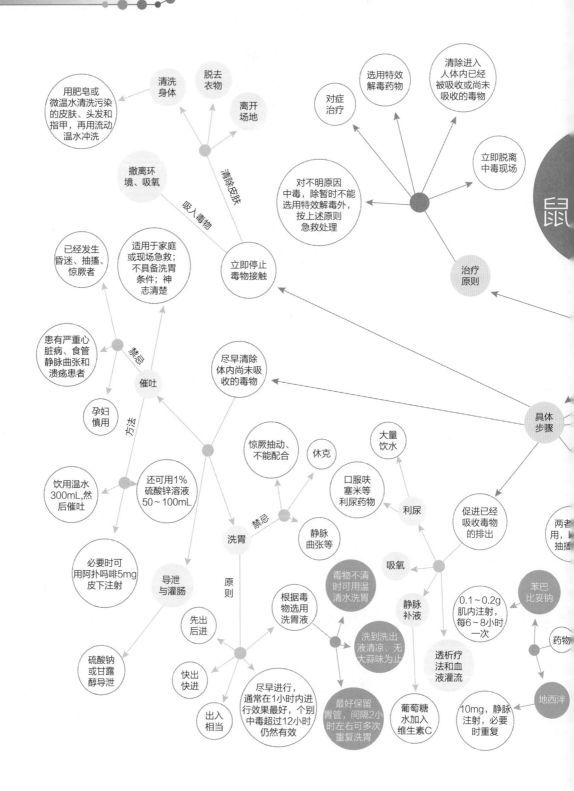

鼠

用肥皂或微温水清洗污染的皮肤、头发和指甲，再用流动温水冲洗

清洗身体

脱去衣物

离开场地

撤离环境、吸氧

清除皮肤

吸入毒物

选用特效解毒药物

清除进入人体内已经被吸收或尚未吸收的毒物

对症治疗

立即脱离中毒现场

对不明原因中毒，除暂时不能选用特效解毒外，按上述原则急救处理

治疗原则

已经发生昏迷、抽搐、惊厥者

适用于家庭或现场急救；不具备洗胃条件；神志清楚

立即停止毒物接触

患有严重心脏病、食管静脉曲张和溃疡患者

禁忌

催吐

尽早清除体内尚未吸收的毒物

具体步骤

孕妇慎用

方法

饮用温水300mL，然后催吐

还可用1%硫酸锌溶液50～100mL

惊厥抽动、不能配合

休克

大量饮水

口服呋塞米等利尿药物

利尿

促进已经吸收毒物的排出

两者用，抽搐

必要时可用阿扑吗啡5mg皮下注射

导泄与灌肠

洗胃

禁忌

静脉曲张等

吸氧

静脉补液

0.1～0.2g肌内注射，每6～8小时一次

苯巴比妥钠

原则

先出后进

根据毒物选用洗胃液

毒物不清时可用温清水洗胃

毒物不清时可用温清水洗胃

透析疗法和血液灌流

药物

硫酸钠或甘露醇导泄

快出快进

洗到洗出液清凉、无大蒜味为止

葡萄糖水加入维生素C

10mg，静脉注射，必要时重复

地西泮

出入相当

尽早进行，通常在1小时内进行效果最好，个别中毒超过12小时仍然有效

最好保留胃管，间隔2小时左右可多次重复洗胃

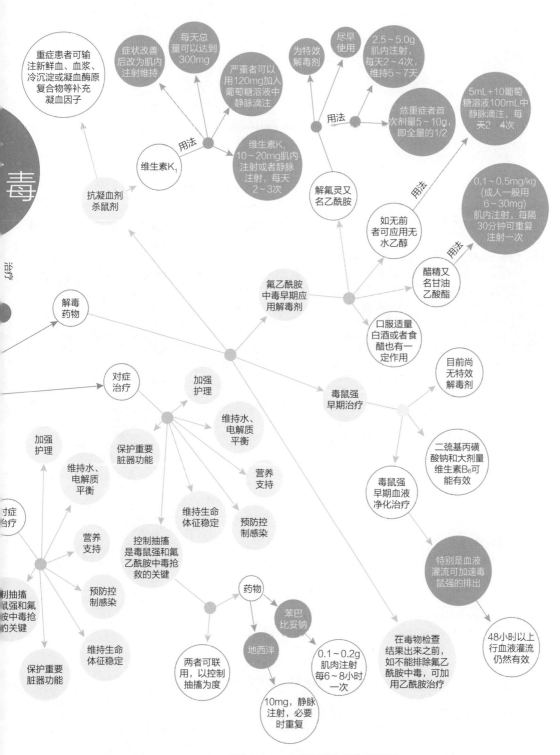

图 11-2-18　急性鼠药中毒知识图谱 3

【智能诊断】

疾病智能诊断系统根据知识图谱急症与相关实体关系，智能辅助判断最可能发生疾病的诊断流程和结果。智能诊断流程图示如下：

第1步：选择主诉症状 - 出血（图11-2-19）。

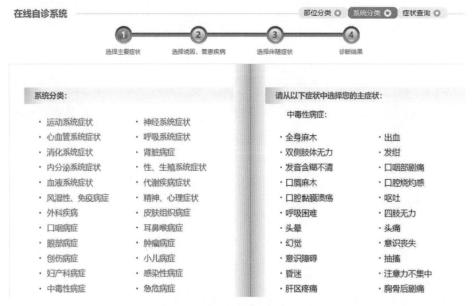

图 11-2-19　鼠药中毒智能诊断流程 1

第2步：选择诱因、频率、曾患疾病（图11-2-20）。

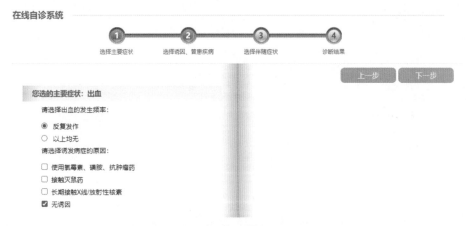

图 11-2-20　鼠药中毒智能诊断流程 2

第3步：选择伴随症状（图11-2-21）。

第4步：诊断结果（图11-2-22）。

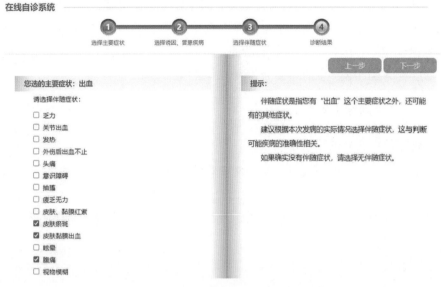

图 11-2-21　鼠药中毒智能诊断流程 3

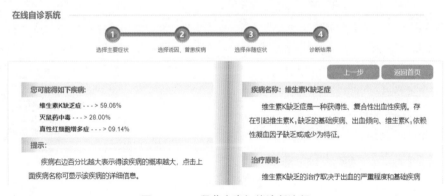

图 11-2-22　鼠药中毒智能诊断流程 4

【小结】

溴敌隆属于香豆素类化合物，是一种高毒的第二代抗凝血杀鼠剂，一般由消化道进入机体，经呼吸道和皮肤接触也可引起中毒，经口 LD_{50} 为 1.125 mg/kg。潜伏期为 3 ~ 10 天，可二次中毒。抗凝血杀鼠剂因其化学结构与维生素 K 相似，毒物进入人体后竞争性地抑制维生素 K，干扰肝脏对维生素 K 的利用，影响凝血因子（Ⅱ、Ⅶ、Ⅸ、Ⅹ）在肝脏的合成，从而影响凝血活酶和凝血酶的合成，使凝血时间和凝血酶原时间延长；另外，毒物及其代谢产物亚苄基丙酮可直接损伤毛细血管壁。中毒原因：误服、自杀、精神疾病、孟乔森综合征、谋杀、延长毒品的欣快感。中毒临床表现为低热，恶心，呕吐，纳差，皮肤和黏膜瘀斑，牙龈、鼻、齿龈、阴道出血，血尿，黑便，腹痛，关节、肌肉疼痛。临床检验为 PT，APTT 明显延长，凝血因子Ⅱ、Ⅶ、

IX、X下降 10% ~ 60%，重度贫血。治疗：对于新发中毒患者，维生素 K_1 静脉注射 40 ~ 50 mg/d，待凝血功能恢复正常，维生素 K_1 口服，共 60 天以上。出血严重者，新鲜冰冻血浆 200 ~ 400 mL/d，凝血酶原复合物 300 ~ 600 U/d；血液灌流，单次清除率为 27.4% ~ 36.9%，总清除率为 34.1% ~ 89.7%。

11.2.4 急性酒精中毒

1. 急性酒精中毒知识图谱说明

急性酒精中毒是因饮酒过量引起的神经精神症状为主的疾病。主要见于生活性中毒，临床上分为急性中毒和慢性中毒。急性中毒指短时间内一次饮入大量酒精饮品，对中枢神经系统产生先兴奋后抑制作用，重者可以直接抑制延髓呼吸中枢致死。慢性

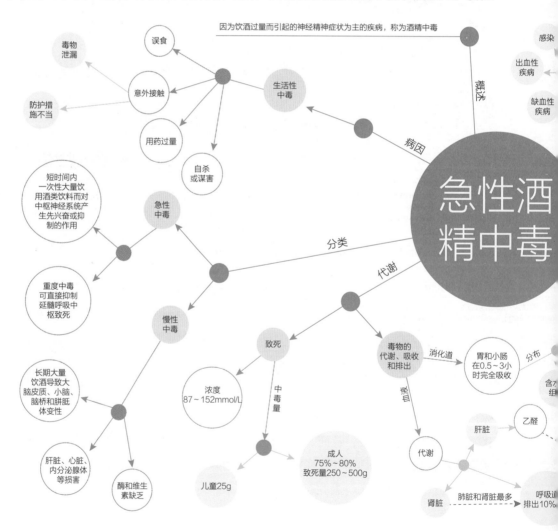

中毒指长期大量饮酒导致脑组织、肝脏、心脏损害，引起酶和维生素缺乏。酒精在胃和小肠吸收入血，经肝脏和肾脏代谢，经尿液和呼吸道排出。急性酒精中毒临床表现与饮入酒精剂量相关，包括兴奋期、共济失调期和昏睡期，血中检测到乙醇可以确诊。需要与中枢神经系统其他疾病、引起昏迷的其他疾病及其他毒物中毒相鉴别。治疗原则和其他中毒治疗类似，脱离中毒现场、清除已经吸收毒物和排出尚未吸收毒物、对症治疗。酒精中毒无特异性解毒药，可给予纳洛酮治疗以缩短苏醒时间。急救措施有加强患者气道管理、防治低血糖、加强其他脏器功能保护、心脏骤停立即行心肺复苏术。预防措施主要是加强酒精管理、加强反对酗酒宣传、及时化解矛盾。

2. 急性酒精中毒知识图谱（图 11-2-23、图 11-2-24）

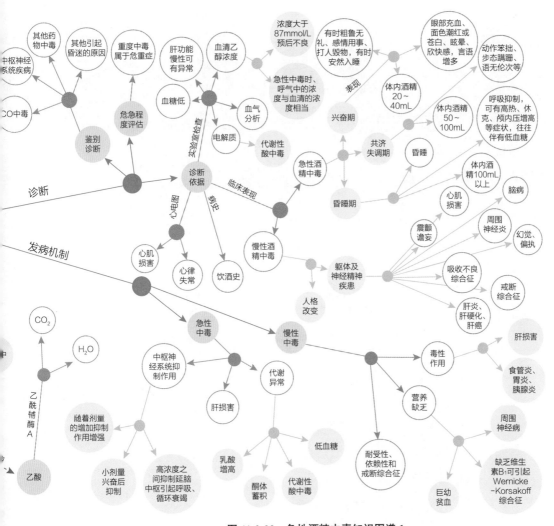

图 11-2-23 急性酒精中毒知识图谱 1

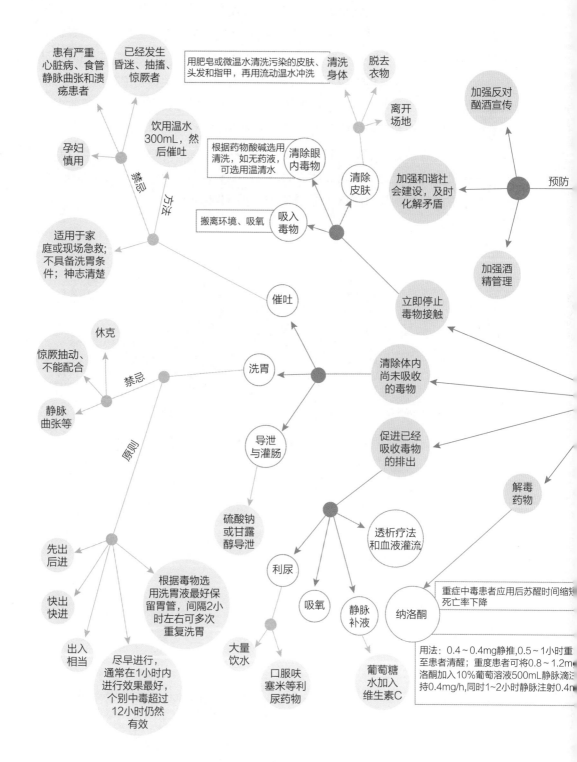

患有严重心脏病、食管静脉曲张和溃疡患者

已经发生昏迷、抽搐、惊厥者

用肥皂或微温水清洗污染的皮肤、头发和指甲，再用流动温水冲洗

清洗身体

脱去衣物

加强反对酗酒宣传

孕妇慎用

饮用温水300mL，然后催吐

根据药物酸碱选用清洗，如无药液，可选用温清水

清除眼内毒物

清除皮肤

离开场地

加强和谐社会建设，及时化解矛盾

预防

禁忌

方法

搬离环境、吸氧

吸入毒物

加强酒精管理

适用于家庭或现场急救；不具备洗胃条件；神志清楚

催吐

立即停止毒物接触

休克

惊厥抽动、不能配合

洗胃

清除体内尚未吸收的毒物

静脉曲张等

禁忌

解毒药物

原则

导泄与灌肠

促进已经吸收毒物的排出

硫酸钠或甘露醇导泄

透析疗法和血液灌流

先出后进

快出快进

利尿

吸氧

静脉补液

纳洛酮

重症中毒患者应用后苏醒时间缩短死亡率下降

出入相当

根据毒物选用洗胃液最好保留胃管，间隔2小时左右可多次重复洗胃

大量饮水

尽早进行，通常在1小时内进行效果最好，个别中毒超过12小时仍然有效

口服呋塞米等利尿药物

葡萄糖水加入维生素C

用法：0.4~0.4mg静推,0.5~1小时重至患者清醒；重度患者可将0.8~1.2m洛酮加入10%葡萄糖溶液500mL静脉滴注持0.4mg/h,同时1~2小时静脉注射0.4m

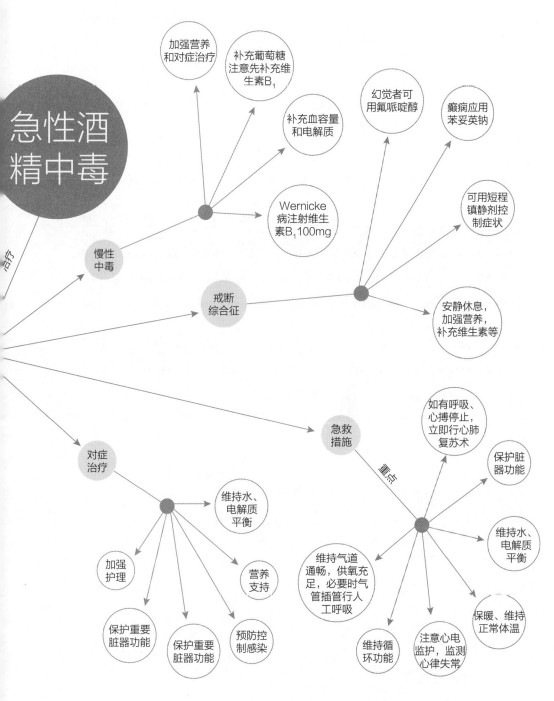

图 11-2-24 急性酒精中毒知识图谱 2

3. 急性酒精中毒病例

【病例简介】

患者男性，40岁，主因"饮酒后肌肉肿胀疼痛15小时"急诊来诊。饮酒后情绪兴奋，话语增多，随后醡睡12小时。15小时醒后发现臀部肿胀、疼痛，不能行走。不能回忆聚餐后期情况，伴恶心，无尿，无发热、肢体活动障碍，无腹痛黑便，无蚊虫等毒物叮咬。为进一步诊疗来诊。

既往史：健康。否认外伤、手术史。否认毒品接触及酗酒史。

查体：T 36.5℃，P 90次/分，R 18次/分，BP 138/80 mmHg。嗜睡，全身皮肤黏膜无黄染，无出血点。心肺听诊无异常。腹软，无压痛。双臀各有直径5 cm的肿胀区，上有多个硬肿块压痛，左颜面、左上臂、左前胸肿胀疼痛。未见皮肤破损。

辅助检查：

血常规：WBC 12.4×10^9/L，NE% 85%，Hb 149 g/L，PLT 215×10^9/L；

血生化：GPT 44.6 U/L，GOT 35.2 U/L，ALB 38 g/L，TB 15.4 μmol/L，DB 6.7μmol/L，GLU 4.7 mmol/L，BUN 14.44 mmol/L，Cr 328 μmol/L，K^+ 3.8 mmol/L，Amy 97.7 U/L，Lip 164.3 U/L，CK 34 000 U/L，CKMB 29 U/L，BNP 120 pg/mL；

血液乙醇含量：60 mmol/L；

动脉血气分析：pH 7.36，$PaCO_2$ 41mmHg，PaO_2 96mmHg，Lac 1.84 mmol/L；

凝血功能：APTT 44.1s，Fig 2.97 g/L，D-dimer 1.27 μg/mL；

腹腔超声：肝、胆、胰、脾、双肾未见明显异常；

双臀+四肢肢体B超：肌肉软组织肿胀，密度均匀，动静脉血管血流通畅，未发现明显血栓。

【治疗经过】

给予纳洛酮促醒；急诊床旁血液滤过，促进肌酸激酶排泄，纠正急性肾损伤。

【临床诊断】

①酒精过量；②横纹肌溶解；③急性肾功能损伤 AKI Ⅲ期

【智能诊断】

根据疾病智能诊断系统，分析图谱病因及诊断流程，辅助判断该例最可能为酒精过量，横纹肌溶解，急性肾功能损伤。智能诊断流程图示如下：

第1步：选择主诉症状-呕吐（图11-2-25）。

第2步：选择诱因、频率、曾患疾病（图11-2-26）。

第3步：选择伴随症状（图11-2-27）。

第4步：诊断结果（图11-2-28）。

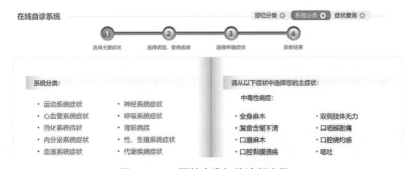

图 11-2-25　酒精中毒智能诊断流程 1

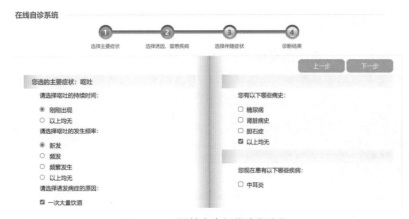

图 11-2-26　酒精中毒智能诊断流程 2

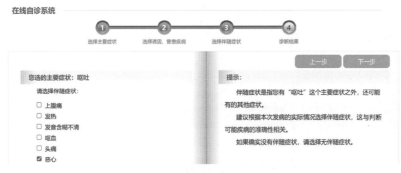

图 11-2-27　酒精中毒智能诊断流程 3

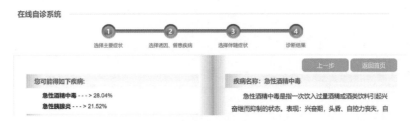

图 11-2-28　酒精中毒智能诊断流程 4

【小结】

急性酒精中毒是指短时间内人体摄入大量的酒精，不仅会引起中枢神经系统功能紊乱，严重者可损伤脏器功能，出现呼吸循环衰竭、重症胰腺炎、横纹肌溶解、外伤颅内出血、窒息等。常见的并发症包括：酸中毒、低血钾、低血糖、低体温、误吸、贲门撕裂。轻度中毒乙醇血液含量 16 ～ 33 mmol/L（75 ～ 150 mg/dL），重度中毒多在 43 mmol/L（200 mg/dL）以上。昏迷者可以洗胃治疗，注意气道保护，避免误吸；目前无特效解毒药，纳洛酮可以促醒，缩短意识障碍时间，减少并发症；如有急性肾功能不全，严重酸中毒、呼吸循环系统严重抑制，可以考虑急诊 SRRT 治疗。

11.2.5 亚硝酸盐中毒

1. 亚硝酸盐中毒知识图谱说明

亚硝酸盐主要指亚硝酸钠和亚硝酸钾，形状似食盐，常用于工业活动，亚硝酸钠

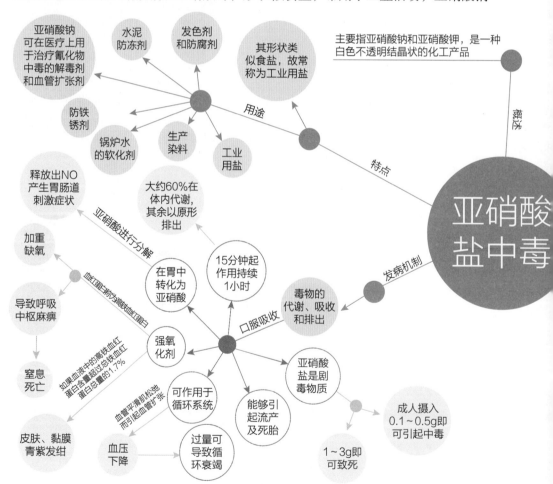

是氰化物中毒的解毒剂可用于医疗活动中。中毒常发生于生活性中毒，例如，误把亚硝酸盐做食盐食用，误服制冷剂、食用腌制酸菜咸肉等均可以导致亚硝酸盐中毒。亚硝酸盐是剧毒物质，可经口服吸收，引起胃肠道症状，血管扩张可引起低血压，与血红蛋白结合形成高铁血红蛋白，引起低氧血症、呼吸衰竭。临床表现为胃肠道刺激症状、低血压相关症状和严重的发绀。血高铁血红蛋白测定可以明确诊断。需要与一般食物中毒、急性胃肠炎及中暑相鉴别。治疗原则和其他中毒治疗类似，脱离中毒现场、清除已经吸收毒物和排出尚未吸收毒物、对症治疗及特异性解毒药物治疗。特异性解毒药主要针对亚硝酸盐中毒机制，采用亚甲蓝治疗，可以还原高铁血红蛋白，改善缺氧。预防措施主要有加强药物管控、加强教育宣传、防止误食。

2. 亚硝酸盐中毒知识图谱（图 11-2-29、图 11-2-30）

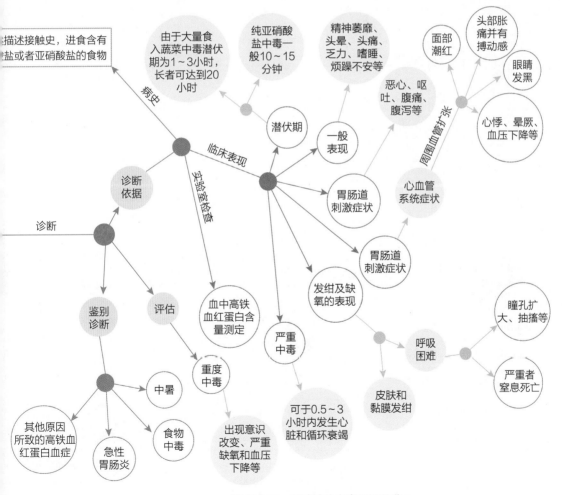

图 11-2-29　亚硝酸盐中毒知识图谱 1

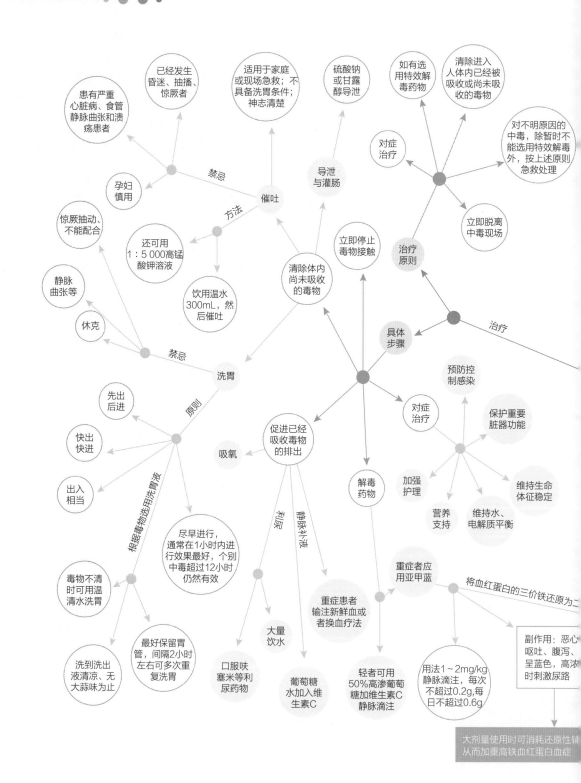

患有严重心脏病、食管静脉曲张和溃疡患者

已经发生昏迷、抽搐、惊厥者

适用于家庭或现场急救；不具备洗胃条件；神志清楚

硫酸钠或甘露醇导泄

如有选用特效解毒药物

清除进入人体内已经被吸收或尚未吸收的毒物

对不明原因的中毒，除暂时不能选用特效解毒外，按上述原则急救处理

孕妇慎用

禁忌

催吐

导泄与灌肠

对症治疗

立即脱离中毒现场

惊厥抽动、不能配合

方法

还可用1∶5 000高锰酸钾溶液

饮用温水300mL，然后催吐

清除体内尚未吸收的毒物

立即停止毒物接触

治疗原则

静脉曲张等

清除体内尚未吸收的毒物

休克

禁忌

洗胃

具体步骤

治疗

先出后进

原则

促进已经吸收毒物的排出

对症治疗

预防控制感染

保护重要脏器功能

快出快进

吸氧

加强护理

维持生命体征稳定

出入相当

根据毒物选用洗胃液

营养支持

维持水、电解质平衡

解毒药物

毒物不清时可用温清水洗胃

尽早进行，通常在1小时内进行效果最好，个别中毒超过12小时仍然有效

利尿

静脉补液

重症者应用亚甲蓝

将血红蛋白的三价铁还原为二

洗到洗出液清凉、无大蒜味为止

最好保留胃管，间隔2小时左右可多次重复洗胃

大量饮水

重症患者输注新鲜血或者换血疗法

副作用：恶心呕吐、腹泻，呈蓝色，高浓时刺激尿路

口服呋塞米等利尿药物

葡萄糖水加入维生素C

轻者可用50%高渗葡萄糖加维生素C静脉滴注

用法1~2mg/kg静脉滴注，每次不超过0.2g，每日不超过0.6g

大剂量使用时可消耗还原性辅从而加重高铁血红蛋白血症

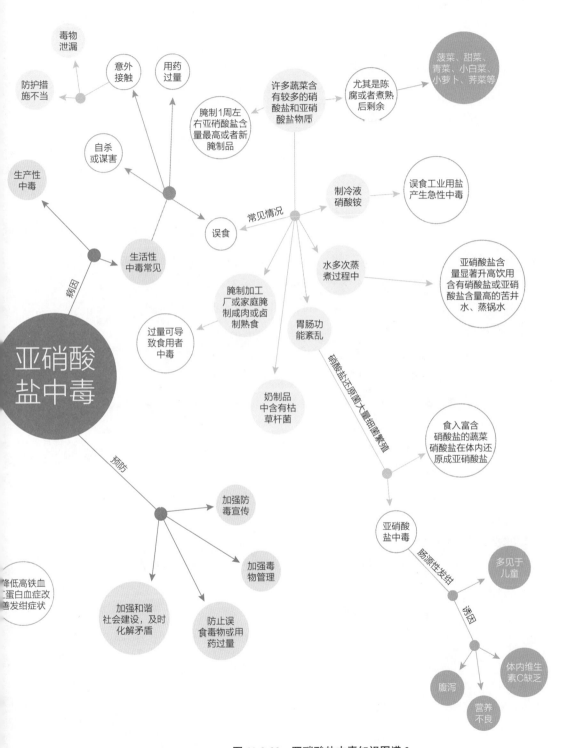

图 11-2-30　亚硝酸盐中毒知识图谱 2

3. 亚硝酸盐中毒病例

【病例简介】

患者男性，42 岁，主因"误食亚硝酸盐 4 小时"急诊来诊。误食工业盐，4 小时后出现口唇及颜面部青紫，伴有头晕、乏力、恶心、呕吐。无发热、胸痛、咯血，无晕厥，无下肢疼痛肿胀。

既往史：体健。无其他毒物接触史。

查体：T 36.7℃，P 110 次 / 分，R 25 次 / 分，BP 90/60 mmHg。神情，双侧瞳孔 4 mm，光反射灵敏。口唇、皮肤、甲床发绀，双肺呼吸音清，心率 110 次 / 分，律齐，无杂音。腹软，无压痛。双下肢无水肿。

辅助检查：

血常规：WBC 5.5×10^9/L，NE% 45%，Hb 125 g/L，PLT 210×10^9/L；

血生化：GPT 36.6 U/L，GOT 33.7 U/L，ALB 39g/L，TB 12.2 μmol/L，DB 7.4μmol/L，GLU 5.6 mmol/L，BUN 11.2 mmol/L，Cr 98 μmol/L，K^+ 3.9 mmol/L；

动脉血气分析：pH 7.42，$PaCO_2$ 34 mHg，PaO_2 56 mmHg，SaO_2 50%，Lac 1.84 mmol/L；FeHb 15.3%；

凝血功能：APTT 34.2 s，Fig 1.85 g/L，D-dimer 0.05 μg/mL；

尿常规：亚硝酸盐定性检查（阳性），尿中白细胞（阴性）；

毒物检测：服用"食盐"中亚硝酸盐含量 99.1%，氯化钠含量 0.6%。

【治疗经过】

洗胃、导泻排毒；特效解毒剂：亚甲蓝 2 mg/kg（每 1 ~ 2 h）；高流量持续吸氧等对症支持治疗。2 小时后发绀及头晕等症状明显缓解。

【临床诊断】

亚硝酸盐中毒。

【智能诊断】

根据疾病智能诊断系统，分析图谱病因及诊断流程，辅助判断该例最可能为亚硝酸盐中毒。智能诊断流程图示如下：

第 1 步：选择主诉症状 - 发绀（图 11-2-31）。

第 2 步：选择诱因、频率、曾患疾病（图 11-2-32）。

第 3 步：选择伴随症状（图 11-2-33）。

第 4 步：诊断结果（图 11-2-34）。

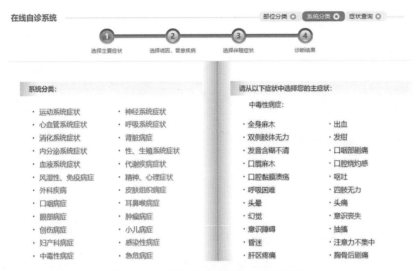

图 11-2-31 亚硝酸盐中毒智能诊断流程 1

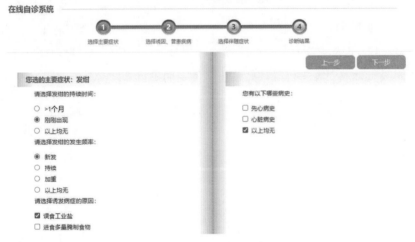

图 11-2-32 亚硝酸盐中毒智能诊断流程 2

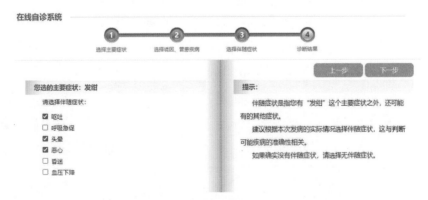

图 11-2-33 亚硝酸盐中毒智能诊断流程 3

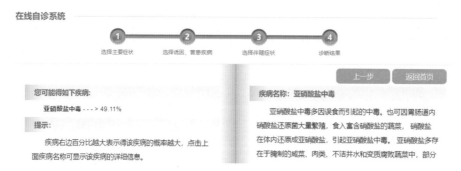

图 11-2-34　亚硝酸盐中毒智能诊断流程 4

【小结】

亚硝酸盐中主要的成分是亚硝酸钠，在染料工业中经常使用，易溶于水，外形为白色粉末，很容易视为食用盐而误食。亚硝酸盐中毒经常见于基层医院，且来势凶猛，容易造成严重后果。其主要的危害在于被肠道吸收后，使正常的血红蛋白失去携氧能力，氧化为高铁血红蛋白，从而引起组织缺氧，对于脑组织的影响最为严重；亚硝酸盐同时疏松血管平滑肌，引起血压下降。在不知道亚硝酸盐中毒的情况下，有以下情况需要高度重视：①集体发病，有口唇发绀等临床表现；②发绀与呼吸困难不成正比；③急性发绀吸氧无效，可进行高铁血红蛋白测定明确诊断。

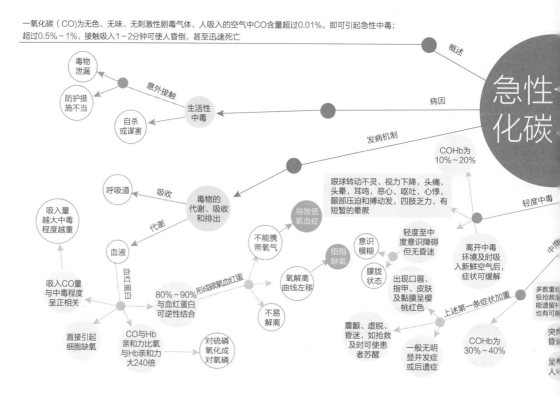

11.2.6 一氧化碳中毒

1. 一氧化碳中毒图谱说明

一氧化碳（CO）是无色、无味、无刺激性剧毒气体，常发生生活性中毒事件。CO 经呼吸道吸入入血，与血红蛋白（Hb）结合，形成碳氧血红蛋白（COHb），导致红细胞不能携氧，造成低氧血症，组织和细胞缺氧。临床表现为急性脑缺氧症状和体征，严重程度与形成 COHb 含量有关，含量越高，症状越重。临床按严重程度将 CO 中毒分为轻度、中度和重度中毒。临床症状可有轻度的头晕头痛、意识模糊到昏迷，植物状态、去大脑强直。全血 COHb 含量检测可以明确诊断。同时需要完善颅脑影像学检查、脑电图、心电图及血生化检查，评估 CO 对脑组织、心脏及其他脏器的影响，鉴别中枢神经系统其他疾病、肝脏疾病和心脏疾病。治疗方面要求立即脱离中毒现场，移至新鲜空气处；及时高流量吸氧治疗；对重症患者要保护气道，人工呼吸，必要时机械通气，并加强其他脏器功能支持。早期高压氧治疗可以加速 COHb 分解，对急性 CO 中毒治疗有特效。预防措施主要有加强管理、加强毒物宣传、加强和谐社会建设，缓解矛盾。

2. 一氧化碳中毒图谱（图 11-2-35、图 11-2-36）

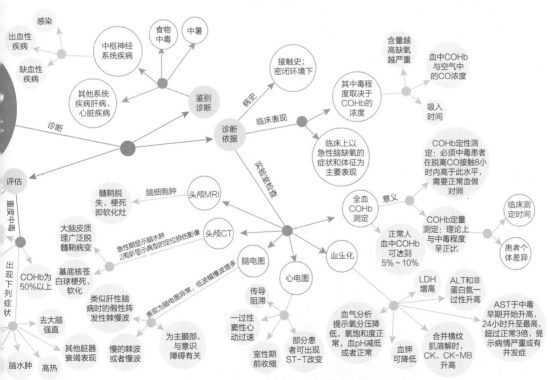

图 11-2-35　急性一氧化碳中毒知识图谱 1

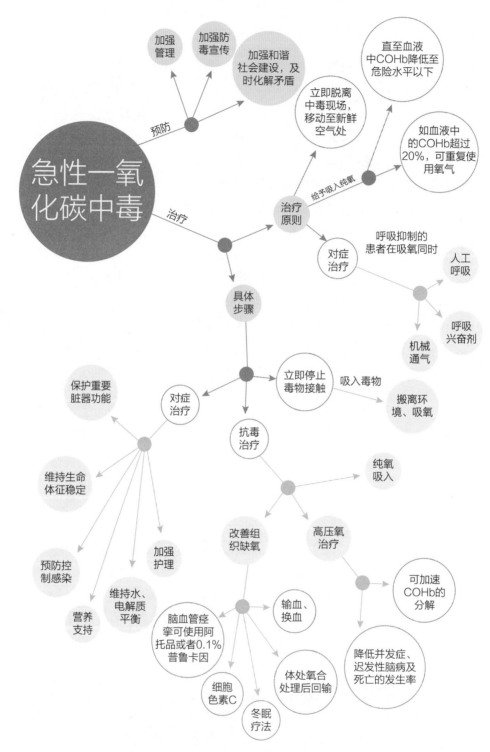

图 11-2-36　急性一氧化碳中毒知识图谱 2

3. 急性一氧化碳中毒

【病例简介】

患者男性，65 岁，主因"发现意识丧失半小时"来诊。晨起时发现患者卧床上呼之不应，无抽搐，未见呕吐物，无大小便失禁。室内有煤火炉，患者一人单住，平日常规服用降压药物，未用其他药物，未见异常药瓶。近来情绪稳定，无激惹及与他人冲突，体重无明显变化。

既往史：既往有高血压病史 5 年，近期血压平稳。否认肝病、肾病和糖尿病病史，无药物过敏史。

查体：T 36.8℃，P 98 次 / 分，R 24 次 / 分，BP 160/90 mmHg，昏迷，呼之不应，皮肤、黏膜无出血点，无湿冷，巩膜无黄染，瞳孔等大，直径 3 mm，对光反射灵敏，口唇樱桃红色，颈软，无抵抗。双肺听诊无干湿啰音，心界不大，心律 98 次 / 分，律齐，无杂音。腹平软。克氏征（−），布氏征（−），双巴氏征（＋），四肢肌力对称。

辅助检查：

血常规：WBC 7.8×10^9/L，NE% 81%，Hb 145 g/L，PLT 155×10^9/L；

血生化：GPT 24.2 U/L，GOT 17U/L，ALB 40 g/L，TB 12.1 μmol/L，DB 6.5 μmol/L，GLU 6.3 mmol/L，BUN 7.4 mmol/L，Cr 97 μmol/L，Ca^{2+} 1.98 mmol/L，Amy 46.3 U/L，Lip 83.4U/L，BNP 90 pg/mL；

动脉血气：pH 7.44，$PaCO_2$ 28 mmHg，PaO_2 89 mmHg，Lac 1.2 mmol/L，COHb 22.5%（0.5% ~ 1.5%）；

凝血功能：APTT 29.3 s，Fig 2.1 g/L，D-dimer 0.08 μg/mL；

头颅 CT：未见明显出血或脑梗死证据；

头颅磁共振（图 11-2-37 ~ 图 11-2-40）：轴向 T_2WI 和 FLAIR 显示双侧壳核、苍白球和尾状核头部对称的 T_2 延长。还有双侧对称性皮质高信号，涉及双侧额叶、顶叶和颞叶，包括内侧颞叶。弥散加权图像（DWI）和 ADC 图显示弥散受限，表明

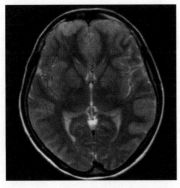

图 11-2-37 头颅磁共振（Aixal T_2）

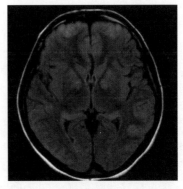

图 11-2-38 头颅磁共振（Axial FLAIR）

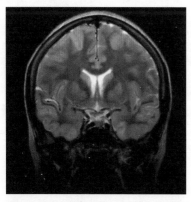

图 11-2-39　头颅磁共振（Coronal T$_2$）

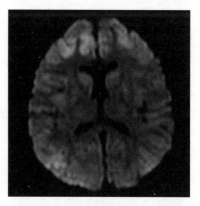

图 11-2-40　头颅磁共振（Axial DWI）

细胞毒性水肿。

【治疗经过】

给予高浓度高流量氧疗，鼻导管（10 ～ 15）L/min，后续高压氧治疗；适量脱水药物治疗，营养脑神经治疗。

【临床诊断】

①一氧化碳中毒；②高血压。

【智能诊断】

根据疾病智能诊断系统，分析图谱病因及诊断流程，辅助判断该例最可能为一氧化碳中毒。智能诊断流程图示如下：

第 1 步：选择主诉症状 - 意识丧失（图 11-2-41）。

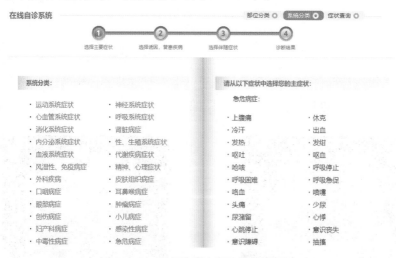

图 11-2-41　一氧化碳中毒智能诊断流程 1

第 2 步：选择诱因、频率、曾患疾病（图 11-2-42）。

第 3 步：选择伴随症状（图 11-2-43）。

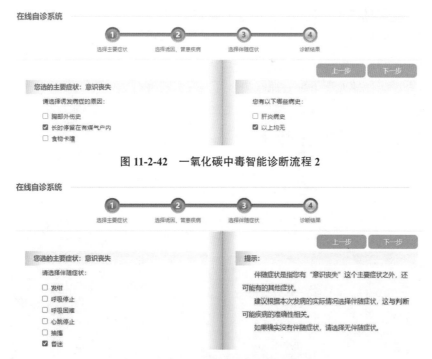

图 11-2-42　一氧化碳中毒智能诊断流程 2

图 11-2-43　一氧化碳中毒智能诊断流程 3

第 4 步：诊断结果（图 11-2-44）。

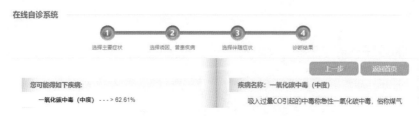

图 11-2-44　一氧化碳中毒智能诊断流程 4

【小结】

一氧化碳无色无味，但却可导致窒息。临床表现多为头痛、肌肉无力、嗜睡、记忆障碍、失用、瞻望、语言障碍、癫痫发作、共济失调、帕金森病等非特异性精神和神经系统症状。尽快尽早治疗是对一氧化碳中毒患者急诊治疗和后续长期治疗的关键性操作。中毒程度与吸入一氧化碳量、时间长短、伴随气体以及基础疾病相关。注意与脑血管疾病、低血糖症、酮症酸中毒等疾病相鉴别。

11.2.7　镇静催眠药物中毒

1. 镇静催眠药物中毒知识图谱说明

镇静催眠药物主要分为中枢镇静剂和其他类两类。中枢镇静剂类主要是苯二氮䓬类药物，其他类包括环吡咯酮类、溴化物和醛类。苯二氮䓬类药物主要有镇静催眠和抗焦虑作用，按作用时间分为长效、中效和短效类，因为安全剂量范围大，目前已经完全取代传统镇静催眠类药物。但长期大量应用，可以抑制心血管呼吸系统、横纹肌、中枢神经系统，导致血压下降、肌张力下降、呼吸肌麻痹、昏迷、心脏停搏。药物过量诊断依据用药史，特异性苯二氮䓬受体激动剂临床表现，并且在呕吐物、尿液和血液中检测出苯二氮䓬类药物。治疗原则在不明确具体毒物时主要以对症支持为主，早期治疗重点主要是呼吸支持和抗休克治疗，后期主要是防治长期昏迷导致的并发症。

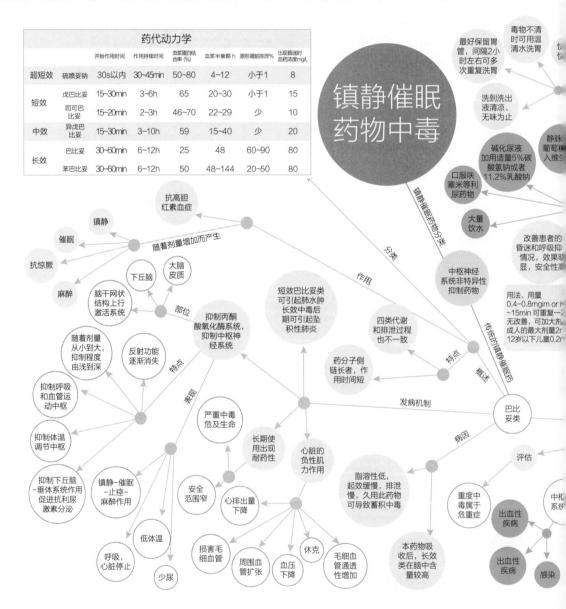

药代动力学						
		开始作用时间	作用持续时间	血浆蛋白结合率（%）	血浆半衰期h	原形肾脏排泄%	出现昏迷时血药浓度mg/L
超短效	硫喷妥钠	30s以内	30~45min	50~80	4~12	小于1	8
短效	戊巴比妥	15~30min	3~6h	65	20~30	小于1	15
	司可巴比妥	15~20min	2~3h	46~70	22~29	少	10
中效	异戊巴比妥	15~30min	3~10h	59	15~40	少	20
长效	巴比妥	30~60min	6~12h	25	48	60~90	80
	苯巴比妥	30~60min	6~12h	50	48~144	20~50	80

具体步骤包括：①清除体内尚未吸收的毒物，包括催吐、洗胃和导泻，洗胃应尽早进行，间隔2小时重复进行效果更好；②促进已吸收毒物的排出，包括补液、利尿、透析或血液灌流；③明确苯二氮䓬类药物过量可以给予特效解毒剂氟马西尼，不建议给予中枢兴奋剂。疾病的预防措施主要有加强相关药物管理、加强宣传教育、及时化解矛盾、防止误服。

2. 镇静催眠药物中毒知识图谱（图 11-2-45、图 11-2-46）

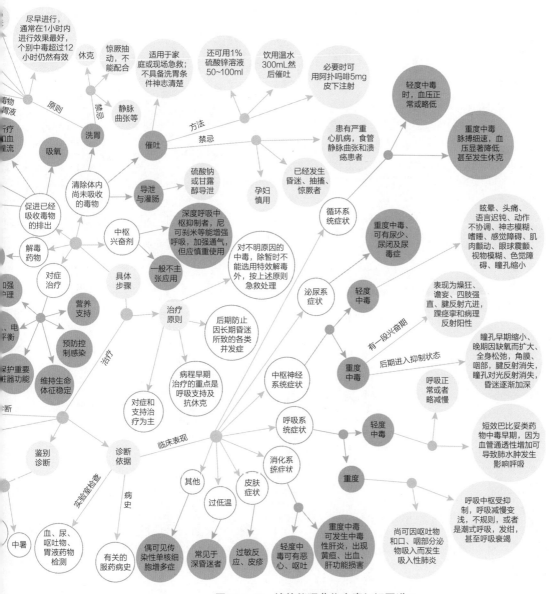

图 11-2-45　镇静催眠药物中毒知识图谱 1

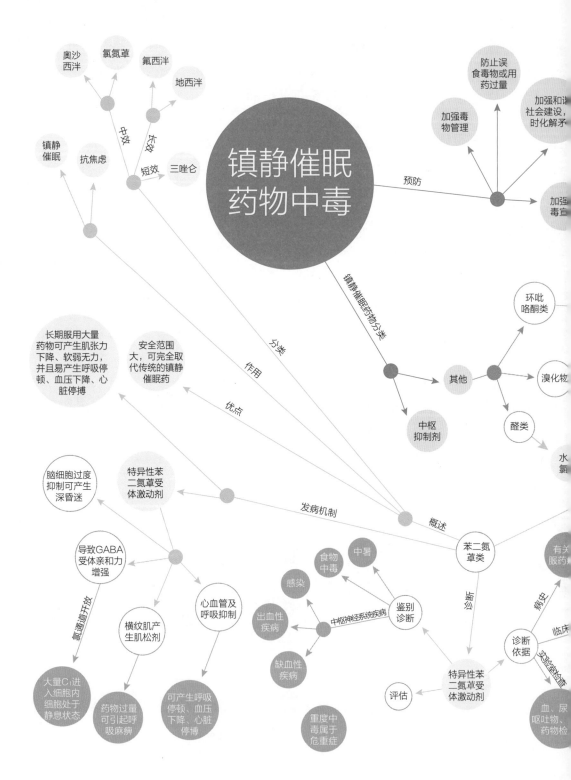

奥沙西泮　氯氮草　氟西泮　地西泮

中效　弱效

镇静催眠　抗焦虑　短效　三唑仑

镇静催眠药物中毒

预防

防止误食毒物或用药过量
加强毒物管理
加强和谐社会建设，时化解矛
加强毒宣

镇静催眠药物分类

其他　环吡咯酮类　溴化物

中枢抑制剂　醛类　水氯

长期服用大量药物可产生肌张力下降、软弱无力，并且易产生呼吸停顿、血压下降、心脏停搏

安全范围大，可完全取代传统的镇静催眠药

作用　优点

脑细胞过度抑制可产生深昏迷

特异性苯二氮草受体激动剂

发病机制　概述

苯二氮草类

导致GABA受体亲和力增强

氯通道开放

横纹肌产生肌松剂

心血管及呼吸抑制

食物中毒　中暑　感染　出血性疾病　中枢神经系统疾病　缺血性疾病

鉴别诊断

诊断

有关服药　病史　临床

诊断依据

大量Cl进入细胞内细胞处于静息状态

药物过量可引起呼吸麻痹

可产生呼吸停顿、血压下降、心脏停搏

重度中毒属于危重症

特异性苯二氮草受体激动剂

评估

血、尿、呕吐物、药物检

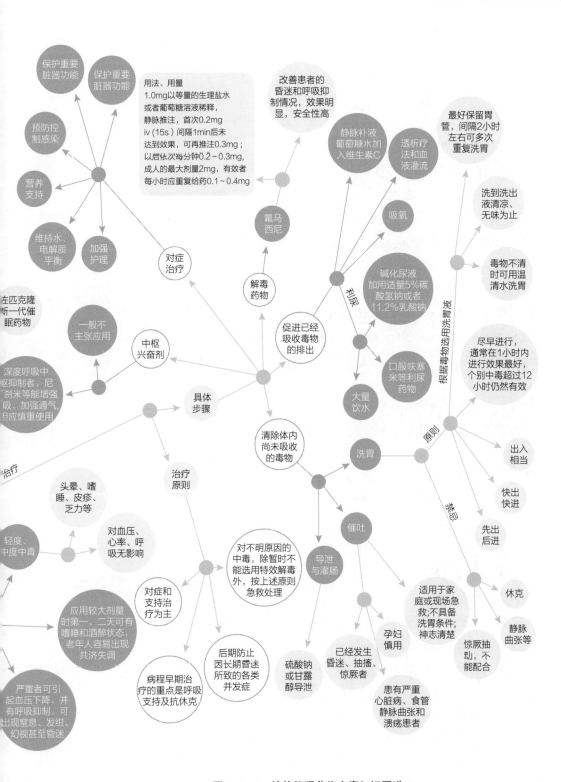

图 11-2-46　镇静催眠药物中毒知识图谱 2

3. 镇静催眠药中毒病例

【病例简介】

患者男性，37 岁，主因"意识不清 2 小时"急诊来诊。患者朋友于 2 小时前收到患者透露厌世情绪内容的微信，遂立即联系患者。发现其平卧于沙发，呼之不应。无抽搐，无呕吐，面色正常。地面发现"艾司唑仑片"包装盒 5 个，规格为 1 mg/ 片，20 片 / 盒。怀疑患者因厌世过量服用"艾司唑仑片"，遂送急诊。

既往史：体健，否认高血压病史。

查体：T 36.4℃，P 88 次 / 分，R 19 次 / 分，BP 128/85 mmHg。格拉斯哥昏迷评分 13 分，神志浅昏迷，查体不合作。全身皮肤黏膜正常，双侧瞳孔直径约 2.0 mm，对光反应迟钝，颈软，无抵抗。两肺呼吸音清，未闻及干湿啰音。心率 88 次 / 分，律齐，未闻及杂音。腹软，腹部无包块。双侧 Babinski 征阴性。

辅助检查：

血常规：WBC 7.3×10^9/L，NE% 62%，Hb 135 g/L，PLT 236×10^9/L；

血生化：GPT 25.6 U/L，GOT 33.8 U/L，ALB 37 g/L，TB 12.7 μmol/L，DB 7.1 μmol/L，GLU 5.5 mmol/L，BUN 7.15 mmol/L，Cr 102 μmol/L，K^+ 4.1 mmol/L，Ca^{2+} 2.02 mmol/L；

动脉血气分析：pH 7.40，$PaCO_2$ 37 mmHg，PaO_2 79 mmHg，Lac 1.05 mmol/L；

凝血功能：APTT 38.8 s，Fig 2.15 g/L，D-dimer 0.03μg/mL；

毒物检测：血液艾司唑仑浓度为 0.9μg/mL，胃液艾司唑仑浓度为 19.6μg/l。

【治疗经过】

给予洗胃、纳洛酮促醒、水化治疗；静脉注射特效解毒药氟马西尼 30 分钟后患者清醒。

【临床诊断】

艾司唑仑药物过量

【智能诊断】

疾病智能诊断系统根据知识图谱急症与相关关系，智能辅助判断最可能发生疾病的诊断流程和结果。智能诊断流程图示如下：

第 1 步：选择主诉症状 - 意识障碍（图 11-2-47）。

第 2 步：选择诱因、频率、曾患疾病（图 11-2-48）。

第 3 步：选择伴随症状（图 11-2-49）。

第 4 步：诊断结果（图 11-2-50）。

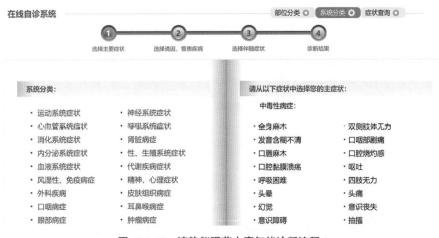

图 11-2-47　镇静催眠药中毒智能诊断流程 1

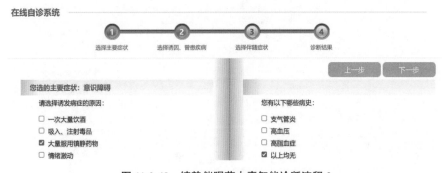

图 11-2-48　镇静催眠药中毒智能诊断流程 2

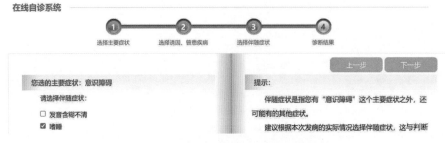

图 11-2-49　镇静催眠药中毒智能诊断流程 3

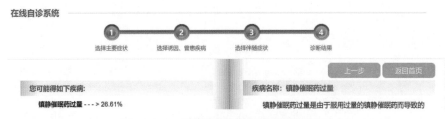

图 11-2-50　镇静催眠药中毒智能诊断流程 4

【小结】

镇静催眠药物是指具有镇静、催眠作用的中枢神经系统抑制药物。依据大量服药史，意识障碍、呼吸抑制、血压下降等临床表现，以及血、尿、胃液中检出镇静催眠药成分可进行诊断。治疗措施主要为：清除毒物、对症处理；维持呼吸、循环和脑功能。特效解毒药氟马西尼可用于过量中毒的解救。